手术室优质护理指南

主　编:杨美玲

副主编:乔　玫　冯建萍

编　者(以姓氏笔画为序):

王巧桂　王　荣　王俏丽　王　艳　王　健

王　琰　韦金翠　冯建萍　朱　琳　乔　玫

严丽洁　杨美玲　李彤来　宋兰昤　张剑英

张　倩　张　萍　林　征　季　萍　周小花

夏仲玲　顾则娟　曹星星　蒋益芬　谢晓峰

鲍　洁　廖小环　戴荣兄

主　审:李国宏

东 南 大 学 出 版 社

·南 京·

图书在版编目(CIP)数据

手术室优质护理指南 / 杨美玲主编. — 南京：东
南大学出版社,2014.6(2022.4重印)

ISBN 978-7-5641-4919-2

Ⅰ.①手… Ⅱ.①杨… Ⅲ.①手术室—护理学—指南

Ⅳ.①R472.3

中国版本图书馆 CIP 数据核字(2014)第 093380 号

手术室优质护理指南

主　　编:杨美玲

出版发行:东南大学出版社

社　　址:南京四牌楼 2 号　邮编:210096

经　　销:全国各地新华书店

印　　刷:南京工大印务有限公司

开　　本:787mm×1092mm　1/16

印　　张:24

字　　数:599 千字

版　　次:2014 年 6 月第 1 版

印　　次:2022 年 4 月第 4 次印刷

书　　号:ISBN 978-7-5641-4919-2

定　　价:60.00 元

本社图书若有印装质量问题,请直接与营销部联系。电话:025-83791830

前　　言

随着医药卫生体制改革的不断深化,对现代医院管理的要求越来越高,人民群众也更加渴望获得越来越好的优质医疗护理服务。2011年原卫生部颁布了《三级综合医院评审标准实施细则》,其中将手术室作为特殊护理单元,单独列出质量管理与监测标准,手术室护理及管理只有按照标准积极改进和完善工作,才能达到不断提高护理质量,保证医疗护理安全,提供优质护理服务的要求。

《手术室优质护理指南》编委会的成员都是长期在临床护理一线,有着丰富的实践经验的护理人员,大家共同的追求是探索有手术室专科护理特点的优质护理模式,实现手术室护理质量的持续改进,确保医疗安全,不断提升手术室护理专业水平和拓展手术室专科护理内涵。

大家在深入学习和领会各项标准和规范的基础上,结合手术室专科特点,形成了一套具有手术室专科特点的优质护理服务管理及运作模式,并进行了有效总结。

本书在手术室优质护理的具体运作及护理管理实践方面有着较强的指导性和实用性。希望本书的出版能给广大护理工作者带来启发和帮助,为手术室护理管理者和手术室护士日常工作提供有益参考。

由于我们水平有限,加之时间仓促,本书一定还有很多不足之处,敬请广大读者批评指正!

杨美玲

2014 年 2 月

目　录

第一篇　手术室优质护理

第二篇　手术室工作管理制度

第三篇　手术室护士岗位管理

第四篇　手术室护理人员绩效管理

第七篇　手术配合护理常规

第八篇　手术室护理工作流程及质量标准

第一篇
手术室优质护理

第一章　手术室优质护理要求

　　手术室优质护理是现代医院管理的客观要求,在手术室要做到优质护理,必须要有完善的护理管理制度,实行全员参与的全面质量管理和整体护理;护理人员要尽心尽责,规范高效地开展手术配合,保障患者安全,体现人文关怀;建立护理质量评价体系,完善绩效考核机制,推动护理质量持续改进。

一、完善各项护理管理规范,健全各项护理管理制度

　　结合手术室具体情况,完善适用于本科室使用的护理人员岗位职责、岗位工作流程,保证优质护理开展的制度、护理常规,以及护理共性的业务和管理流程。修订手术室科室管理考核标准、手术室护理质量考核标准,形成手术室优质护理运作指南。

二、培养护理人员关爱病患,主动提供优质护理服务的意识,提高服务能力

　　按"五心"内涵要求提供服务,即以满腔的热情为患者服务,体现服务中的"热心";用仁爱之心去关心同情患者,体现服务中的"关心";用精湛的技术服务于患者,体现服务中的"精心";用宽容之心理解患者,不厌其烦地做好每项工作,体现服务中的"耐心";对患者一视同仁,体现服务中的"公心"。

三、提高手术室运转效能和工作效率,体现手术室特色的人性化管理

　　1. 按手术需求实行连台连班、小时化弹性排班工作制。根据护士能级管理原则和手术分级分类管理制度,做到能级对应,能岗对应。建立手术室护理人员调配方案,保证突发事件及急诊人员的应急安排,确保手术质量和效率。

　　2. 根据护士休假要求,在顺利完成各项任务的基础上尽量满足护士需求,使护士能劳逸结合,迅速恢复体力,上班后能更高效地完成各项工作。护士长不在岗时,由组长全权负责手术管理。

四、实行全面质量管理、全员参与质量管理的质控模式

　　1. 护士长分工分片管理,专科组长每月完成规定的质控检查内容,手术间质量管理落实到个人,科室相关工作落实到责任人,制定护士长、专科组长、各岗位护士工作流程及工作质量考核标准,制定手术室护理质量考核标准,月月考评,和个人绩效挂钩。做到事事有人管,事事有考核。

　　2. 运用质量持续改进的管理方法,对平时工作中发现的问题,进行分析,提出改进措施,并对改进效果进行评价。建立护理质量持续改进项目计划,不断优化、再造各项工作流程。

五、实行整体护理，全面落实护理职责

巡回、洗手护士全面履行护理职责，为患者提供周到的整体护理，做到主动、有预见性地配合手术，术前认真做好各项准备工作，备齐手术所需物品，保证仪器设备性能良好，处于备用状态，为患者提供心理护理，运用亲切、通俗的语言与患者沟通，注意为患者保暖，避免不必要的暴露，术中密切观察患者病情，及时与医生沟通。

工作中充分体现手术室专科特色，深化护理工作内涵，保障患者安全，促进患者康复，体现人文关怀。

1. 提供规范、及时、主动、到位、安全、专业、全程、人性化、全方位的整体护理，有具体措施并组织实施，全面提升护理服务满意度。

2. 每个专科有 1～2 个专科特色的护理，并检测其成效。

3. 开展科学评估，结合手术室的特点，制定适合于手术室的护理评估技术，包括评估量表和使用，完善与此相匹配的护理措施，如手术病人护理评估规范、压疮的评估等。

六、判定和完善科学的细化的绩效考核标准

绩效考核应将岗位质量考核标准、满意度护理工作量与绩效挂钩，并加大满意度测评的力度。每月护士长和手术医生沟通，专科组长负责进行 1 次手术医生对手术室护士的满意度测评，及时了解护理工作完成情况和护理工作满意度。

七、确定科学客观的护理质量评价指标

1. 手术医生对护理工作的满意度 90％以上。

2. 手术护理合格率 95％以上。

3. 安全护理合格率 100％。

4. 护理文件书写合格率 95％以上。

5. 核心制度执行合格率 100％。

6. 物品仪器管理合格率 95％以上。

7. 感控管理合格率 90％以上。

8. 服务规范合格率 95％以上。

9. 关键流程合格率 100％。

10. 严重过失≤1。

八、在常规护理质量管理基础上，针对存在主要问题开展持续质量改进。

第二章 手术室开展优质护理的实施计划

为贯彻落实原卫生部优质护理服务工作方案中《特殊科室优质护理服务评价标准》,探索有专科特点的护理质量和安全持续改进措施,以提高手术室护士能力素质为核心,深化延展手术室专业内涵,提供安全、专业、全程的优质护理服务,全面提升护理服务的满意度,促进手术室优质护理服务可持续发展,结合手术室工作实际,制定优质护理实施计划。

一、开展优质护理的指导思想

贯彻落实原卫生部关于"开展和推广优质护理服务"的部署和要求,围绕优质护理开展方案,坚持和深化"以病人为中心"的服务理念,紧紧围绕"改革护理模式,履行护理职责,提供优质服务,提高护理水平"的工作宗旨,进一步规范临床护理工作,切实加强基础护理,深化专业内涵建设,改善护理服务,保障护理安全,提高护理质量,充分调动科室护士工作的积极性,按照卫生部《特殊科室优质护理服务评价标准》,为患者提供全程、全面、优质的护理服务,促进医患和谐,最终让患者满意、护士满意、医生满意。

二、开展优质护理的目标

提高患者满意度,提高护士对工作的满意度,提高医生对护理工作的满意度。

(一)患者满意

手术室护理工作直接服务于患者,通过护士为患者提供主动、优质的护理服务,强化护理服务意识及内涵,使患者感受到护理服务的改善,感受到广大护士的爱心、细心、耐心和责任心,感受到服务于患者的职业文化,感受到护理行业良好的职业道德素养和高质量的护理服务。

(二)护士满意

通过实行手术室护士专科化管理,使手术室护理更专业,医护配合更默契,护士在专科手术配合、专科管理等方面,能主动探索研究,不断发现问题、解决问题,体现护理职业的价值,体现综合运用知识的价值。在为患者提供优质护理的同时,营造一种积极向上的团队氛围,并激发不断提升技术水平的欲望。通过激励机制,多劳多得、优劳优得的分配原则,加大奖金分配中工作量与个人绩效所占比例,使护士体会到劳动价值。

(三)医生满意

手术医生和护士共同合作为患者的手术各自履行职责的同时,护士通过各种专业的护理措施,为提高手术效率和手术安全提供保障。专业科学的手术体位安置,严谨规范的手术配合和术中管理,仔细观察病情,及时发现病情变化,为有效预防并发症、维护患者的功能、促进患者的康复、提高治愈率、提高抢救成功率,发挥重要作用。使医生感受到护理的水平,从而增加对合作者的满意度。

三、优质护理内涵

以人性化为理念,以整体化为内容,以专业化为特色,以手术医生和病人满意为要求——达到患者安全,对质量放心。

四、手术室开展优质护理的具体评价指标

(一)整体化的评价指标

1. 差错事故发生率0,意外伤害发生率为0。

2. 导管滑脱率为0。

3. 标本处置的正确率100%。

4. 手术室护士外科手消毒的正确率100%。

5. 无菌物品生物监测合格率为100%。

6. 手术物品准备完好率95%以上。

(二)人性化的评价指标

1. 主动沟通、及时应答的满意度90%以上。

2. 对服务态度满意度大于90%以上。

3. 对服务技术的满意度大于90%以上。

4. 护患关系、医护关系和谐

(1)手术护士熟悉自己负责患者的病情、既往史、过敏史、实验室检查阳性指标、手术方案、手术配合要点等,并能够及时与医师沟通。

(2)建立个性化的手术医生喜好卡(记录手术医生的习惯、手术所用器械物品的选择、手术技巧等)。

(3)做好围手术期患者的心理护理,护患相互信任支持、理解,关系融洽。

(三)专科化的评价指标

1. 专科各项仪器设备的使用培训、考核覆盖率100%。

2. 术中温水(37℃)冲洗体腔落实率100%。

3. 体位并发症的防范及时落实率100%。

4. 术前准备及时到位率95%以上(手术器械、仪器设备、耗材等物品齐全、完好,处于备用状态)。

5. 一次性静脉穿刺成功率95%以上。

6. 手术体位摆放准确率95%以上。

7. 放置、揭除负极板正确率100%。

8. 剖宫产仰卧位低血压的防护流程执行率100%。

(四)总体评价

1. 护士对工作满意度90%以上。

2. 医生对护理工作满意度90%以上。

五、开展优质护理的具体内容

1. 推行责任制整体护理工作模式。从患者的手术需要出发,实行小时化弹性排班,引

入全过程、全方位的整体护理理念,护士要从患者的心理、生理、社会、文化、精神各方面评估患者的问题,并采取针对性的护理措施,评价护理效果。

2. 全面履行护理职责。关注患者身心健康,做好心理支持、病情观察、手术配合、沟通协调等工作,为患者提供整体护理服务。

3. 不断加强护理内涵建设。

4. 根据部、厅及院各种文件如临床护理实践指南和护理技术规范,以及手术室的实际情况,进一步细化工作标准,规范护理行为。

5. 护士在正确实施手术配合,密切观察、评估患者病情的同时,及时与手术医生沟通,为患者提供高质量的手术室护理服务。

6. 结合本专科的特色,运用专业技术知识,对患者开展个性化的护理服务,促进患者功能恢复。

7. 结合本专科特色,拓展专科护理,丰富服务内涵,保障患者安全,体现人文关怀。对患者的需求及时应答和主动服务,解决护理疑难问题,提供心理支持。

8. 积极开展延伸服务。将服务对象由患者延伸至患者家属;并结合手术室特点开展1～2项延伸服务。

六、开展优质护理的原则

1. 始终坚持服务宗旨。以患者需求为导向,以专业要求为原则,以患者满意为目标。

2. 分步骤实施,稳步推进,不断提高。

3. 探索和完善适应手术室专业特点的优质护理服务模式,建立护理质量持续改进的长效机制,形成手术室护理服务特色,不断提高护理工作水平。

七、开展优质护理的进度

1. 筹备阶段。在全科范围内进行充分动员和宣传。

2. 启动阶段。以卫生部"创建优质护理服务示范病房"标准为基础,按照原卫生部《特殊科室优质护理服务评价标准》,结合科室的实际情况,制定切实可行的活动方案;进行试运行。

3. 实施阶段。按照创建活动方案,对照规范标准要求,全面落实各项护理工作涵盖的内容。

4. 总结阶段。对开展工作进行全面总结,评价活动开展情况,内容包括:主要体会、经验、成绩、不足、改进建议等,分享个人的感悟。

5. 持续质量改进、护理内涵深化阶段。对开展工作进行全面总结,对不足的部分进行持续质量改进,结合专科特点,进一步深化护理内涵。

第三章　优质护理服务的具体实施措施

为了确保优质护理开展计划的落实,保证优质护理的效果,制定优质护理服务实施方案。

一、成立科室优质护理组织领导

成立由护士长任组长的"优质护理服务示范工程"领导小组,定期召开会议,研究解决护理工作中存在的有关问题,职责清晰、分工协作。

二、完善各项规范

1. 建立健全护理工作规章制度,制订并落实本科室手术配合护理常规和临床护理技术规范及标准。认真执行院各项标准及规范。完善专科护理流程和标准,制定服务规范和工作要求。

2. 建立护士岗位责任制,明确各级各岗护士的岗位职责、岗位考核标准、工作要求、任职条件,将职责任务化,适当调整各岗位工作流程。

3. 结合专科特点,设计表格式护理文书、简化书写,缩短护士书写时间。

三、加强人员培训

1. 全科医务人员能够正确理解开展"优质护理服务示范工程"活动的目的、意义、工作实质和具体措施等。

2. 根据卫生部、厅及院相关文件、规范,组织开展全员培训,使护士充分认识改革护理工作模式的必要性,为患者提供整体护理服务。

3. 实施手术室护士分层次培训,培训新的规范、职责、考核标准、专科知识等。按照不同能级要求及工作需求,分别制定 N0~N4 护士的具体培训计划,根据内容和要求,采取多种形式有针对性的培训,不断提升护士业务能力及素质,特别是培养护士评判性思维及运用护理程序解决问题的能力。

四、增加护士人力,合理使用人力

1. 合理实施排班。兼顾手术需要和护士意愿、合理实施排班,连台连班小时化排班有利于护士对患者提供全程、连续的护理服务。

2. 排班前根据护士休假要求,在顺利完成各项任务的基础上尽量满足护士要求,使护士能劳逸结合,迅速恢复体力,上班后能更高效地完成各项工作。

3. 护士分层管理。探索手术室护士能级管理方案,实行分层次使用,按照护士的专业能力配合不同级别的手术,保证手术护理质量。

五、完善绩效考核制度

1. 根据护士工作量、护理质量、手术医生满意度等要素对护士进行综合考评。

2. 将考评结果与护士薪酬分配、晋升、评优等相结合。

3. 护士的薪酬分配向技术性强、辛苦程度高的岗位倾斜,体现多劳多得、优劳优酬。

六、全面履行护理职能,规范护理执业行为

1. 运用护理程序的方法,按照整体护理的要求对患者实行全方位的护理。

2. 各岗位护士严格履行各岗位职责,并根据岗位职责进行质量考核。

3. 严格执行各项制度、流程、标准。

七、建立保证内涵落实的模式

1. 规范化和个性化相结合的模式,一切按制定的常规、流程和标准开展各项常规工作,改进环节流程,切实保证患者安全;评估患者,为患者提供个性化的护理服务。

2. 护理服务和人文关怀有机融合的模式,充分与患者进行信息和情感的交流沟通。

3. 护理程序工作模式。

4. 管理模式流程化、标准化。

5. 排班模式实行弹性排班、能岗对应、满负荷。

6. 专家式工作思维模式,通过观察和与患者接触评估寻找证据;运用专业知识进行科学分析;实施动态的全面的护理方案。

7. 评价模式:引进医生评价机制、围绕岗位职责和工作要求进行质量考核。

八、落实护理管理职能,提供管理保障

1. 成立护理质量管理小组,分工负责手术室护理质量控制及管理工作。

2. 护士长做好现场管理,及时评估护理工作质量,发现问题及时给予指导。

3. 根据手术量和护士情况实行弹性排班,保证工作量和人力的匹配。

4. 尤其注重关键时段、关键人员、关键手术的质量控制,确保安全。

5. 护士长每月进行手术医生满意度调查,并根据反馈意见采取改进措施,不断提高手术医生满意度。并借助宣传栏进行评价、反馈、交流。

6. 持续质量改进,根据存在问题和意见,及时讨论修改流程标准、排班模式,规范护理细节,在实践中不断改进和创新,不断提高手术室护理质量。

第四章 手术室优质护理持续改进的计划

1. 改变排班模式，实行小时化弹性排班。保证人力资源的合理利用，提高效率，保障患者的安全。

2. 不断完善绩效考核方案，将工作质量、工作要求与奖金分配挂钩。

3. 丰富服务内涵，为患者提供全程、全面、主动、及时、安全、到位、有效的服务，让病人体验到手术室安心、温馨、贴心的护理，使病人感觉安全、舒适、被尊重。

（1）设立术前接待室，保证病人的安全。

（2）完善各项护理工作流程。

（3）制定规范的术前安全核查质量标准，运用规范的语言、动作，在做好术前手术查对的同时，注意做好病人心理关怀和安抚，消除病人紧张恐惧心理。

（4）推广无瘤技术在肿瘤手术配合中的应用，惠及肿瘤病人。

（5）由静脉治疗小组负责修订手术室静脉输液标准流程，规范穿刺部位、穿刺静脉、留置针型号，开展相关培训，拓展静疗理论知识，提高一次性静脉穿刺成功率，减轻病人痛苦。

（6）制定病人手术中的体温护理规范，制定评估表，形成操作流程。

（7）关注手术患者舒适度，设计、订做多种软垫、保暖敷料。

（8）对各种手术体位进行改良和细化，录制成教学片。

（9）制定手术病人预防压疮护理规范，运用评估量表，探讨科学的手术体位安置标准，形成流程。

（10）开展新技术新项目护理研究，探索并建立新开展手术的标准配合流程及规范。

（11）开展手术室护士职业危害及防护研究，关爱、关心护士，提高手术室护士满意度。

（12）做好手术室常见应急预案的培训，开展情景模拟演练。

第五章 手术室整体护理模式构建的保证措施

1. 重新修订岗位说明，职责细化、明确。建立手术室人力资源调配方案，实行小时化弹性排班模式。根据手术病人数、手术时间、手术配合难易复杂程度来确定护士上岗人数。注意能力搭配，一年内护士必须在老师带教下完成护理工作；排班注意能力评估，老、中、青搭配；每天安排急诊备班。如遇特殊情况，汇报护士长进行安排。护士长、备班人员手机必须24小时开机，保持通讯畅通，便于联系。

2. 完善绩效考核,进一步细化和完善手术室绩效考核标准,将工作质量、工作数量、医生满意度、实际工作能力等纳入考核标准,并与奖金分配、评优、职称挂钩。护士长严格按照标准进行考核和记录,使绩效考核真实客观地反映护士的工作状况。不断改革奖金分配制度,充分体现按劳分配、按质分配的原则。充分调动护士工作积极性和提供优质护理的主动性,形成人人争先创优的局面。每月由专科组长调查了解本组手术医生对护士工作满意度,护士长每季度调查了解外科副主任医生以上人员对手术室工作意见及不足,针对提出意见和建议进行工作改进。

3. 明确岗位要求,做到能岗对应。

4. 根据护士工作年资、工作能力、个人特点定为 N0～N4 不同的级别,划岗定级安排工作,使每个人的效能最大程度得以发挥,并保证患者得到最好、最专业的手术室护理服务。

5. 改变手术室护士的工作方式,建立评判性思维模式,为患者提供人性化、个性化的护理;处处体现"以病人为中心"工作理念,使手术室各项工作做得规范、主动、及时、到位,保证患者安全。

6. 改变培训内容,以提高工作能力为目的,加强专科知识、专科技能培训。注重解决问题能力、评估能力、全面统筹管理能力、计划能力、沟通能力、关怀能力、协作能力、教育能力、时间管理能力、自律能力、心理调试能力等的培养。

7. 质量评价,改变对护士的工作量、工作质的评价,与岗位职责和岗位要求相结合。

8. 建立绩效挂钩机制,将优质护理的执行情况与绩效挂钩。

第六章　手术室安全管理规范

第一节　手术室安全管理目标

指标名称	域值	计算方法	资料来源	监控部门	监控频次
安全核查执行率	95%	检查的合格例数/检查的总例数	看过程	科室、大科、护理部	每周1次
交接班制度执行率	95%	检查的合格例数/检查的总例数	看过程,检查记录	科室、大科、护理部	每月1次
手术清点制度执行率	95%	检查的合格例数/检查的总例数	看过程,检查记录	科室、大科、护理部	每周1次
输血制度、流程执行率	95%	检查的合格例数/检查的总例数	看过程,检查记录	科室、大科、护理部	每周1次
手术标本管理合格率	95%	检查的合格例数/检查的总例数	看过程,检查记录	科室、大科、护理部	每月1次

指标名称	域值	计算方法	资料来源	监控部门	监控频次
用药流程执行率	95％	检查的合格例数/检查的总例数	看过程	科室、静疗组	每月1次
安全管理规范执行率	95％	检查的合格例数/检查的总例数	看过程	科室、大科、护理部	每月1次
压疮发生率	≤5％	实际发生的例数/时间段每天手术例数之和	看过程,检查记录,护士申报	科室、大科、皮肤组	每月1次
坠床发生率	0	实际发生的例数/时间段每天手术例数之和	看过程,检查记录,护士申报	科室、大科、护理部	每月1次
引流管滑脱发生率	≤5％	实际发生的例数/时间段每天手术例数之和	看过程,检查记录,护士申报	科室、大科、护理部	每月1次
一般差错发生率	≤1％	实际发生的例数/时间段每天手术例数之和	看过程,检查记录,护士申报	科室、大科、护理部	每月1次
严重差错、事故发生例次	≤0.3％		看过程,检查记录,护士申报	科室、大科、护理部	每月1次

第二节　手术病人护理评估规范

评估流程	评估内容	评估方法
1. 术前一日查看手术排班表→至病房访视病人→了解手术相关信息	1. 病人:阳性体征、阳性检验、皮肤、血管、心理状况; 2. 手术配合:手术名称、手术方式、手术步骤、注意事项、手术体位及麻醉要求、手术特殊要求、手术医生习惯	1. 术前访视病人;查看病历,和病人及家属交流,查体观察; 2. 查看各专科手术医生喜好卡,看手术备注栏内容; 3. 查阅书籍、资料; 4. 向手术医生及老师请教
2. 术晨至手术间评估环境→手术所需物品、仪器→病房带入物品等情况	1. 手术间温湿度、清洁度; 2. 电刀、无影灯、超声刀、腔镜系统等仪器性能、配件及摆放是否合理; 3. 一次性物品、体位垫、手术器械、手术敷料包的效期、包装、数量等是否符合要求; 4. 核对病房带入物品、药品等	1. 查看所有平面清洁度; 2. 现场查看仪器物品是否满足手术需求; 3. 按照手术病人交接记录单核对带入物品
3. 向病人做自我介绍→手术间环境介绍→心理护理→进行安全核查→评估病情	1. 手术病人安全核查; 2. 了解病人术前准备到位情况(禁食禁饮、术前针、贵重物品等); 3. 病情、病史、术前八项结果、血糖、出凝血时间、阳性体征及检验;	1. 语气和蔼,开放式沟通方法,先做自我介绍和环境介绍; 2. 按照核查表内容,请病人自述姓名、核对腕带;

续　表

评估流程	评估内容	评估方法
	4. 一般情况：年龄、性别、体重、生命体征、心理状况等； 5. 检查皮肤血管、手术部位标记情况	3. 查看病历、手术排班表； 4. 询问、观察病人； 5. 仔细查体
4. 开放静脉→协助麻醉→体位安置→开台准备→安全核查→手术配合	1. 选择合适静脉开放部位； 2. 配合麻醉，手术体位安置； 3. 负极板及电外科安全评估； 4. 切皮前再次安全核查； 5. 洗手、巡回护士履行工作职责； 6. 护理文件书写、交接班等	1. 根据手术、麻醉方式和病人血管条件选择合适部位； 2. 主动和医生沟通，提前做好准备工作； 3. 对照相关操作流程和洗手巡回护士工作质量标准完成工作
5. 手术结束后病人处置→安全核查→手术间规范化处理→手术标本处理→手术病人回访	1. 手术后安全核查； 2. 检查病人皮肤、血管、切口、引流标识情况；做好交接班； 3. 手术间规范化处理； 4. 术后器械、仪器、物品登记、归位； 5. 手术标本处理核对登记情况； 6. 病人及手术医生对手术室护士工作评价	1. 对照护理质量督查表； 2. 到标本间查看标本固定及登记情况； 3. 病人至复苏室前查看病人皮肤及静脉输液情况，按手术病人交接单内容当面交接； 4. 术后3天内随访：查看病历，查体、询问、发回访表或发放满意度调查表

第三节　手术室质量管理方案与运行

1. 落实常规质量管理措施

（1）按照"三全"管理方法，全面、全程、全员进行质量管理。护士长每日巡查手术间至少三次，对重点时段、重点病人、重点手术、重点问题、重点工作、重点护士加强监控和现场管理。

（2）加强现场质量控制及督查力度，发挥护士长和科室质量管理小组的职责功能。针对科室存在的共性和个性问题加强现场督查，每月覆盖科内每一个护士的各项工作。对查到的问题进行质量改进。

（3）科室上报的监控指标，按计划督查。

（4）发挥科室质控小组的作用，每月一次质控小组会议，对发生的问题进行分析，提出改进措施，并组织实施，月底反馈改进效果。做好记录。

2. 参与护理部质量检查，学习其他科室的管理经验，提高护士长的应急应对能力、组织协调能力、护理质控能力和组织管理能力。

3. 积极开展循证护理，每年进行一次循证护理查房。

4. 完善安全管理措施，营造科室安全文化。积极进行安全隐患和差错的上报。认真做好每月质量分析。

5. 继续进行持续质量改进

（1）对平时工作中的持续质量改进措施进行记录，每月交流一次，对效果进行评价，在全科经验分享,促进质量改进。

(2) 选择一项重点项目,按照 PDCA 循环进行系统性持续质量改进,按照要求记录、分析和改进措施落实。

6. 每年修订各项工作流程、标准及规范一次,并及时在科室培训后执行。

第四节　护理制度规范修订

1. 护理制度、护理常规、操作流程及质量标准等护理相关制度规范修订时,立足于符合专业要求,紧跟最新发展,适应临床工作需要,规范护理行为,提高护理工作质量,确保患者安全的制订原则。

2. 护理制度规范的修订由护理质量管理委员会负责。委员会应根据专业发展要求、临床工作需求及时组织修订,一般大修订期不超过 3 年。如有临时修订需求,科室向护理质量管理委员会提出申请,待护理质量管理委员会讨论批准后,提出修订意见和建议。

3. 修订依据

(1) 现有护理制度、护理常规、操作流程及质量标准等护理制度规范的自我完善及补充,常规等须在循证基础上进行修订和补充。

(2) 新开展工作,需要制订出相应的护理制度、护理常规或操作流程及质量标准。

(3) 卫生行政部门相关法律法规、最新版的护理指南或循证护理结果有相应变更时,要及时修订相关护理制度规范。

4. 护理制度规范修订时务必与上级医疗管理职能部门及院内医疗相关部门的制度规范保持一致,科室的制度规范不能违反部、厅、院的制度规范。

5. 文件上罗列护理制度规范的修订时间、审核者、批准者以及执行时间。

6. 修订后的文件,有试行—修改—批准—培训—执行的程序。护理制度规范修订后试行 3~6 个月,根据试行过程中发现的问题进行修改,并经质量管理委员会组织的可行性再评价后方可列入正式实施。修订后的护理制度规范由护理部及时通知相关护理人员,并插入相应的规范中,相关人员要认真组织学习并贯彻执行,对修订后制度规范的执行情况进行追踪与评价,做好持续改进。

第五节　手术室护理风险防范措施

一、坠床防范措施

【评估】

1. 手术前评估患者年龄、体重、病情、意识状态、活动能力及用药史等。

2. 评估患者有无高血压、糖尿病、晕厥等病史。

3. 评估手术转运床的安全性能,包括床栏、车轮等是否牢固。

4. 评估手术床的安全性能,包括刹车固定装置是否有效、液压系统是否正常、遥控器放置是否适宜、性能是否完好、附件是否齐全。

5. 评估手术室工作人员(包括麻醉师、护理人员、卫生员)是否接受过相关培训。

【措施】

1. 建立与实施患者坠床的防范制度及处理程序。

2. 定期进行防坠床相关知识培训,培训率和知晓率达到100%。

3. 加强卫生员培训,正确使用手术推床。

4. 术晨,患者入室后及麻醉前,护理人员全过程陪护,禁止无人看管。

5. 对可能出现意外情况的患者使用约束带。

6. 做好交接班,对于躁动、神志不清患者,尤其要防止坠床。

7. 加强巡视,及时发现隐患及时处理,确保患者安全。

8. 改变体位时,医护密切配合,正确操作。

9. 接送患者时,手术转运床应使用床栏。

二、压疮防范措施

【评估】

1. 手术前评估患者年龄、身高、体重、有无高血压、糖尿病病史及营养状况等。

2. 评估手术种类、体位、身体局部皮肤情况(完好、红斑、潮湿等)。

3. 手术过程中是否有施加的外力(摩擦力、剪切力和冲击力)。

4. 评估手术持续时间。

5. 手术过程中评估手术间温度及患者温度。

6. 评估特殊手术因素

(1) 全身麻醉俯卧位,患者面部皮肤菲薄、水肿、消瘦。

(2) 控制性降压、低温麻醉。

(3) 其他情况(如休克、水肿、严重创伤)。

【措施】

1. 根据患者情况,若患者身体肥胖或者非常瘦弱,则在患者骨隆突部位使用减压敷料。

2. 根据手术种类时间,选择恰当的体位垫。若择期手术≥2 h或急诊大手术,术前1 h内在受压部位贴泡沫敷料。

3. 手术时注意病人的体温保护,酌情使用各种保温措施(如变温毯、空气对流装置、输液加温仪、冲洗水加温等)。

4. 手术过程中,使用切口保护套、手术粘贴巾、一次性巾单等预防手术敷料潮湿,如发生潮湿及时更换敷料或加盖手术巾。

5. 手术结束时,病人如发生压疮,正确评估,做好相应处置,填写手术病人交接单,做好交接班。

6. 情况复杂时,皮肤小组成员根据情况组织会诊,指导预防压疮处理措施。

7. 手术结束解除压迫后,及时评价受压部位的皮肤状况,作好记录,与病房护士当面交接。

【手术患者皮肤护理记录单】

姓　　名：　　　　年　　龄：　　　　性　　别：　　　　住院号：

身　　高：　　　　体　　重：　　　　体　　位：　　　　麻醉方式：

手术日期：　　　　手术时间：　　　　手术方式：

项目		权　重			分数
	1 分	2 分	3 分	4 分	
年龄	<50 岁	50~64 岁	65~79 岁	≥80 岁	
体质指数（BMI）	18.5~23.9	17.5<BMI<18.5 24.0≤BMI≤27.9	16.0≤BMI≤17.5 28.0≤BMI≤40.0	BMI<16.0 或 BMI>40	
受力点皮肤	完好	红斑和(或)潮湿	瘀斑和(或)水泡	破损	
手术体位	仰卧或侧卧位	局部麻醉俯卧位	斜坡卧位	全身麻醉俯卧位	
预计术中施加的外力	未施加压力	摩擦力或剪切力	冲击力	摩擦力剪切力冲击力	
预计手术时间	<3 h	3~4 h	4~5 h	>5 h	
特殊手术因素*	全身麻醉俯卧位,患者面部皮肤菲薄、浮肿、消瘦,加 3 分				
	控制性降压、低温麻醉,加 3 分				
	其他情况(如休克、水肿、严重创伤),酌情加 1~4 分				
总　　分					

注：左侧纵向合并单元格标题为「皮肤危险因素评估」

护理措施	术前处理	减轻压力	□水胶体敷料　□泡沫敷料　□海绵垫　□硅凝胶垫　□柔软布垫
		基础护理	保温:□室温　□温水冲洗　□加温输液输血　□变温毯
			□床单平整、干燥　□防潮、防湿
			□情况允许时,每隔 2 小时变换体位
		局部处理	□受压部位喷涂赛肤润　□粘贴减压敷料
	术后处理	皮肤情况	□完整 □压疮(部位____ 大小____ 程度:□充血 □红肿 □硬结 □水泡)
		局部处理	□如有充血、红斑发生,喷涂赛肤润,在交接单上注明 □如有皮肤破溃,粘贴水胶体敷料保护,详细交班
备注			

签名：＿＿＿＿＿＿＿＿＿

备注：

一、＊面部皮肤的判定采用主观评定法；控制性降压指成年人收缩压降至 8.0～9.3 kPa(60～70 mmHg)、老年人降至 10.7 kPa(80 mmHg)

二、评分范围

（一）分值＜10 分,发生压疮风险相对较低,采取护理干预措施：

1. 遵守体位摆放的原则和要求；

2. 骨隆突受压部位使用海绵垫、布垫或采用悬空法；

3. 保温措施：室温、冲洗液加温 36～37℃,加温输液输血；

4. 干燥、平整。

（二）分值为 10～11 分,有发生术中压疮的高度危险,除常规护理外,采取强化措施：

1. 在常规防护的基础上,骨隆突受压部位使用高分子聚氨酯凝胶垫；

2. 受压部位粘贴减压敷料。

（三）分值＞12 分,发生压疮的风险极大,应高度重视,在上述防护措施的基础上：

1. 体位的放置：尤须注意脊柱内固定手术或手术时间大于 5 h 患者；

2. 重点部位的保护

（1）受力点涂抹赛肤润,再粘贴减压敷料；

（2）骨隆突受压部位使用高分子聚氨酯凝胶垫；

（3）U 型臀带的运用；

（4）角膜的保护：眼贴、水胶体敷料；

（5）按摩。

三、手术后揭除减压敷料,观察受压部位

1. 如有充血、红斑发生,喷涂赛肤润,在交接单上注明；

2. 如有皮肤破溃,粘贴水胶体敷料保护,详细交班。

三、管道滑脱防范措施

【评估】

1. 评估患者术后意识状况。

2. 评估术中引流管固定及术后引流装置放置情况。

【措施】

1. 患者术后躁动时应明确原因,采取相应措施。患者仍有躁动时,护理人员应全程陪护,防止引流管脱落。

2. 参加手术的护理人员应进行防范管道滑脱的相关知识培训。

3. 术中提醒手术医生及时固定引流管,术后引流装置放置合理。

4. 术中传递物品时正确操作,防止误操作导致引流管滑脱。

5. 搬运手术患者时妥善放置引流管,撤除手术敷料时首先固定好引流管,防止敷料牵拉到引流管。

6. 患者术后回室,与病房护士进行交接。

四、用药错误防范措施

【评估】

1. 评估患者年龄、病史、用药史、过敏史等。

2. 评估给药途径、剂量、时间、浓度、有效期、瓶身或安瓿有无破损、药液有无变质、观察要点、不良反应、注意事项等。

【措施】

1. 护士应选择合适的通路,遵医嘱给药,掌握抗生素的给药时间,防止过敏反应,并做好记录。

2. 均采用 2 种方法核对床号、姓名,核对姓名时由患者自己说,护士同时核对腕带上的床号与姓名。

3. 护士了解药物名称、剂量、作用、观察要点、不良反应、注意事项,查对药物的名称、剂量、浓度、用法、时间。

4. 一次只允许给一位患者进行用药。

5. 每一个药品使用前应证实病人的身份是否属实,并确保剂量正确,用药后还要观察患者情况。

6. 药物在使用前不能去掉包装和标签。

7. 当标准药物浓度或剂量不合适时,应有另一人(例如其他医生或护士)计算并检查剂量、流速和其他数据。

8. 要了解输液泵的操作。

9. 护士要与患者交流,了解患者使用药物的情况,告知注意事项。

10. 当患者对药物提出问题时,护士应耐心听取,解答问题。

五、深静脉血栓防范措施

【评估】

1. 术前评估患者年龄、体质指数、病情、活动能力及用药史等。

2. 评估患者有无风湿性心脏病、房颤、冠心病、糖尿病、晕厥、血管病变等病史。

3. 评估手术时间、手术体位及特殊要求。

4. 评估手术风险、术中用药等情况。

【措施】

1. 巡回护士根据评估情况及需要,正确安全地使用气压泵或抗血栓袜。

2. 按规范及流程安置手术体位。

3. 原则上在上肢开放静脉通路。

4. 术中密切监测患者生命体征及病情变化。

5. 手术时间超过 2 小时者,在手术允许情况下,定时按摩下肢。

6. 观察患者下肢血液循环状况(皮温、有无肿胀、皮肤颜色)等。

第二篇
手术室工作管理制度

第一章　手术室管理制度

第一节　手术室护士岗位准入制度

1. 具有护士执业资格。

2. 经过1年的手术室护士规范化培训考核合格。

3. 掌握无菌、无瘤、消毒隔离的基本概念及相关护理操作;掌握常用手术器械的名称、用途;熟练掌握手术室专科基本操作规程;基本掌握各专科常见手术的配合;熟悉手术室环境、布局及基本设备、物品的定位,了解洁净手术室的性能,能根据要求调节手术间的温度、湿度。

4. 获得规定的继续教育学分。

5. 有较强的反应、思维能力、动手能力强、胆大心细。

6. 接受院及手术室相应能级的课程培训,掌握与其能级对应的专科基本护理知识和操作技能。

7. 能充分理解护理部及科室的护理理念及宗旨。

8. 与其他人员团结协作好。

9. 能胜任手术室夜班及值班工作。

10. 身高在1.56米以上,身体耐力好。

第二节　手术室工作人员入室管理制度

1. 手术人员从门口管理处凭胸牌或有效证件领取更衣柜钥匙、洗手衣裤和口罩、帽子及鞋,按要求到指定地点更换。严格遵守无菌原则,保持室内肃静和整洁。

2. 非手术有关人员未经科主任、护士长同意不得进入手术室,手术室内不会客、不留宿。

3. 手术人员须剪短指甲,戴好口罩、帽子,头发和鼻孔不得露出,不得穿高领衣参加手术。

4. 手术室内保持严肃安静,不得大声喧哗。

5. 严禁在手术区域内吸烟。

6. 手术间内严禁使用手机。

7. 手术室人员临时外出必须更换外出衣和鞋。

8. 非手术人员不得在手术室内洗澡。

9. 离开手术室前必须按指定地点归还洗手衣裤、口罩、帽子,交还更衣柜钥匙后领回胸牌。

10. 自觉遵守手术室规章制度,违者视情节轻重,分别给予劝告、警告,直至公示并拒绝入室 1 周的处理。

第三节　手术安排管理制度

1. 手术通知以电脑申请为准,于手术前一天(节假日除外)上午 10:00 前完成,乙肝两对半、丙肝、梅毒、结核、艾滋病相关指标阳性及特殊感染性疾病患者应在手术申请时注明,以免引起手术间内交叉感染,未注明者手术室有权调整或暂停手术。手术提前、推迟、暂停应事先与手术室联系。

2. 各专科手术间基本固定,手术室根据手术床位分配原则合理妥善安排。无菌手术与有菌手术应分室进行,如遇特殊情况,应先做无菌手术,后做有菌手术。两台手术之间应留有自净时间(不少于 30 分钟)。

3. 凡住院手术病人进入手术室必须更换病区清洁衣裤及帽子。

4. 门诊病人需手术者原则上在门诊手术室进行,遇有特殊病例需在住院手术室进行者,应由预约科室医师提前一天上午 10:00 前通知手术室,并告知病人做好术前准备。

5. 术前准备不符合要求者,手术室有权退回病房重新处理。

6. 手术通知单上的预约时间即为切皮时间,第一台择期手术的主刀医师最迟不得超过8:30 入室。无特别原因超过上述规定时间,手术室有权让其他手术先进行。

7. 手术室根据手术排班,按序接病人入室。接手术病人时和病区护士核对病人姓名、年龄、床位、住院号、手术名称、部位及体表标识。

8. 手术室的药品、器械、敷料应有专人负责保管,放在固定位置。各种急症手术的器材、物品等应经常检查,以保证手术正常进行。手术室器械一般不得外借,确需外借时,须经手术室护士长同意,办理登记手续。

9. 手术结束后,手术医师与麻醉医师共同护送病人返回病区,并进行床边交接。

10. 手术室应每周彻底清扫消毒一次,按规定做好感染控制工作。

11. 手术室对施行手术的病人应详细登记,按月统计上报。

12. 非业务性工作不得在手术室进行。

第四节　急诊手术管理制度

1. 手术室根据当天择期手术的数量,安排 1～2 个急诊手术间,非急诊手术一律不得占用。

2. 急诊手术必须符合急诊指征,手术申请时注明急诊类别,并提前做好术前准备。手术室接到急诊通知单在规定时间内安排手术。

3. 急诊手术分类

(1) 1 类急诊:生命危急,必须立即手术。

(2) 2 类急诊:比较紧急,2 小时内必须手术。

(3) 3 类亚急诊:4 小时内安排手术。

(4) 4 类其他:当天安排手术。

4. 遇急诊手术不能及时安排,必须一切以病人为重,任何人不得以没有人、没有手术台为由,耽误急诊手术时机。手术间不能满足急诊手术需求时,暂缓择期手术,优先保证急诊手术。为确保手术及时实施,手术室急诊值班人员有权统一调度安排,其余人员必须服从。

5. 手术室根据急诊手术申请的数量、病情的轻重缓急合理安排。遇安排困难,启动应急预案。

6. 实施手术的医生资质必须符合手术分级分类管理要求。

7. 违反上述管理制度,引起手术资源不能合理利用,导致病人不能及时手术者,需承担由此造成的后果,并和科室及个人绩效考核挂钩。

第五节　手术室值班、交接班制度

1. 值班人员坚守岗位,严格执行各项规章制度,履行职责,不得擅离职守,保证各项护理工作准确、及时实施。

2. 接班人员必须提前 15 分钟接班,做好各项交接班工作。

3. 手术室交接班原则为:交不清不交,接不清不接。

4. 手术交接的原则是减少交接环节、次数,在人员、能级相匹配的情况下进行交接,做好台上台下工作的交接并记录。

5. 交班者必须将本班工作交接完成后方可下班。接班者应将一切接清楚,在接班后发生的问题应由接班者负责。

6. 禁止私自找人接班,禁止私自接他人工作。

7. 手术未交接清楚,擅自离岗,按相关管理制度处理。

8. 节假日及夜间值班,做好急诊用物、护士站工作及环境安全情况的交接。

第六节　手术患者接送制度

1. 根据手术排班表核对患者手术时间、病室、姓名后,提前 30 分钟将患者接到指定手术间,交由巡回护士接待。

2. 检查术前用药、禁食情况,患者更换病员服并排空,不带首饰及贵重物品。

3. 检查手术需要带入手术室物品如病历、特殊用药、X 光片等。和病房护士共同核对后在《手术患者核对、交接记录单》上签全名。

4. 手术结束后,将患者随同病房带来的一切用物送回病房,并与病房接班护士当面交清。由麻醉医师、卫生员一起护送患者包括局麻患者,以防回病房途中发生意外。

5. 接送患者时注意患者安全。尤其是特殊患者,如左房黏液瘤、神志不清、脑危象、严重外伤、休克等随时有病情变化的患者应有一名医师陪同,以保证患者安全。

6. 若病房术前准备不完善,手术室可拒绝接患者,待完善术前准备后由病房护送至手术室。

7. 每天早上 7:15 开始接患者,各病房在上午 7:00 以前做好术前准备。

8. 按照手术排班表顺序接患者,如有疑问或变动必须和手术室护士联系确定后,方可将患者接至手术室。

第七节 手术室危重患者抢救工作制度

1. 凡危重、急诊病人病情危及生命者,必须争分夺秒尽力抢救。凡接到现场抢救通知,必须立即指定人员携带物品、器材到达现场,并及时向领导汇报,以便组织安排抢救工作。手术室内做好一切准备工作以迎接病人到来。

2. 抢救工作必须加强领导,集中统一指挥,全力以赴,分工协作,并制订抢救方案。

3. 抢救中,要及时与病人单位及家属联系,做好知情同意工作。

4. 急救药品、器材要保持完备状态,放在固定位置,专人管理,定期检查,及时请领补充,保证急救时拿得准、用得上。

5. 抢救过程中必须加强护理工作,严密观察病情变化,严格执行医嘱,详细记录,发现新情况,应立即报告医师。

6. 加强交接班与查对制度,所有紧急口头医嘱均应复述无误后执行并及时记录时间、药品剂量、给药方法及穿刺操作等,巡回护士记录在手术病人护理记录单,并告知麻醉师记录于麻醉单上。所有药品的安瓿经核对后方可处理,严防差错事故。

第八节 手术室质量管理可追溯制度

1. 制定各项质量标准并督促落实,成立质量管理小组,定期进行质量检查,及时针对检查结果进行公示、讨论、分析、提出改进措施,并将存在的质量问题作为下一步质量管理的重点,奖罚分明,实现质量持续改进。

2. 建立手术室各项质量管理可追溯登记本,定期由质量小组督促检查,发现问题及时追溯到当事人,并妥善解决出现的问题,保证手术护理的安全。

(1) 过氧化氢低温灭菌物品灭菌和使用过程按过氧化氢低温灭菌可追溯登记本内容逐项执行、登记。过氧化氢低温灭菌锅需每天首锅生物监测一次,监测结果合格灭菌物品方可使用。过氧化氢低温灭菌物品外包装标签需注明物品名称、操作者、锅号、灭菌者、有效期、失效期。

(2) 环氧乙烷灭菌物品需注明物品名称、操作者、有效期、失效期。送供应室环氧乙烷灭菌物品的种类数量要进行登记,灭菌回来的物品接受者按照登记本进行清点种类数量。

(3) 标本管理按标本管理制度执行,认真填写标本登记本。

(4) 建立各种仪器使用登记本,发现问题追溯到使用者,及时维修,保证仪器安全使用。

3. 每台手术应检查灭菌物品的外包装标签,合格方可使用。使用者在物品使用前发现任何问题可追溯到上次使用者,保证物品的安全使用。

第九节 术前访视制度

1. 新开展手术及特大手术应进行术前访视。

2. 术前访视由巡回护士负责,巡回护士不在班则由器械护士访视。

3. 术前访视内容

(1) 了解病人的基本情况、现病史、既往史、药物过敏史。

（2）了解各项术前准备完成情况、备皮、备血、皮试、术前常规检查结果。

（3）到病人床边做自我介绍，介绍手术室环境，告知病人术前及术中需配合的注意事项。做好解释说明及心理护理。

（4）评估病人血管及皮肤情况。

（5）了解手术特殊需求。

（6）做好访视记录。

第十节　手术参观制度

1. 凡参观者，必须经医务处、护理部批准，经手术室科主任、护士长同意后方可进手术室参观。

2. 参观者需遵守手术室的各项规章制度。

3. 参观者须更换手术室备有的衣、口罩、帽子及鞋方可参观指定的手术，不得任意出入其他手术间。

4. 参观时应遵守无菌原则，必须距离手术区域 30 cm 以上。

5. 保持室内清洁、安静，有违反制度不听劝阻者取消参观资格。

6. 凡系直系亲属手术，一律不准参观。

7. 每间手术室参观人员百级 1 人、千级 2 人、万级 3～4 人。

8. 参观结束应将参观用物归原。

9. 晚夜班谢绝参观。

10. 除本院及进修人员外，其余人员（包括国内专家上台手术者）一律需医务处批文，方可进入手术室。

第十一节　护理会诊制度

1. 会诊内容

（1）疑难、危重、复杂、罕见病例，本专科不能解决或不能独立解决的护理问题。

（2）高难度护理技术操作，新型仪器、新技术、新项目的开展和应用。

2. 会诊人员　专科护士、专业学组成员、有关专科护士长及临床护理骨干。

3. 会诊程序

（1）科间会诊，由要求会诊科室的责任护士提出，护士长同意后填写会诊申请单，送至或电话联系被邀请科室。被邀请科室接到通知后根据邀请科室的具体要求进行会诊并在会诊单上提出具体意见。

（2）院内集体会诊，由要求会诊科室护士长提出申请交护理部，护理部根据内容确定会诊的护理骨干人选，组织临床护理会诊。由申请科室主管护士负责介绍患者的病情并认真记录，会诊小组现场收集资料、了解病史、提出问题，然后分析讨论，形成会诊意见。

（3）护理会诊后要进行效果评价，若问题未解决可申请再次会诊，记录后归入护理档案。

第十二节　手术间规范化管理规定

1. 每个手术间设负责护士 1 名,负责该手术间全面质量管理。
2. 建立手术间物品基数、手术间物品定位示意图,以利管理。
3. 手术间内大件物品应标明房间号,定位放置,保持序号与房间号一致。
4. 手术间内小件物品全部入壁柜。壁柜内物品应按层摆放,定类、定位、定数。每日术毕由巡回护士和器械护士负责物品补充、物品归位及卫生清洁,每周由组长或护士长负责总查。
5. 各种药品、消毒物品应贴有标签,每周检查、更换及补充。
6. 每周检查各种电路、医用供气、供氧、空调系统及医疗设备的运行状况,发现问题及时汇报并联系专管技师负责检查、维护及检修。
7. 各种仪器设备按使用说明和规定操作使用,用后登记。
8. 每日术晨,由器械护士进行手术间湿式清洁、消毒。
9. 每日术毕,由洗手、巡回护士共同清理手术间,并进行清洁消毒,督促卫生员按要求清理垃圾、消毒地面。
10. 按手术间物品定位示意图进行物品管理,检查补充手术间基数物品及有效期。

第十三节　实习管理制度

1. 实习人员应严格遵守医院及手术室各项规章制度和技术操作规程,虚心听取手术室工作人员的指导意见,服从安排,不得随意换班。
2. 实习人员着装、仪表符合手术室规范,保持手术室肃静、整洁,工作认真负责。
3. 手术室护士长分管实习带教工作。
4. 带教老师必须严格按照实习计划和流程进行带教工作。实习同学参与手术配合,由带教老师承担责任。
5. 手术室每一位护士均有带教职责和义务,必须以身作则,言传身教,确保教学质量和效果。
6. 实习人员应尊敬老师,虚心求教,认真回答老师的提问,积极参加护理部和科室组织的业务讲座,并做好笔记。
7. 带教过程中遇到的问题应及时向教学组长及护士长汇报。
8. 实习人员如发生差错或损坏物品,应立即报告,按医院规定处理。
9. 严禁在手术间污物桶(盆)内丢弃纱布、纱垫或其他点数物品,以免混淆清点的数目。未经允许,不得随意触摸手术室器械、设备及物品。
10. 参观手术时,距手术人员应超过 30 cm。不得在室内,尤其是器械台旁随意走动,不得进入非参观手术间。不在限制区内看书、闲聊或从事与手术无关的工作。
11. 严格履行请假手续
(1) 原则上不准请事假,确需请假者,需先向学校履行请假手续,由学校向本院护理部请假。
(2) 病假需提供在本院就诊的病历和疾病诊断书(急诊除外),不得电话请假。

（3）双选假按各校规定，只用于参加工作应聘，原则上须有应聘单位盖章证明。

（4）实习人员请假程序：在实习手册第一页的请假登记表上填写好请假事由及日期，按规定经护士长、科护士长、护理培训科审核、签章，休完及时销假。

（5）病、事假累计超过 14 天（或按学校规定）者需补实习。

12. 出科考核方法

（1）理论：采用笔试或口试的方法。

（2）技能：根据实习内容，选择 1～2 项进行考核。

（3）能力：包括工作能力、紧急处理能力、人际交流和沟通能力等，由带教老师根据平时考察进行综合评定。

13. 实习结束时，必须认真填写实习手册，交由科室写评语。

第十四节　进修管理制度

1. 进修人员在手术室进修期间按照院护理部规定统一管理。护士长严格把关，科室不得自行接收人员进修学习。

2. 进修人员要服从护士长的安排，团结协作，服务态度好，按照本院护理部和手术室要求，遵守各项规章制度和操作流程。进修护士配合手术，由带教老师承担责任。

3. 进修过程中如遇到问题，应及时向教学组长及护士长汇报，科护士长和护理部联系。

4. 手术室护士长分管进修带教工作。带教老师必须严格按照进修计划和流程进行带教工作。

5. 手术室每一位护士均有带教职责和义务，必须以身作则，言传身教，确保教学质量和效果。

6. 进修人员应尊敬老师，虚心求教，认真回答老师的提问，积极参加护理部和科室组织的业务讲座，并做好笔记。

7. 严禁在手术间污物桶（盆）内丢弃纱布、纱垫或其他点数物品，以免混淆清点的数目。未经允许，不得随意触摸手术室器械、设备及物品。

8. 参观手术时，距手术人员应超过 30 cm。不得在室内，尤其是器械台旁随意走动，不得进入非参观手术间。不在限制区内看书、闲聊或从事与手术无关的工作。

9. 进修过程中如违反院规章制度，经教育不改者可退回。

10. 进修人员必须接受所在科室的考核，考核内容包括笔试及实际能力考核，在进修结束前一周写好个人小结，交到所在科室，并提前 1～2 天办理离院手续，各科室应在进修人员离院后一周内写好鉴定送护理部。

第二章　手术室安全管理

第一节　手术患者护理安全管理制度

1. 严格遵守无菌规则,防止交叉感染,物品定期消毒。

2. 严防异物存留手术创口内。术前和关闭体腔前后巡回护士与器械护士共同清点核对纱布、敷料、缝针、器械,并做记录。

3. 严防输错血。输血前应由麻醉师、巡回护士(局麻时由巡回护士和术者)二人以上核对病人的姓名、床号、住院号、血型报告、交叉配血实验结果、血袋号等,确认无误后方可输入。

4. 麻醉药物、剧毒药品应由专人保管,使用药品前应严格核对。

5. 严防病人在手术期间撞伤、跌伤、烫伤、烧伤,病人未离开手术室应由专人护理,确保手术病人安全。

6. 严防接错病人、开错手术部位,手术病人应由手术医师、麻醉医师及巡回护士共同核对无误方可手术。

7. 严格遵守标本管理制度,防止差错和遗失手术标本。

8. 手术室用具器材设备应经常检查、爱护使用,确保安全。

9. 外人不得进入手术室,加强安全保卫工作。

10. 严格执行给药查对制度,做到"三查七对一注意"。

第二节　手术患者交接制度

手术室实行连台连班制,应尽量减少手术患者交接环节,疑难、复杂、重大、新开展手术及抢救等手术,原则上不交接。如遇特殊情况必须交接,应确保手术患者安全,不影响手术进程,并做到:

1. 交接患者诊断、麻醉方式、手术名称。

2. 交接手术进行情况。

3. 交接输液、输血种类及输注量,穿刺部位有无外渗、是否通畅。

4. 交接用药情况。

5. 交接体位固定是否牢靠、舒适,皮肤有否接触金属物及受压情况。

6. 交接清点纱布、器械、缝针等数目。

7. 交接病区带来物品。

8. 交接精密仪器使用情况。

9. 做好手术患者护理记录并签名。

第三节　手术安全核查制度

1. 手术安全核查是由具有执业资质的手术医师、麻醉医师和手术室护士三方，分别在麻醉实施前、手术开始前和患者离开手术室前，对患者身份和手术部位等内容进行核查的工作。本制度所指的手术医师是指术者，特殊情况下可由第一助手代替。

2. 本制度适用于各级各类手术，其他有创操作应参照执行。

3. 手术患者均应佩戴有患者身份识别信息的标识以便核查。

4. 凡有上下、左右等手术部位区别的手术，手术医生应于术前在病房做好患者手术部位的体表标示及手术部位标识图的标示。

5. 手术安全核查由手术医生或麻醉师主持并填写手术安全核查表。如无麻醉师参加的手术，则由术者主持并填写表格。

6. 实施手术安全核查的内容及流程

（1）麻醉实施前，由手术医师、麻醉医师、手术室护士按手术安全核查表中内容依次核对。

（2）手术开始前，由手术医师、麻醉医师和手术室护士按上述方式，共同核查患者身份（姓名、性别、年龄等）、手术方式、手术部位与标示，并确认风险预警等内容。手术物品准备情况的核查由手术室护士执行并向手术医师和麻醉医师报告。

（3）患者离开手术室前，由手术医师、麻醉医师和手术室护士按上述方式，共同核查相关内容。

（4）三方核查人确认后分别签名。

7. 手术安全检查必须按照上述步骤依次进行，每一步检查无误后方可进行下一步操作，不得提前填写表格。

8. 术中用药的核查，由手术医师或麻醉医师根据情况需要下达医嘱并做好相应记录，由手术室护士负责核查。

9. 手术科室、麻醉科与手术室负责人是本科室实施手术安全核查制度与持续改进管理工作的主要负责人。

10. 医院医务处、护理部等医疗质量管理部门应根据各自职责，认真履行对手术安全核查制度实施情况的监督与管理，提出持续改进的措施并加以落实。

11. 手术安全核查表应归入病案中保管。

12. 手术科室病房与手术室之间要建立交接制度，并严格按照查对制度的要求进行逐项交接。

第四节　手术安全用药制度

1. 掌握手术室常用药物的名称，了解药理作用、使用方法、途径、配伍禁忌、常用剂量、不良反应及注意事项。

2. 根据医嘱用药，用药前必须严格执行"三查七对"。正确核对患者：查看病历、腕带，让病人口述床号、姓名。正确核对药物：查看药名、剂量、有效期。查看药物包装及完好情况。

3. 依据医嘱执行单使用抗生素,必须查看医嘱,需做皮试者,结果阴性方可使用。

4. 手术台上用药必须与洗手护士或手术医生核对无误后使用,台上使用两种以上药物时,应做好标记,严防用错。

5. 因抢救用药执行口头医嘱时,巡回护士应复述一遍,医生认可后,方能使用。用过的安瓿、药瓶等放在固定位置,手术结束查对用量记录后方可丢弃。

6. 护士初次使用的药物必须阅读药物使用说明书,或虽为常用药物,但是使用的剂量、途径、方法不熟悉,必须与手术医生或药房核实药物的作用、常用剂量、不良反应和使用注意事项,并确认使用方法。

7. 静脉用药与其他途径用药分开放置,做好醒目标志。

8. 药物使用后,在手术护理记录单的备注栏中及时据实记录使用药物的名称、剂量、使用途径和使用的时间。

9. 对易出现过敏反应的药物及过敏体质的病人,用药后应密切观察患者反应。

第五节　手术清点制度

1. 清点范围

(1) 凡开腹开胸及有洗手护士配合的手术,清点项目为器械、纱布、纱垫、棉球、缝针及一些特殊用物等。

(2) 特殊手术的清点:如断指(趾)再植等小血管吻合术应增点血管针、血管夹;阴道手术应增点宫纱;颅脑及脊柱等手术增点棉片;体外循环增点粗细阻断管、排气针头、灌注针头、血管夹等。

2. 手术开始前的清点

(1) 洗手护士整理器械后,按次序清点器械、缝针、纱布、纱垫、棉球等。

(2) 清点时器械护士与巡回护士共同清点,清点一项登记一项。两人必须看清实物,特别注意螺钉螺帽是否完整、有无松动,保证各种进入体腔物品的完整性。

(3) 全部清点完后与洗手护士核对登记。

3. 术中管理

(1) 手术开始前,要把手术间的纱布、纱垫等清点登记类的物品清理干净,拿出手术间。

(2) 手术台上已清点的纱布、纱垫一律不得剪开或剪去蓝色尾带使用。棉球不得撕开使用。

(3) 术中送快速病理确需用纱布包裹时,洗手护士交巡回护士登记后再送检。

(4) 手术开始不需要清点数字的手术,术中因各种原因扩大手术范围时,要及时整理清点物品,并按规定清点、核对、登记。

(5) 凡术中增加清点范围内的物品,必须由巡回护士增加,并由巡回护士、洗手护士共同清点、核对。

(6) 术中放在切口内的纱布、纱垫,护士要提示医生共同记住数字。

(7) 洗手护士、巡回护士在手术的始终,均要注意观察手术间的情况,注意清点物品的流动,以保证数字清点的准确性,注意监督医生不向地下丢纱布、纱垫等,掉落的器械、纱布等巡回护士要及时收起,并告知洗手护士,术中用纱布数量多时(一般30块以上),巡回护士要及时整理,按10块一束整好。

(8) 缝针用后及时别在针板上,断针要保存完整。掉在台下的缝针,巡回护士要妥善保存。

(9) 术中巡回护士交班要与洗手护士核实增加登记的数字,术中洗手护士交班要清点所有登记的数字。

4. 关闭切口前的清点登记

(1) 清点时巡回护士、洗手护士共同清点,清点一项,巡回护士登记一项。

(2) 先清点台上,次序为器械、缝针,最后清点纱布、纱垫、棉球。清点台下物品时,洗手护士也必须与巡回护士共同清点,清点完毕与洗手护士核对登记数字,无误后告知医生方可关闭切口。

(3) 清点数字与登记数字不相符时,不得关闭切口,确实找不到时,要向护士长报告决定处理方案。

5. 关闭切口后的清点登记

(1) 切口关闭后再次清点数字,并与登记相符后签名。

(2) 清点数字不符时,应及时查找,无其他原因,要提出重新打开切口检查,并立即向上级汇报。

(3) 连续接台手术时清点数字的物品全部拿出手术间后,再开始下一例手术。

6. 一例手术两次清点数字的手术要求

(1) 食管手术:关膈肌时清点缝针、纱布、纱垫,关胸时全部清点。

(2) 双切口手术:一侧手术完后常规清点,做另一侧时重新清点,但前一侧用的纱布、纱垫要包起来放好,待手术全部结束后处理。

(3) 直肠癌根治术:肛门部用的器械单独清点登记;而纱布、纱垫、缝针与开腹组手术一起清点。

(4) 取髂骨手术:取髂骨后清点纱布、纱垫、缝针,主手术关闭时全部清点。

7. 大手术、危重手术和新开展手术时,不得中途换人进餐或从事其他工作。

8. 确需换人时,交接人员应当面交清器械、纱布、缝针、棉球、敷料等物品。

第六节　手术标本管理制度

1. 手术取下的标本,未经医生允许,任何人不得私自处理标本。洗手护士负责手术台上标本管理,注意防止干燥或丢失,手术结束后将标本交给手术医生。

2. 手术医生将标本放入病理袋,病理袋需注明病人姓名、病区、床号、标本名称、住院或门诊号、日期。

3. 手术医生认真填写病理申请单,将病理标本及病理单放入标本间,标本袋内倒入10%中性甲醛,固定液的量不少于组织体积的3～5倍,并密闭标本袋封口,避免固定液外溢。在病理标本登记本上逐项登记并签名,洗手护士核对无误后在登记本上签名,由巡回护士督查。

4. 微小标本留置在专用标本瓶中并注明相关信息后放于标本袋中。

5. 术中需做快速病理切片者,手术医生于术前填好病理申请单和快速病理单,术中由巡回护士将标本放入病理袋并在病理标本登记本上逐项登记并签名,病理袋上需注明病人姓名、病区、床号、标本名称、住院或门诊号、日期。巡回护士将病理标本及快速病理单交给卫生员,按规定在登记本上签名后,立即送至病理科。病理科接受标本者签名,快速病理报告通过电话及信息系统发出。

6. 病理科每天2次到手术室收集病理标本,逐一核对后在标本登记本上签名。

7. 病理科发现不合格标本(申请单字迹潦草不清、申请单缺项、信息不全、申请单内容与送检标本不符、标本过小、固定不符合要求等)必须及时向手术室通报,手术室负责查找原因并联系相关科室人员,及时改正并送检。

8. 因医学研究需要采集病理标本者,必须经过相关部门批准,按照规定执行。任何人不得随意留取手术标本。

第七节 手术患者体位安全管理制度

1. 术前了解病人的手术名称、手术时间、体位,体重指数、年龄、营养状况、皮肤完整性等。根据病人情况准备合适的体位用物。

2. 有皮肤破损的病人,摆放体位时注意保护,防止破损进一步扩大。

3. 摆放体位时应严格按照各种体位摆放的操作常规执行,保持肢体的功能位,选择合适的体位垫,保持床单平整、干燥,避免皮肤与床单之间产生剪切力,确保体位的安全放置。对全麻病人,在不影响术野的同时尽量保持肢体功能位。对局麻病人,在不影响术野的同时和病人沟通以最大程度保证病人的舒适感。

4. 术中密切观察体位变化,防止因术中体位的改变,造成皮肤、神经、肌肉的损伤。特殊状况下可与手术医生沟通,调整手术体位或抬高受压部位以缓解强迫手术体位对手术患者的损伤。

5. 评估术中体位可能造成的难免压伤,应申报护理部,采取强化措施配合术中体位放置,并加强术中体位观察和护理,手术结束后严密观察体位受压部位的皮肤、神经、肢体供血情况,在护理记录单上详细记录,并和病房护士做好交班。

第八节 输血护理管理制度

1. 严格按《临床输血技术规范》(卫医发〔2000〕184号)及《医疗机构临床用血管理办法》(中华人民共和国国卫生部令第85号)规定的程序进行管理和操作。

2. 加强输血过程质量管理监控及效果评价。监控从采供血机构与医疗机构交接安全血液开始,直至患者输血后疗效评估的全过程,确保输血护理安全。

3. 输血前由医师执行输血前评估、告知义务,与患者或家属签署《输血治疗同意书》后方可输血。无自主意识且无亲属签名患者的紧急输血,输血治疗方案报业务主管部门批准后实施并记入病历。输血后由经治医师及时评估输血治疗效果,调整输血方案。

4. 临床用血申请单由本院医师逐项填写清楚,并签具全名,连同受血者血标本由经培训的专业人员送交输血科配血,双方逐项核对并签收。血样管上必须粘牢临床用血取血单联号,写明姓名、病区、床号,住院号或就诊卡号。

5. 不知血型的患者,应严格遵循两次采集血标本的规定,即先做血型鉴定,不配血,输血或备血时,重抽血标本做血型鉴定和交叉配血试验。如发现两次血标本血型不一致或者血标本血型与临床用血申请单所填写血型不一致时应通知所在科室重抽血标本复核血型。

6. 血标本由患者所在科室采集,不得由别的科室代为采集。采集血标本时,采血护士必须至少使用2种方法确认患者身份,只有当临床用血申请单上信息与患者腕带的信息完全一致时方可采集血标本。

7. 血配好后,由医务人员到输血科取血,并双方需认真逐项核对,认真检查血液质量和血袋是否完好,签收登记后,方可离开输血科。

8. 护士执行输血过程中应严格遵守操作规程,按照《输血护理流程及质量标准》执行。

9. 护士需掌握输血及成分输血有关保存、输注时间要求等相关知识并按要求落实。输血速度原则上先慢后快,密切观察并记录于护理记录单。

10. 护士观察记录输血过程,一旦出现输血不良反应,立即停止输血,保留余血,按《输血反应应急处理预案》要求处理并查找原因,做好记录。

11. 输血结束后将输血记录单保留于病历中。血袋保存于黄色垃圾袋中24小时。

第九节　手术室医用气体安全管理制度

手术室医用气体种类包括氧气、二氧化碳、氮气、氩气。为保证医用气体安全使用,特制订如下管理制度:

1. 采取"四定"管理:定专人管理,定点存放,定储存基数,定时检查。

2. 医用气体更换使用时,把好三个环节:供气班与卫生员交接时;卫生员与巡回护士交接时;气体使用前。做到四个核对:气体的名称与钢瓶的颜色是否与气体种类相符;气体压力和容量是否达标;钢瓶是否有变形、附件是否完整;钢瓶布套完整性以及名称标识与气体种类是否一致。做好交接记录。

3. 使用者需掌握各种气体的性质、用途及使用压力范围。氧气的压力调节视病情而调节;氮气压力范围为0.5~0.8 MPa;二氧化碳压力范围为15~20 mmHg。当钢瓶剩余气体量低于0.05 MPa时应及时更换,更换前注意挂"空"的标识,避免影响下次的使用。使用后应排空余气。

4. 熟悉不同气体瓶身颜色:氮气为黑色,氧气为淡蓝色,二氧化碳为银灰色。

5. 手术室医用气体更换使用管理流程:需更换气体时,由巡回护士电话通知卫生员送入备用气体;巡回护士与洗手护士共同核对气体名称、压力;检查钢瓶完好性;协助卫生员更换并妥善固定;卫生员取走空瓶并电话通知供气班所需气体的种类;供气班送入所需气体;卫生员与供气班核对交接;供气班取走空气体瓶;卫生员登记气体更换日期;套相应颜色的气瓶布套;挂气体名称标识牌;挂"满"的标识牌;妥善固定,放置定点位置备用。

第十节　手术室医护相互监督执行核心制度的规定

凡与患者手术安全有关的一切医疗护理行为,均需保证严格按照医疗护理规范和流程执行,在手术过程中,参加手术的医护人员必须相互配合,密切合作,医护相互监督,确保患者安全和手术顺利进行。

1. 手术安全核查:手术室护士发现患者身份有疑问、手术部位标识和手术申请不一致等现象,必须及时和手术医生取得联系,由手术医生到手术室妥善处置患者。无医生主持安全核查工作,切皮前未按流程或规范进行三方共同核查,手术室护士有权拒绝配合手术。

2. 安全用药:术前使用抗生素,出现下列情况护士可以拒绝执行(无医嘱执行单、病人有过敏史但无药物过敏试验结果)。护士必须即时据实记录实际使用抗生素的具体时间、剂量、方法。

3. 手术清点制度执行:手术器械物品未清点不得先行开台手术。手术医生有责任配合、协助护士共同清点和管理手术用各种物品器械,并共同遵守手术清点规范要求。术中发现手术清点用物数目不符或缺失,必须医护共同寻找,手术医生探查切口和体腔,护士台上台下巡查,如巡查未果,可显影的应有影像资料留存。手术医生和护士共同在事情经过上签字。

4. 手术标本管理:手术医生和护士共同对手术标本的安全送检负责。出现无病理申请单、申请单填写错误、标本处理质量存在缺陷等问题时,护士联系手术医生,由手术医生到手术室现场改正。未经手术医生许可,不得私自处理标本。

5. 手术体位安全管理:医生护士共同保证手术患者体位安全,手术体位安置好后,医生护士共同检查,确认体位安置安全方可开始手术。医生手术过程中不得依压患者身体,电刀使用应符合规范,护士发现有上述问题应及时指出并提醒,器械护士加强电外科手术器械的规范管理。

第三章　　手术室感染预防与控制管理

第一节　手术室建筑布局

1. 医院手术部的建筑布局应当符合功能流程合理和洁污区域分开的原则。功能分区应当包括:无菌物品储存区域;医护人员刷手、患者手术区域;污物处理区域。各个区域应有明显的标志,区域间避免交叉污染。

2. 洁净手术部的建筑布局、基本装备、净化空调系统和用房分级等应符合《医院洁净手术部建筑技术规范》(GB50333—2),按规定分洁净和非洁净辅助用房,并设置在洁净和非手术部的不同区域内。

3. 洁净手术部的管理应当达到以下基本要求:

(1) 进入洁净手术部清洁区、无菌区内的人员应当更换手术部专用的产尘少的工作服。

(2) 洁净手术部各区域的缓冲区,应当设有明显标识,各区域的门应当保持关闭状态,不可同时打开出、入门。

（3）医务人员应当在气流的上风侧进行无菌技术操作，有对空气产生污染的操作选择在回风口侧进行。

（4）洁净手术室温度应在 20～25℃；相对湿度为 40%～60%；噪声为 40～50dB；手术室照明的平均照度为 500 Lx；洁净手术室在手术中应保持正压状态，洁净区对非洁净区的静压差为 10 Pa。

（5）洁净手术部的净化空调系统应当在手术前 30 分钟开启，手术结束后 30 分钟关闭。

（6）洁净手术部的净化空调系统应当连续运行，直至清洁、消毒工作完成。Ⅰ～Ⅱ级用房的运转时间为清洁、消毒工作完成后 20 分钟，Ⅲ～Ⅳ级用房的运转时间为清洁、消毒工作完成后 30 分钟。

（7）洁净手术部每周定期对设备层的新风机组设备进行彻底清洁，每 2 周对净化机组设备进行彻底清洁，并进行记录。

（8）消毒气体、麻醉废气的控制排放，应当利用单独系统或与送风系统连锁的装置。

4. 工作流程　洁净手术室应该划分洁污流线，手术人员、手术患者、手术用物进出洁净手术室必须受到严格控制，并采取适宜的隔离程序。通常采用无菌手术通道（医护人员、患者、洁净物品的供应流线）和非洁净处置通道（术后手术器械、敷料的污物流线）。

5. 手术室设三个出入口：患者出入口、工作人员出入口和污物出口。做到隔离、洁污分流，避免交叉感染。

6. 洁净手术间分为三类：特别洁净、标准洁净和一般洁净。同时宜设立急诊手术间和感染手术间。净化级别见下表：

洁净手术室净化级别表

等级	手术室名称	空气洁净度级别（级）		用　途	容纳人数	自净时间（分钟）
		手术区	周边区			
Ⅰ	特别洁净	100	1 000	器官移植、关节置换、心脏外科、眼科手术	10～15	15
Ⅱ	标准洁净	1 000	10 000	神经外科、泌尿外科、骨科、整形外科、普外科无菌术	8～10	20～25
Ⅲ	一般洁净	10 000	100 000	普外科、妇产科手术	5～8	25～40
Ⅳ	准洁净	300 000		肛肠、污染手术		

第二节　手术室感染预防与控制管理制度

1. 医院手术部的管理人员、工作人员和实施手术的医师，应当具备手术部医院感染预防与控制及环境卫生学管理方面的知识，接受相关医院感染管理知识的培训，严格执行有关制度、规范。

2. 医院手术部的建筑布局应当符合功能流程合理和洁污区域分开的原则。功能分区应当包括：无菌物品储存区域；医护人员刷手、患者手术区域；污物处理区域。各个区域应有明显的标志，区域间避免交叉污染。

3. 为传染病患者或者其他需要隔离的患者实施手术时,应当按照《传染病防治法》有关规定,严格按照标准预防原则并根据致病微生物的传播途径采取相应的隔离措施,加强医务人员的防护和手术后物品、环境的消毒工作。

4. 医院手术部环境的卫生学管理应当达到以下基本要求:

(1) 手术部的墙壁、地面光滑、无裂隙,排水系统良好。

(2) 手术部用房的墙体表面、地面和各种设施、仪器设备的表面,应当在每日开始手术前和手术结束后用湿式擦拭方法进行清洁、消毒,墙体表面的擦拭高度为 2～2.5 m。未经清洁、消毒的手术间不得连续使用。

(3) 不同区域及不同手术用房的清洁、消毒物品应当分开使用。用于清洁、消毒的拖布、抹布应当是不易掉纤维的材料。

(4) 手术部应当选用环保型中、高效化学消毒剂,周期性更换消毒剂,避免长期使用一种消毒剂导致微生物的耐药性。

5. 医务人员在手术操作过程中应当遵循以下基本要求:

(1) 在手术部的工作人员和实施手术的医务人员应严格遵守无菌技术操作规程。

(2) 进入手术室的人员应严格按照规定更换手术室专用的工作衣、鞋帽、口罩。

(3) 在无菌区内只允许使用无菌物品,若对物品的无菌性有怀疑,应视其为污染。

(4) 医务人员不能在手术者背后传递器械、用物,坠落在手术床边缘以下或者手术器械台平面以下的器械、物品应当视为污染。

(5) 实施手术刷手的人员,刷手后只能触及无菌物品和无菌区域。

(6) 穿好无菌手术衣的医务人员限制在无菌区域活动。

(7) 手术室的门在手术过程中应当关闭,尽量减少人员的出入。

(8) 患有上呼吸道感染或者其他传染病的工作人员应当限制进入手术部工作。

(9) 手术结束后,医务人员脱下的手术衣、手套、口罩等物品应当放入指定位置后,方可离开手术室。

6. 手术使用的无菌医疗器械、器具应当达到以下基本要求:

(1) 手术使用的医疗器械、器具以及各种敷料必须达到灭菌要求。

(2) 一次性使用的医疗器械、器具不得重复使用。

(3) 接触病人的麻醉物品应当一人一用一消毒。

(4) 医务人员使用无菌物品和器械时,应当检查外包装的完整性和灭菌有效日期,包装不合格或者超过灭菌有效期限的物品不得使用。

7. 手术后的废弃物管理严格按照《医疗废物管理条例》及有关规定进行处理。

8. 进入手术部的新设备或者因手术需要外带的仪器、设备,应当对其进行检查、清洁处理后方可进入和使用。

9. 进入手术部洁净区域的物品、药品应当拆除其外包装后进行存放,设施、设备应当进行表面的清洁处理。无菌物品应当存放于无菌物品区域中。

10. 传染病患者的手术应当在隔离手术间进行手术。手术结束后,应当对手术间环境及物品、仪器等进行终末消毒。

第三节 消毒隔离制度

1. 布局合理,符合功能流程和洁污分开的要求,严格划分限制区、半限制区、非限制区。区域间标志明确。

2. 天花板、墙壁、地面无裂隙,表面光滑,便于清洁和消毒。

3. 手术室应设感染手术间,感染手术间应靠近手术入口处。每一手术间限置一张手术台。

4. 手术器具及物品必须一用一灭菌,能压力蒸汽灭菌的应避免使用化学灭菌剂浸泡灭菌。备用刀片、剪刀等器具可采用小包装压力蒸汽灭菌。

5. 手术用器械、物品的清洁和消毒灭菌符合规范要求。

6. 麻醉用器械应定期清洁、消毒,接触病人的用品应一用一消毒,严格遵守一次性医疗用品的管理规定。

7. 洗手刷应一用一灭菌。

8. 医务人员必须严格遵守消毒无菌制度和无菌技术操作规程。

9. 严格执行卫生、消毒制度,必须湿式清洁,每周固定卫生日。

10. 严格限制手术室内人员数量。

11. 隔离病人手术通知单上应注明感染情况,严格隔离管理。术后器械及物品双消毒,标本按隔离要求处理,手术间严格终末消毒。

12. 接送病人的平车定期消毒,车轮应每次清洁,车上物品保持清洁,接送隔离病人的平车应专车专用,用后严格消毒。

13. 垃圾分类处理,手术废弃物品须置黄色垃圾袋内,封闭运送,并进行无害化处理。

14. 手术进行中的无菌操作原则 手术过程中,无菌观念的强弱,可能直接影响到手术的成败甚至病人的生命。因此,所有参加手术的人员必须严格执行无菌操作原则。

(1) 手术人员一经"洗手",手臂即不准再接触未消毒物品;穿无菌手术衣后,背部、腰部以下和肩部以上都应认为是有菌区,不能接触;同样,手术台边缘以下的布单,也不要接触。

(2) 不可在手术人员的背后传递器械物品,坠落到无菌布单或手术台边缘外的器械物品不得拾回再用。

(3) 手术中如手套破损或接触到有菌的地方,应更换无菌手套;前臂或肘部碰触有菌地方,应更换手术衣或加套无菌袖套、无菌巾、布单等物;如已潮湿,其无菌隔离作用不再完整,应立即更换,如条件不允许,应加盖无菌单。

(4) 在手术过程中,同侧手术人员如需调换位置时,应背对背移位。

(5) 暂时不用的器械、用物摆放在器械桌上,用无菌巾覆盖;尖锐器械、缝针应防止穿透无菌敷料被污染;需植入体腔内的物品,使用时应用专用器械或无菌敷料传递,不能直接用手接触。

(6) 污染手术采用隔离技术:在切开空腔脏器之前,应保护周围组织,并及时吸除内容物,被污染的器械敷料应放在弯盘内。完成污染操作后,手术人员更换手套。

(7) 尽可能限制参观人数,减少污染机会。参观手术时,参观者不能站得太高或离术者太近,也不可经常在室内走动。

15. 手术敷料、器械物品消毒灭菌规则

（1）手术用品应根据医疗物品的性质，用适当的消毒灭菌方法，严格执行操作流程和消毒时间。

（2）各种器械、敷料包在灭菌前除严格按规定包装外，必须注明名称及灭菌有效日期，包装者要签名。

（3）已灭菌物品与未灭菌物品应严格分开，放置在指定地点。

（4）已打开过的器械、敷料包使用时间不得超过 24 小时，多次打开的包裹每日消毒 1 次。

（5）包装物品体积不超过 30 cm×30 cm×50 cm，金属包重量不超过 7 kg，敷料包不超过 5 kg。

（6）依据包装材料及灭菌方法决定其保存期，并定期检查。

（7）消毒时严格按操作流程及规范执行。

第四节 内镜清洗消毒管理制度

1. 从事内镜清洗消毒工作的工作人员，应当具备内镜清洗消毒方面的知识，接受相关医院感染管理知识培训，严格遵守有关规章制度。

2. 内镜的清洗消毒应当与手术工作分开进行，设立单独的清洗消毒室，保持通风良好。

3. 工作人员清洗消毒内镜时，应当穿戴必要的防护用品，包括工作服、防渗透围裙、口罩、帽子、手套等。

4. 配备相应的内镜清洗消毒设备：超声清洗器、干燥设备、高压水枪、各种刷子、多酶洗液等。

5. 严格按照内镜清洗消毒操作流程执行。

6. 内镜清洗消毒设施及储存设施按规范进行消毒。

7. 内镜及附件的清洗消毒或者灭菌必须遵照以下原则：

（1）凡进入人体无菌组织、器官、经切口进入无菌腔室的内镜及附件必须灭菌。

（2）穿破黏膜的内镜及附件必须灭菌。

（3）进入人体消化道、呼吸道等与黏膜接触的内镜，按照《消毒技术规范》的要求进行高水平消毒。

（4）内镜及附件用后立即清洗、消毒或者灭菌。

（5）医疗机构使用的消毒剂、消毒器械或者其他消毒设备，必须符合《消毒管理办法》的规定。

（6）内镜及附件的清洗、消毒或者灭菌时间应当使用计时器控制。

（7）禁止使用非流动水对内镜及附件进行清洗。

8. 做好内镜清洗消毒的登记工作，登记内容应当包括：就诊病人姓名、使用内镜的编号、清洗时间、消毒时间以及操作人员姓名等事项。

9. 医院感染管理科定期对内镜消毒液、消毒后内镜及附件进行生物学监测，并对内镜使用和清洗消毒质量进行监督管理。

第五节　特殊感染手术消毒隔离制度

1. 特殊感染患者手术(指朊毒体、气性坏疽及不明原因的传染病病原体)必须在感染手术间或负压手术间内施行,禁止参观。无感染手术间或负压手术间时,安排在当日手术的最后一台,停止运行净化空调。

2. 护理人员分为室内组和室外组,室内组负责手术配合,不得随意离开手术间,如有特殊情况,必须离开手术间时,将隔离物品放置在手术间内;室外组负责手术物品供应。术前将手术间内不需要物品、设备移至室外。

3. 手术后器械等用物由器械护士擦净血迹后,放入含有效氯 2 000~5 000 mg/L 的消毒剂消毒 30 分钟,取出后流水洗净,再经压力蒸汽灭菌后作常规处理。

4. 术中所用布类敷料放入含有效氯 2 000~5 000 mg/L 的消毒剂浸泡 30 分钟以上,或以清洁包裹法经压力蒸汽灭菌后送洗衣房洗涤处理。

5. 手术中未曾用过的器械、敷料、用品,以清洁布包裹,经压力蒸汽灭菌后作常规处理。

6. 术中所用消耗敷料(纱布、纱垫等)、一次性器材、手套等装入专用塑料袋内焚烧处理。

7. 污桶用 0.5% 过氧乙酸浸泡 30 分钟,浸泡时消毒液要漫过容器,吸引袋装入专用塑料袋内焚烧处理。

8. 地面、墙壁用含有效氯 2 000~3 000 mg/L 的消毒剂喷洒,作用时间 60 分钟。

9. 进行空气消毒,通风后再作室内卫生处理。

10. 参加手术人员离开手术间前脱去污染衣服,沐浴后离开。

第六节　感染性手术操作规程

1. 填写通知单　已知具有感染或传染性的手术患者,手术医师应在手术通知单上注明感染性疾病名称。

2. 手术安排

(1) 感染性手术应安排在感染性手术专用手术间内实施,条件受限时则应安排在当日最后一台。

(2) 有条件的医院,患有空气或飞沫传播疾病的手术患者应安排在负压手术间内进行手术。

3. 患者转送

(1) 患有空气或飞沫传播疾病的患者应戴外科口罩。

(2) 患有接触传播疾病的患者应更换清洁病员服并使用敷料覆盖裸露的感染部位;转运过程中,应避免不必要的停留。

4. 隔离措施　医务人员应在遵循标准预防的基础上,根据病原菌的传播途径遵循相应隔离技术标准操作规程。

(1) 术前

① 普通手术间应开启动态空气净化器;负压手术间应查看负压表负压值并记录,一般

不得低于—10～—5 Pa。

② 将手术间内本次手术不需要的物品移到室外。

③ 若手术患者患有烈性传染病,可准备一次性铺单、手术衣及卫材用品等。

④ 患者转运床上粘贴隔离标识,手术间门口根据病原菌的传播途径悬挂相应的隔离牌,如接触隔离、空气隔离、飞沫隔离。

⑤ 若为甲类传染病患者,手术人员在日常手术着装外应加穿抗湿的防护服;若为空气传播疾病的患者,手术人员应戴呼吸防护器(如 N95 口罩);若可能发生体液暴露,应穿抗湿防护服和鞋套,戴防护面罩。

⑥ 手术间外应配备 1 名巡回护上,以便传递短缺物品。

(2) 术中:应始终保持手术间房门关闭,负压手术间应经常观察其负压维持情况,必要时联系工程人员协助处理。

(3) 术后

① 手术中未使用的物品使用清洁包布集中打包,由手术间外护士使用清洁污衣袋收纳,注明感染性标识后,由相关部门按照相应标准操作规程处理。

② 可重复使用的诊疗器械、器具和物品的处理操作流程应遵循卫生部 CSSD 相关规范要求。

③ 普通手术间,医务人员在手术间按照规定脱卸防护用品;负压手术间,医务人员在缓冲间脱卸防护用品。脱卸防护用品时应严格遵循《个人防护装备(PPE)穿脱标准操作规程》。

(4) 环境清洁

① 空气:普通手术间动态空气净化器应继续开启至少 30 分钟;负压手术间负压循环应继续开启至少 30 分钟,并使用相应有效浓度的消毒剂喷洒消毒回风口过滤网,消毒时间达到 30 分钟以后再拆卸清洗。

② 物体表面:清洁消毒人员应按照相应隔离标准操作规程的相关要求做好个人防护。先使用清水擦抹各种物体表面,注意擦拭顺序应从污染较轻的表面到污染较重的表面;再使用相应浓度的消毒剂擦拭消毒,保留 30 分钟以后再使用清洁抹布清除残留消毒剂。

③ 地面:地面有明显污染时,应先使用消毒剂覆盖消毒,再按照常规清洁消毒程序处理。

第七节　清洁卫生制度

1. 每天手术开始前、结束后彻底清洁手术部地面,每台手术结束后及时清洁手术间。手术间地面无明显污染时,清水擦拭即可;被血液、体液或组织污染时,应先将污染物清除以后用含氯消毒液擦拭。

2. 术晨做好手术间清洁卫生工作(包括无影灯、治疗台、升降台、器械桌、壁橱、麻醉桌、手术床、门、墙壁、手术床底座、回风口面板等)。

3. 手术未结束,护士不得整理物品;病人未离开,卫生员不得清洁手术间。

4. 手术床单位处理　立即拆除床单、被套等织物,置于抗湿污物袋内,通过污染走廊或采取隔离措施转移,运出手术间。手术床、床栏等没有明确污染时,清水擦拭即可;被血液、体液污染时,应先将污染物清除以后用含氯消毒液擦拭。

5. 手术间每周大扫除 1 次,包括门、无影灯、手术床、壁橱、吊塔、显示器等。手术间回风口滤网每周清洗 1 次并登记。

6. 每月清洗、机洗地面 1 次。

7. 清洁用具

(1) 不同区域的清洁用具应专区专用,用后专池或专室清洗、消毒、晾干。

(2) 抹布应做到每清洁一个单位物品(物品表面)一清洗,不得一块抹布连续擦抹两个不同的医疗表面。

(3) 每个拖布清洁面积不宜超过 20 m²,清洁过程中应随时清洗拖布或更换清洁的拖布,不得一把拖布连续擦拭两个不同的手术间。

(4) 洁净手术间的清洁用具应使用不易掉纤维的织物材料制作。

(5) 有条件的医院,清洁与感染手术室用洁具应分室(卫生处置室)分池(抹布与拖布分高低水池)清洗。

8. 仪器表面,如呼吸机、监护仪、输液泵、微量注射泵等,尤其是频繁接触的仪器表面如按钮、操作面板等,应用 75% 乙醇擦拭或按照仪器使用说明要求进行保洁、消毒处理。

9. 常用诊疗用品,如听诊器、血压计等,没有明确污染时,清水擦拭即可,被血液、体液污染时,还应消毒。

10. 接台手术清洁卫生管理制度

(1) 物品

① 标本:由专人使用清洁的容器或标本袋运送至标本间。

② 废弃物:将分类收集的固体废弃物,通过污染走廊或采取隔离转移措施,运送到污物间;将液体废弃物通过专用池直接倒入下水道(有完善污水处理系统的医院),或者消毒后倒入下水道。每日清洁消毒容器。

③ 医疗器械:重复使用的医疗器械应立即置于整理箱内,通过污染走廊和通道或采取"隔离转移"措施运送至 CSSD 进行集中处理。

④ 仪器表面:如呼吸机、监护仪、输液泵、微量注射泵等,尤其是频繁接触的仪器表面如按钮、操作面板等,应用 75% 乙醇擦拭或按照仪器使用说明要求进行保洁、消毒处理。

⑤ 常用诊疗用品:如听诊器、血压计等,没有明确污染时,清水擦拭即可,被血液、体液污染时,还应消毒。

(2) 地面:当无明显污染时,清水擦拭即可,被血液、体液污染时,还应消毒。

(3) 人员

① 手术人员应在手术间内脱掉手套、手术衣,非接台手术人员洗手后方可离开手术室;接台手术人员应重新进行外科手消毒,再按要求更衣、戴外科手套。

② 接台麻醉师和巡回护士等应重新洗手,根据需要戴手套。

③ 口罩:手术人员应戴一次性使用外科口罩,必要时戴一次性使用防护口罩、防护面罩,口罩潮湿或被血液、体液污染时应及时更换。

(4) 空气

① 普通手术室:有人情况下应使用对人体无毒无害且可连续消毒的方法,无人情况下可使用紫外线灯照射消毒。

② 洁净手术室:清洁工作应在净化系统运行下进行。负压手术间应在负压下持续运转15分钟后再进行。清洁工作完成后,不同级别手术间应运行一定时间达到自净要求后,方可进行下一台手术。

(5) 清洁用具

① 不同区域的清洁用具应专区专用,用后专池或专室清洗、消毒、晾干。

② 抹布应做到每清洁一个单位物品(物品表面)一清洗,不得一块抹布连续擦抹两个不同的医疗表面。

③ 每个拖布清洁面积不宜超过 20 m²,清洁过程中应随时清洗拖布或更换清洁的拖布,不得一把拖布连续擦拭两个不同的手术间。

④ 洁净手术间的清洁用具应使用不易掉纤维的织物材料制作。

⑤ 有条件的医院,清洁与感染手术室用洁具应分室(卫生处置室)分池(抹布与拖布分高低水池)清洗。

第八节　医务人员手卫生规范

1. 手卫生设施

(1) 采用非手触式水龙头开关,流动水洗手。

(2) 肥皂或者皂液:固体肥皂应保持肥皂及皂盒的清洁与干燥;皂液宜使用一次性原装的挤压式液体皂,如使用分装液体皂,容器必须保持清洁,并每周至少消毒一次。皂液有浑浊或变色时应及时更换,并清洁、消毒容器。

(3) 干手设施:提倡使用一次性纸巾,或用干手毛巾(一用一消毒,并干燥),避免造成二次污染。

2. 卫生洗手

(1) 洗手用品:洗手液(皂液)、可拆卸重复使用的皂液容器、固体肥皂及有筛孔皂盒、一次性抽纸巾或干手毛巾、护肤用品。

(2) 洗手指征

① 接触病人黏膜、破损皮肤或伤口前后,接触病人的血液、体液、分泌物、排泄物、伤口敷料之后。

② 直接接触病人前后,接触不同病人之间。

③ 戴手套前、脱手套后进行卫生洗手(戴手套不能替代洗手)。

④ 进行无菌操作前后,处理清洁、无菌物品之时,处理污染物品之后。

⑤ 手有可见的污物或者被病人的血液、体液等蛋白性物质污染后。

(3) 洗手方法

① 湿手:用水打湿双手。

② 涂皂:取适量皂液涂抹所有手部皮肤。

③ 揉搓:认真揉搓双手,按照六步法洗手,时间不得少于 15 秒,见下图。

④ 冲洗:用流动水冲洗,清洗双手。

⑤ 干手:用纸巾或干手毛巾干燥双手。

⑥ 护肤:适量护肤用品护手。

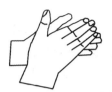

1. 掌心对掌心搓揉　　2. 手指交叉，掌心对手背搓揉　　3. 手指交叉

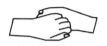 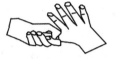

4. 双手互握搓揉手指　　5. 拇指在掌中搓揉　　6. 指尖在掌心中搓揉

六步洗手法示意图

3. 卫生手消毒

(1) 消毒用品：符合规范的一次性使用速干手消毒剂。

(2) 消毒指征

① 检查、治疗、护理免疫功能低下的病人之前。

② 需双手保持较长时间抗菌活性时。

③ 为不同病人进行诊疗之间；从同一病人污染部位移动到清洁部位时；手部无明显污染物时。

④ 接触具有传染性的血液、体液和分泌物以及被传染性致病微生物污染的物品后。

⑤ 双手直接为传染病病人进行检查、治疗、护理或处理传染病人污物之后。

(3) 消毒方法

① 取 2～3 ml 的速干手消毒剂于掌心。

② 涂抹手的所有皮肤，揉搓方法参照六步洗手法，揉搓时间至少 15 秒。

③ 揉搓时，保证手消毒剂完全覆盖手部皮肤，直至手部干燥。

④ 符合上述消毒指征第⑤条者，应先洗手，然后再进行卫生手消毒。

4. 外科手消毒

(1) 卫生用品：指甲剪、消毒皂液、非手触式洗手液出液器、一次性外科手消毒剂、无菌巾、灭菌洗手刷、计时钟。

(2) 外科手消毒原则

① 先洗手、后消毒。

② 进行各类手术前均应进行外科洗手和外科手消毒。

③ 手术中和不同患者手术之间、手套破损或手被污染时，应重新进行外科洗手和外科手消毒。

(3) 外科手清洗、消毒方法

① 洗手方法

A. 洗手之前应当先摘除手部饰物，并修剪指甲，长度应不超过指尖。

B. 取适量的清洗液清洗双手，前臂和上臂下 1/3，并认真揉搓。清洁双手时，应清洁指甲下的污垢和手部皮肤的皱褶处。

C. 流动水冲洗双手，前臂和上臂下 1/3。

D. 使用无菌巾彻底擦干双手,前臂和上臂下 1/3。

② 消毒方法:取适量的免冲洗手消毒剂涂抹双手的每个部位、前臂和上臂下 1/3,并认真揉搓直至消毒剂干燥,至少消毒 2 遍(手消毒剂的取液量,揉搓时间及使用方法遵循产品的使用说明)。

(4) 注意事项

① 在整个手消毒过程中应保持双手位于胸前并高于肘部,使水由手部流向肘部。

② 洗手与手消毒双手相互揉搓要充分。

③ 术后摘除外科手套后,应用清洗液清洁双手。

④ 用后的清洁指甲用具、揉搓用品等,应放到指定的容器中;揉搓用品应每人使用后消毒或者一次性使用;清洁指甲用品应每日清洁与消毒。

第九节　手术室医疗废物管理制度

1. 手术过程中产生的各种医疗废物必须分类收集,生活垃圾不得混入医疗废物,一旦混入必须按医疗废物处理。

2. 未接触病人的一次性包装袋放入黑色垃圾袋,接触病人的医疗垃圾包括口罩、帽子、手套、纱布、其他手术废弃物品等放入黄色垃圾袋,手术用敷料单独放入黄色垃圾袋,锐器放入锐器桶,不得再取出,空针、安瓿分别放入指定容器中。

3. 禁止被污染的一次性医疗器具和敷料回收利用。

4. 各手术间产生的医疗废物于手术结束后放置在医疗废物区域,并以文字标明医疗废物名称、科室、日期。

5. 医疗废物达到 3/4 满时,应有效封口,防止运送途中流失、泄漏、扩散。

6. 隔离传染病人或疑似传染病人产生的医疗废物,应用双层专用包装物,并及时密封。

7. 病理性医疗废物如离断肢体、死婴等送太平间,按规定签字后统一处理。

8. 胎盘不得私自留存,按规定登记、交接,统一处理。

第四章　职业卫生安全防护

第一节　职业卫生安全防护制度

1. 基本防护

(1) 防护对象:在医疗机构从事诊疗工作的所有医、护、技术人员。

(2) 着装要求:工作服、工作帽、医用口罩、工作鞋,凡接触传染病人时要加穿隔离衣。

2. 加强防护

(1) 防护对象:进行体液和可疑污染物操作的医务人员;传染病流行期间的发热门诊,

隔离病区等区域的工作人员;转运确诊或疑似为传染病患者的医务人员和司机。

(2)着装要求:在基本防护的基础上,可按危险程度加用以下防护用品,隔离衣、外科口罩／N95 口罩、鞋套、手套、防护眼罩、面罩等。

3. 严密防护

(1)防护对象:进行有创操作,如给特殊病人进行气管插管、切开吸痰等操作和做传染病人尸解的医务人员。

(2)着装要求:在加强防护的基础上进行全方位的防护,应使用面罩、呼吸防护器。

第二节　基本预防控制措施

1. 医务人员要严格遵守操作规程,增强自我保护意识,掌握常见传染病的传播途径、隔离防护技术,减少职业危害。

2. 遵照标准预防的原则,在接触病原物质时,应当采取以下防护措施:

(1)接触病人体液、血液、分泌物、排泄物时应戴手套,操作完毕后,脱去手套立即洗手,必要时进行手消毒。

(2)有可能发生体液、血液喷溅时,应戴防护眼镜或防护面罩,穿隔离衣或防水围裙。

(3)进行侵袭性诊疗、护理操作过程中,要保证充足的光线,尽量减少伤口出血,并特别注意防止被针头、缝合针、刀片等锐器刺伤或划伤。

(4)处理针头时不宜太匆忙,手持针头和利器时,不要让利器面对他人,在为不合作的病人注射时,应取得他人的协作,使用后的针头不可再套回原针帽内,如果一定要套回,则采用单手复帽技术;不要将锐利器具直接传递给他人,使用后的利器放入利器盒,不折毁锐利器具等。

(5)医务人员手部皮肤发生破损,在进行有可能接触体液、血液的诊疗、护理操作时须戴双层手套。

3. 在标准预防的基础上,根据疾病的主要传播途径,采取相应的隔离措施,包括接触隔离、空气隔离和飞沫隔离。

4. 严格执行手卫生规范。

5. 对手术前和输血前患者必须严格执行感染筛查。门诊小手术等有创操作前,应遵循患者知情同意和自愿原则下做感染筛查,如病人不同意做,应在"告知单"上签字,科室留存备查。

6. 检验科接收到患者的血液标本后,应在 24 小时内报告感染筛查结果,对于 HIV 抗体试验阳性的标本,检验科应立即报告医院感染管理科和病人所在科室负责人,医院感染管理科指导科室做好防护工作,同时相关人员要保护患者隐私。

第五章　设备、器械、物品的清洁、消毒灭菌及存放

第一节　外来手术器械使用管理制度

1. 手术室严格控制临时使用厂家手术器械,确需使用时,须由使用科室向医务处提出申请,并征得手术室同意后方可使用。

2. 厂家手术器械应相对固定,相同用途(即同类型)的手术器械限1～2家,便于使用和管理。

3. 使用厂家手术器械前,厂家应对手术医生、手术室护士进行专业培训,以掌握器械的基本性能和操作方法。

4. 厂家人员原则上不得进入手术室,如为技术人员、必须现场(仅限台下)指导器械使用时,应事先完成手术室安排的培训计划,经考核合格,取得医务处审核发放的许可证,方可进入。每次限1人。厂家人员替换时,应重新培训换证。

5. 在手术中使用的植入物(未经工业灭菌的)及租借手术器械,必须经过供应室规范处置。

6. 对于急诊手术,有植入物的灭菌过程除了快速生物学监测,还应放置第五类化学指示卡。化学指示卡结果合格则可以先手术,若快速生物学监测结果不合格应立即通知手术医生,采取补救措施(如使用抗感染药物等)。

7. 使用后的器械经供应室规范处理后,由厂家取走。

第二节　一次性医用物品管理制度

1. 按照医疗卫生管理法律、法规及医院关于一次性医用物品的采购程序进行其采购、验收、储存、发货、使用和回收处理全过程。

2. 手术室内医用耗材,每月底根据手术量及库存量由分管护士长制定计划申请领用,总务护士根据计划负责验收,清点。

3. 各类一次性医用物品要分类放置,固定摆放。

4. 一次性物品使用过程中发现异常,及时反馈到科室负责人处进行相应的处置。

5. 未进入医院采购流程的一次性医用物品的试用,必须按照医院管理规定办理相关规定,任何人不得擅自试用一次性医用物品。

6. 手术室的一次性医疗用物原则上不外借,如需借出必须办理相关手续,经科室负责人同意后方可外借。

7. 每月盘点、出账,同时检查库存,既保证存货充分又避免库存过多。

第三节　手术医疗器械设备管理制度

1. 入库管理

(1) 手术室内设置兼职人员负责仪器管理工作,建立资产入账登记。

(2) 每年根据医疗仪器使用情况,与专科讨论,提出购置计划。由设备采购部门、医院大型设备管理委员会综合评估后进行申购。

(3) 设备到货后由设备处、厂家与手术室共同开箱验收。

(4) 设备安装调试后,并粘附仪器设备固定资产编号。

(5) 手术室妥善保存仪器的相关资料,如说明书、操作手册、维修手册等。

2. 使用管理

(1) 新仪器使用前必须进行操作培训,公司技术人员负责培训仪器的性能特点、操作流程及注意事项。

(2) 新仪器设备必须张贴或悬挂明确的操作流程和应急电话。

(3) 50万元以上医疗仪器设备均建立使用登记本,由使用人员记录运转的情况。

(4) 仪器使用管理做到"四定四防"。"四定"指定人管理、定点存放、定期检查和定期维护;"四防"指防尘、防潮、防蚀、防盗。

(5) 仪器日常使用由专科护士负责管理。使用后处于备用状态。

(6) 医疗仪器原则上不外借,如需借出需经科室负责人同意,办理相关手续,凭借条借出与收回。

(7) 不定期开展仪器设备使用培训。

3. 维护保养

(1) 医疗仪器设备建立维修保养电子档案,由临床工程处进行登记。

(2) 医疗仪器设备的日常维护检查由医院内部技术人员负责。

(3) 仪器设备厂家的工程技术维修人员根据维护约定定期进行维护保养并记录。

(4) 维护保养人员及时反馈仪器设备使用中的注意事项。

4. 报废管理

(1) 医疗仪器报废原则:医疗仪器在功能上存在损害,不能满足手术需求。

(2) 资产管理员根据医疗仪器的实际状态,填报报废申请,由设备处评估后决定。

(3) 小型设备由手术室工勤人员将报废仪器送至指定地点存放;大型设备由设备处通知相关人员移走,并填写报废登记单,电子档案上做相关记录。

(4) 任何人不得私自拿走报废仪器。

第三篇
手术室护士岗位管理

第一章 手术室护士岗位设置

第一节 岗位设置

根据工作需要,手术室设置如下岗位:科护士长岗、正护士长岗、副护士长岗,专科组长岗、巡回护士岗、器械护士岗、总务护士岗、夜班护士岗、值班护士岗。具体组织结构图如下:

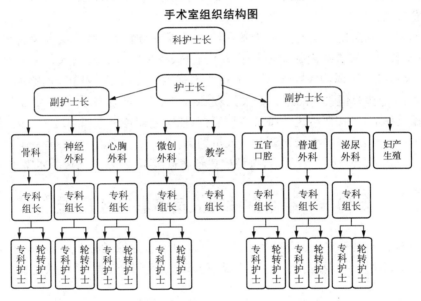

手术室组织结构图

第二节 手术室护理人员排班原则

1. 手术室护士长根据每日手术申请及手术室护士人力情况合理排班。所有护士必须服从护士长工作安排。

2. 护士长手术排班尽量于 12:30 前完成。

3. 原则上护士必须完成手术间安排的所有手术后方可下班。特殊情况由护士长安排他人接替。

4. 遇排定的择期手术停止,手术间护士应及时通知排班护士长,并服从调整后的手术安排。择期手术因故取消,应做好取消登记。

5. 手术时间记录从手术开始至病人出手术间为止。每日工作时间为 7.5 小时,按月累计,超过法定工作时间者记为加班。不足者下月补足。

6. 休假、病假不计入总工作日,补休、夜休计算总工作日内。

7. 因急诊手术需要,周末或夜间临时加班按手术时间据实记录。手术超过 24:00,次日休息,下半夜手术加班者次日休息。

8. 从事非手术间工作的排班为:普通班:08:00~12:00,14:00~17:30;连班:08:00~15:30。

9. 哺乳期护士的排班:08:00~14:30,或 08:00~12:00,15:00~17:30。

10. 护士长不定期抽查手术工分单登记情况,所有护理人员必须如实填写,如发现问题经查实,科内公示并取消当天工分。

第三节　手术室护理人员紧急调配原则

1. 手术室实行弹性排班制度,护士长根据工作需要调整手术及护理人员。

2. 当日手术延续至 24 时以后结束者,次日自动休息。由排班护士长临时调整安排次日手术配合人员。

3. 在工作日白班期间遇有重大抢救和特殊事件,或遇择期手术量大及排班困难等情况,排班护士长协调安排科内休息或休假人员上班,夜休除外。科内人员调整后仍有排班困难,汇报大科统一协调,大科协调后仍有排班困难,由大科汇报护理部全院协调。

4. 夜班及节假日值班期间遇有重大抢救和特殊事件,或急诊手术量大无法应对,由当班组长根据工作需要,按照护士长每日备班安排,依次通知备班 1 和备班 2 人员到岗。仍不能满足手术需求时,汇报护士长协调其他人员到岗。

5. 遇有成批伤员需要手术救治,按照应急预案逐级汇报,紧急动员手术室护士到岗。

第四节　手术室护理人员请假、休假规定

1. 全年休假于当年完成。每年 6 月底休完全年休假的 1/2,剩余的休假于 12 月前休完。根据科室相关规定安排好休假,过期视为自动放弃。探亲假、其他法定假按医院规定执行。

2. 休假以一天为单位,不得休半天。

3. 探亲假、婚假每年可分为 2 次安排。

4. 需休假者或临时休息者,须提前一日 11:00 以前在登记本上申请,由护士长根据工作需要安排。当日不可临时拿休假,调班必须是相同年资的人员调换。

5. 当日因病不能正常上班,需在 10 点前提交病假条,不得用休假或补休冲抵。次日病假于下班前提交病假条。

6. 所有半日休息,护士长根据排班酌情安排。

7. 每天排班休息(包括休、休假、补休)不超过 4 人,如有临时休息,相互之间同年资调整,报护士长批准排班。

8. 休假未休完者不得累计休息、借休,休假已经休完者累计休息、借休不得超过三天。补休当年春节前必须休完。

9. 全年病假累积超过 3 个月者,第二年出科轮转。

10. 其他遵照护理部和人事处相关规定执行。

第二章　手术室护士岗位说明

第一节　麻醉手术科科护士长岗位说明书

1. 岗位基本信息

(1) 工作地点:麻醉手术室。

(2) 工作性质:大科护理管理。

(3) 工作范围:分管的各单元手术室护理管理。

(4) 工作时间:08:00~12:00,14:00~18:00。

(5) 直属上级:护理部主任。

2. 工作概述　对所负责大科内的护理工作全面负责,包括大科工作计划的制定及实施,大科范围内的护理行政、业务、教学、科研、人员管理、财产管理。在工作中发现问题并解决问题。完成护理质量的持续改进。

3. 岗位任职条件

(1) 具备副主任护师以上技术职称;本科以上学历。

(2) 有5年以上手术室护理管理工作的经历,任期内有一定实绩。

(3) 熟悉手术室护理工作,具有较扎实专科业务知识水平和管理能力。

(4) 具有较强的组织领导、沟通、协调能力,良好的团队合作精神和集体荣誉感。

(5) 具有良好的政治思想素质和职业道德,作风正派,清正廉洁,实事求是,坚持原则,处事公正。

(6) 具有较强的学习能力,了解国内外专业发展动向,并能理论联系实际。

(7) 工作责任心强,具有开拓创新精神。

(8) 具有较强的凝聚力,带领科室护士团结协作。

(9) 身体健康,能胜任本职工作。

4. 工作责任

(1) 对完成护理部各项指令性工作负责。

(2) 对结合护理部工作计划和手术室特点,制定手术室工作计划(包括业务培训计划、质量管理工作计划等)并组织实施负责。

(3) 对督促检查各项规章制度和护理常规、流程的执行情况负责,发现问题及时纠正,严防差错事故。对发生的差错、事故认真组织讨论、汲取经验教训,订出防范措施负责。

(4) 对检查督促护士长绩效考核执行及落实情况,并对护士长工作进行考核负责。

(5) 对每月检查记录安全护理、手术配合质量、专科仪器物品管理、专科手术间环境管理、护理文件书写达标等质量负责。

(6) 对专科医生对专科护士手术配合满意度负责。

（7）对大科各项检查中存在的问题及安全隐患,采取改进措施,并主持完成持续质量改进项目负责。

（8）对护理人员的大科业务培训计划的落实负责。

（9）对手术室护理教学及带教工作情况负责。

（10）对了解专科进展,积极推动护理科研工作负责。

（11）对定期与科主任、护理部联系,解决工作中出现的问题负责。

5. 手术室科护士长工作任务及岗位质量考核标准

工作任务	具体标准	扣分标准
岗位要求 10分	（1）严格执行党的各项方针、政策,坚持原则,忠于职守,遵纪守法、慎言守密、不泄露党和国家以及内部机密,作风正派,不收受红包、馈赠等	有1项未完成1次扣1分
	（2）部门之间、同志之间密切配合、相互支持、团结协作,维护医院、护理部、同行形象。待人礼貌,态度和蔼,语言文明,耐心倾听意见,不论职位高低、资历深浅、关系亲疏,都一视同仁,不搞小团体,有不同意见当面讲清,不背后议论评价别人,不讲牢骚话,善于换位思考	
	（3）敢于管理,勇于承担责任,发现问题及时汇报,不隐瞒,坚持实事求是原则,如实向上级汇报情况、向下如实传达领导意图,不弄虚作假,但内部未确定事宜不得外泄	
	（4）职责范围内工作不推诿,工作积极主动,吃苦耐劳,不计较个人得失,责任心强,工作认真负责,一丝不苟,坚持原则,处理事情公平公正	
	（5）遵守医院和护理部的各项规章制度,遵守劳动纪律,上班不迟到早退,不做私活,不脱岗,离开手术室等留去向,仪表仪容符合护士言行,在岗要求同护理人员,坚守岗位,在岗尽职,外出有登记,外出时间符合规定要求,正常上班时间离开医院外出须报护理部,外出上课等(除护理部安排)必须报护理部同意	
	（6）了解国内外护理发展动向,就全院性护理管理工作提出具有指导性的意见	
常规工作任务及标准60分		
计划性工作 10分	（1）根据护理部和大科的计划,制定大科的护理工作年计划,季重点、月安排,组织落实,落实率达90%以上,每月进行月报	有1项未完成1次扣1分,质量问题每项扣0.5~3分
	（2）负责审定手术室内护士长的年工作计划和总结,督促检查落实情况并及时上报护理部	
	（3）每周审核排班表,指导督促弹性排班,合理使用人力	
	（4）定期不定期向护理部主任及大科主任汇报、请示护理工作,解决工作中出现的问题	

工作任务	具体标准	扣分标准
质 量 管 理 10分	(1) 对护理工作进行现场指导和督查,每季度全面质检1次,并对手术室护理质量进行月总结、分析,提出明确改正措施并督察落实。原始质检材料随每季科护士长月报递交	有1项未完成1次扣1分,质量问题每项扣0.5～3分
	(2) 在岗时参加手术室早交班,中、晚交班5次/月,对交班质量分析汇总1次/月	
	(3) 核心制度如消毒隔离制度执行、输血制度、核对制度、岗位责任制情况巡查20例次/月,必要时开展整治	
	(4) 按质量标准对手术室质量进行有计划抽查,每月选择相关标准至少5个标准,每个标准抽查10例次/月,其中以下内容每月必查	
	① 每月检查记录手术室环境管理情况	
	② 每月检查记录专科护士护理文件书写达标情况	
	③ 每月检查记录专科仪器物品管理情况	
	④ 每周检查记录手术室护士手术配合质量	
	(5) 每季调查专科医生对专科护士手术配合满意度。并做好医护之间的沟通,有问题及时反馈汇报并落实改正	
	(6) 每季进行1～2次本单元晚夜班护理工作情况抽查	
	(7) 对护士长质量检查情况进行抽查,每间手术室1～2例次/月	
	(8) 及时处理大科内护理纠纷、过失事故,组织护士长及相关人员进行根本原因分析,总结经验教训,持续质量改进。及时上报处理结果	
	(9) 完成护理部分配的质量控制检查,落实护理部临时性任务	
	(10) 参与护理部决策的讨论,提供原始资料,对重点、难点进行专题研究,提供第一手资料	
人 员 管 理 10分	(1) 每周随机抽查2～3个专科手术室护理人员履行职责情况及执行规章制度、常规、标准等	有1项未完成1次扣1分,质量问题每项扣0.5～3分
	(2) 掌握大科护理人员工作、思想、学习情况,及时思想教育,对特殊情况的护理人员进行谈话,支持护理部对院内护理人员的调配,上报护理部	
	(3) 每季度对手术室护士长进行绩效考核并记入电子档案,每季至少与2位护士长沟通,对新任护士长进行岗前谈话	
	(4) 检查落实大科内所在科室护理人员绩效考核、奖金分配规定及落实情况	
	(5) 负责指导护士长工作,每月选择1～2位护士长进行重点指导	
	(6) 每月抽查排班表情况,指导督促弹性、连续排班	

工作任务	具体标准	扣分标准
	(7) 对续签合同人员考核组织落实,并对最终上报结果进行审核把关	
	(8) 每季审核护士长月报表,并评分记入质量网报	
人员培训 10分	(1) 协助护理部完成在职护士培训计划,组织大科护理人员的业务技术训练,定期进行业务技术考核,考核成绩及时记录在个人电子档案中	有1项未完成1次扣1分,质量问题每项扣0.5~3分
	(2) 5年以下护士每季度理论考试1次,参加率、合格率达100%	
	(3) 在手术间实地考核:5年以下护士每月抽考10~15人,5年以上护士每半年抽考20%	
	(4) 组织大科行政或循证护理查房或危重疑难手术查房1次/季度	
	(5) 组织大科业务学习或质量教育(1次/月)	
	(6) 每月参加1~2次科室业务学习并进行评价,及时反馈	
	(7) 对手术室规范化训练课程落实进行督促并配合完成规范化培训人员的轮岗培训	
指导协作工作 15分	(1) 坚持执行科护士长现场指导制度	
	① 组织指导术中抢救的护理配合,保证急救手术及抢救的护理质量	
	② 坚持疑难病历护理会诊到场或科室有不能解决的护理问题时,到场查看并组织护理会诊	
	③ 坚持首次开展新手术、新技术时到场,协调医护合作,保证手术配合效果和护理安全	
	④ 有争议、过失事故等发生时及时协调处理	
	⑤ 特殊情况,如新护士长上岗当天、搬家、新开展等情况,新护士长上岗1月内至少3次现场指导	有1项未完成1次扣1分
	(2) 协调好手术室与其他专科的关系	
其他工作 5分	(1) 了解国内外护理的发展动向,就所管理工作出谋划策,每半年做一次管理方面的一些新进展报告,能对工作相关信息资料进行文献检索,并能写出综述,能进行较高质量的讲课,灵活运用授课技巧	
	(2) 组织大科内参加全院性各项工作,如评优等	
	(3) 负责二类学分的审核登记、论文送审前审核,协助护理园地的征稿、审稿及发放等工作,年终审核护理论文并及时上交护理部	
	(4) 必要时召开护士长会议,落实护理部工作安排,了解病区护理工作情况,反馈护理质量的改进情况	

工作任务	具体标准	扣分标准
计划中重点工作完成情况30分	（1）组织落实护理部年计划中大科相关的重点工作	有1项1次扣1分，质量问题每项扣0.5~3分
	（2）协助护理部落实上级工作要求及征求意见任务、任务分解，并督促落实	
	（3）负责分管的学组工作按计划完成，负责项目管理工作按计划工作	
	（4）按计划完成大科内的护理工作计划	

第二节　手术室正护士长岗位说明书

1. 岗位基本信息
（1）工作地点：手术室。
（2）工作性质：手术室护理管理。
（3）工作范围：分管单元手术室护理管理。
（4）工作时间：08：00~17：30。
（5）直属上级：科护士长。

2. 工作概述　全面负责手术室管理工作，维持管辖手术室的正常医疗秩序，合理安排手术，检查指导组长工作，通过护理查房、督查等形式对手术室护士的手术护理工作进行指导、检查、评价；确保手术室护理质量持续改进；分层次培训、使用、考核、评价护士，提高护士的素质；协调手术室护士、手术医生、麻醉医生之间的关系；协调好各科室间的关系，提高手术室护理工作满意度；指导、检查各种手术耗材请领、管理工作，按照感控管理规范和手术室管理规范要求，做好手术室人员、仪器、设备、环境等的管理，参加医院、护理部等的相关会议，带领护士执行会议精神，并就有关工作提出改进建议。

3. 岗位任职条件
（1）注册护士，本科以上学历。
（2）接受院 N2~N3 的课程培训，熟练掌握手术室专科护理知识和技能，达到手术室 N3 能级的主管护师及以上人员。
（3）在手术室至少有 10 年的护理工作经验。
（4）能充分理解医院及护理部的护理理念及宗旨。
（5）具有较扎实专科业务知识水平和管理能力。
（6）具有良好的组织协调能力，能在医护、护护及医院其他部门之间保持良好沟通。
（7）遵纪守法，具有良好的职业道德和较强的工作责任心。
（8）具有较强的凝聚力，带领科室护士团结协作。

4. 工作责任
（1）组织管理：负责手术室的工作计划及组织安排工作，保证落实率和效果，对组长工作进行指导和检查。

（2）质量管理：24 小时对手术室的护理质量管理负全责，达到目标并不断持续质量改进。

（3）业务管理：负责手术室护理的指导，评估各业务流程、常规、职责等各种业务规范的合理性，并及时修订、增补，指导、检查护理人员严格执行各项规范。

（4）手术室管理：对手术室工作的有序性负责，包括手术的协调安排、对疑难复杂抢救手术的指导配合、手术室环境、手术管理、物品供应及时充足、仪器设备的完好备用。

（5）人员管理：合理使用、公平公正评价考核护理人员，创造积极进取、乐于奉献的工作氛围，认真培养并努力提高护理人员业务能力和适岗性，做好人才培训和储备工作，做到人尽其才。

5. 工作任务及工作质量考核标准

编号	任　务　内　容	任务完成质量考核标准
组织管理		
（1）	对手术室护理工作年计划、月重点、周安排、日检查负责；要求周安排落实率达 98％，月重点落实率 95％，年计划落实率达 95％	无计划扣 5 分（计入"量"指标中） 计划质量扣 1～4 分 各落实率每下降 1 个百分点扣 1 分（计入年绩效考核）
（2）	每月召开护理人员会议，及时准确传达医院、护理部、大科的有关制度、规定和要求	未按规范传达或一名护士不知晓扣 0.5 分
（3）	对待护士公平公正，一视同仁，及时处理纠纷，对维持手术室良好的医疗秩序负责	出现护士吵架扣 2 分/次 医疗秩序混乱扣 2 分/次 护士投诉公平性问题，查实视情节轻重扣 1～5 分
（4）	每月按时完成并指导分管专科组长完成质量督查、满意度调查、人员培训等内容，原始资料记录准确、完整，妥善保管	1 项未按规范完成扣 1 分
（5）	每年持续质量改进项目	计划不完善扣 5 分，未能组织落实扣 4 分，效果不佳扣 3 分（计入年绩效中）
质量管理		
（1）	对手术室的护理质量管理负责：包括护理质量标准、护理常规、相关护理流程等的制定、增补，适应临床需要，保证每项护理工作有流程和督查标准；每月质量控制与分析，持续质量改进项目追踪	一个手术无护理常规扣 3 分 一项操作无流程督查标准扣 3 分 无质量分析扣 1 分 质量分析无针对性扣 0.5 分 质量指标 1 项不达标，按百分比或域值，每低 1 个点扣 0.5 分
（2）	每月征求手术医生的意见，采取切实改进的措施	询问手术医生，少 1 次扣 0.2 分（计入"量"指标中）
（3）	每月完成申报的督查内容及次数	少 1 次扣 1 分（计入"量"指标中）
（4）	每日及时合理安排择期手术，注意能级对应，重点关注新开展手术、特殊手术、疑难复杂手术、重大手术，确保手术配合质量	1 人 1 次安排不当扣 1 分

编号	任 务 内 容	任务完成质量考核标准
(5)	每月 1 次护理查房(疑难、危重查房、教学查房)	少 1 次扣 1 分(计入"量"指标中)
(6)	每日安排协调手术、对疑难复杂抢救手术配合给予指导	手术安排不合理 1 次扣 1 分
(7)	每月进行手术医生满意度调查,了解手术医师对护士工作的满意度	少 1 次扣 1 分(计入"量"指标中)
(8)	不定期计划性检查,每月至少 4 次	少 1 次扣 1 分(计入"量"指标中)
(9)	每月总结 1 次护理质量情况,分析问题,提出改进的措施,对护理过程中存在的影响质量的关键性因素能进行专题研究	少 1 次扣 1 分(计入"量"指标中),措施针对性不强,扣 0.5 分
(10)	每月及时提报手术室和自控质量指标达标情况	少 1 项扣 1 分(计入"量"指标中)
(11)	抽查结果与自报指标有差别	每差一个点扣 1 分
(12)	手术室满意度、投诉	合格分以下 5 个点内,每低 1 个点扣 1 分,投诉 1 次扣 1~5 分,到院部扣 6 分
(13)	护理工作未实行优质护理模式	扣 10 分
(14)	保证护士按规范执行	1 名护士未按规范执行,扣连带责任,关键处扣 3 分,非关键处扣 1 分
(15)	安全意识强,确保手术室护理安全,每周对照安全管理督查表认真检查,合格率>95%,每月有安全教育分析,无护理事故和重大护理纠纷、严重过失,一般过失低于 0.4%,及时上报护理不良事件	安全管理督查合格率每下降 1 个百分点扣 0.5 分,<90%以下,则扣 1 分 护理事故扣一个季度质量绩效分 严重护理过失扣全月绩效分 对出现的一般过失主动汇报且未给患者、医院造成严重影响的,且能采取积极的改进措施的不扣分,反之每次扣 2 分,对未主动汇报的扣 6 分。合格率等方面,按降低 1%,扣 1 分
(16)	出现安全隐患或问题的处理及时、改进有效	无扣 4 分(计入"量"指标中),不能进行有效持续质量改进扣 3 分
(17)	严格现场管理,全面熟悉护理情况,了解手术室的动态变化,尤其是手术期患者,查看手术配合与记录情况,检查手术配合的正确性与主动性,每日整体巡查手术室 2 次,重点手术巡查 3 次以上,及时发现问题,及时纠正,能正确判断并抓住重点进行管理(重点时段、重点人员、重点事件)	手术动态不了解扣 3 分 未完成护理巡查扣 3 分 手术出现护理并发症扣 2 分
(18)	带领护士进行各类形式的护理查房,包括个案查房、护理质量查房、教学查房等,提高护士护理评估、解决与处理病人实际问题的能力,每月至少 1 次,对于疑难病例组织护理会诊或进行护理讨论,分析护理中的护理问题,总结经验教训,不断提高护理水平	少 1 次查房扣 3 分(计入"量"指标中) 查房质量扣 0.5 分

编号	任 务 内 容	任务完成质量考核标准
业务管理		
(1)	执行分层次的护士培训计划,形式可多样化,结合临床实际需要,兼顾本专业的护理进展,每月检查计划的落实情况,记录完整	无培训计划扣3分(计入"量"指标中),未培训扣1分/项,培训未分层次,扣3分
(2)	加强自身建设,了解本专科护理的新发展,合理运用并指导护士工作	未进行实际指导及护理查房扣3分(计入"量"指标中)
(3)	每月对护士培训相关急救与应急预案知识,检查执行情况,每年就应急预案项目进行演练	无演练年绩效分扣3分,未培训扣1分
(4)	组织完成临床教学和科研工作:有计划、组织落实、督查	未按计划完成扣2~3分
(5)	护理人员管理	N0未注册护士独立工作1次扣4分,实习生从事职责以外的独立工作1次扣2分,无带教老师扣2分
(6)	实习、进修生的管理	未经过护理部正规手续接受任何实习、进修生1次扣5分,发现不改者扣10分
(7)	有计划培训、考核护士	护士考核1人不合格扣0.2分,未按能级要求开展培训,少1次扣2分
(8)	每月对3~10年护士进行1次临床护理评估能力的考核,不断提高护士的临床护理能力	未考核扣3分/1人次
(9)	护理单元在省级以上期刊发表论文1篇以上	本人未发表文章扣5分;护理单元未完成指标扣1分(计入年绩效中)
手术室管理		
(1)	每月完成护士长月报	月报根据质量标准扣分
(2)	按照感控管理规范及手术室管理规范要求管理手术室,做好手术物品的供应	未按规范管理,每项扣0.5分
(3)	督查手术人员无菌操作及相关制度的执行	督查不力,1人1项扣1分
(4)	仪器设备每月有人检查,及时维修保养,及时记录,始终处于备用状态	未检查扣3分,责任人扣1分 未记录扣0.5分 因设备不良,影响使用扣5分
(5)	各种物品、器材等分类按要求放置,无短缺、积压、过期现象	因物品原因,影响工作扣2分
(6)	每月指导、检查申请各种手术用耗材,保证手术需求	因未指导、检查,影响使用1次扣1分
(7)	严格执行收费管理制度,无多收、漏收、分解收费现象	乱收费扣2分,出现收费投诉,经查实扣5分,当事人扣2分

续　表

编号	任 务 内 容	任务完成质量考核标准
人员管理		
(1)	合理使用人力资源,包括分层次使用、培训、指导、考核,保证护理能力与手术要求相适应	未按要求扣2～3分
(2)	实行弹性排班,职责明确,有护士应急调配方案,保证手术量大时护士及时到岗	未弹性排班扣3分/次
(3)	敢于管理,善于管理、纠正护士在遵守医院规章制度中的不良行为,实行每月与至少2名护士沟通,鼓励先进,帮助落后护士改正缺点	未沟通每少1人扣1分(计入"量"指标中)
(4)	公正公平地对每位护士进行绩效考核,并与每位护士沟通,调动护士的积极性,绩效与奖金挂钩	未挂钩扣10分,挂钩力度不够扣3分
(5)	加强护理队伍的梯队建设,落实专科人才培养计划	科室梯队建设,符合能力要求,不符合扣1～3分

第三节　手术室副护士长岗位说明书(分管教学培训)

1. 岗位基本信息

(1) 工作地点:手术室。

(2) 工作性质:手术室护理管理。

(3) 工作范围:所在单元手术室护理管理、教学培训及分管工作。

(4) 工作时间:08:00～17:30。

(5) 直属上级:正护士长。

2. 工作概述　协助护士长维持管辖手术室的正常医疗秩序,服从护士长工作安排,接受护士长工作指导和检查;重点负责分管教学培训工作,分层次培训、使用、考核、评价护士,提高护士的素质;负责手术室护士规范化培训工作,负责手术室实习护士、进修护士的带教培训工作,通过护理查房、各种形式的带教培训,对手术室护士的手术护理工作进行指导、检查、评价;使经过培训的手术室护士规范执行各项护理工作制度及技术操作规范。提高手术室护理工作质量,确保医疗护理安全。实行培训质量的持续改进;提高手术室护理工作满意度。轮流负责手术排班工作。

3. 岗位任职条件

(1) 注册护士,本科以上学历。

(2) 接受院N2～N3的课程培训,熟练掌握手术室专科护理知识和技能,达到手术室N3能级的主管护师及以上人员。

(3) 在手术室至少有10年的护理工作经验。

(4) 能充分理解医院及护理部的护理理念及宗旨。

(5) 具有较扎实专科业务知识水平和管理能力。

（6）具有良好的组织协调能力，能在医护、护患及医院其他部门之间保持良好沟通。

（7）遵纪守法，具有良好的职业道德和较强的工作责任心。

4. 工作责任

（1）对护理人员培训年计划、季重点、月安排的制定负责。

（2）对临床出现的培训方面问题及时组织处理、定期分析、反馈负责。

（3）对实习、进修生的安排有序和带教计划的落实负责。

（4）对规范化培训计划的落实和培训效果达标负责。

（5）对分层次培训计划的落实安排负责。

（6）对认真培养并努力提高护理人员业务能力和适岗性负责。

（7）对分配的质量检查工作落实负责。

（8）轮流排班时，对手术排班合理有序负责。

5. 工作任务及工作质量考核标准

编号	任 务 内 容	任务完成质量考核标准
组织管理		
（1）	负责手术室年培训计划的制定、季重点、月安排及组织落实，年计划完成率达95%	无培训计划扣5分（计入"量"指标中），计划不完善扣3分；落实率每下降1个百分点扣1分（计入年绩效考核）
（2）	负责进修护士培训计划的制定	无培训计划扣3分
（3）	负责实习护士培训带教计划的制定及安排	无培训计划扣3分
（4）	对待护士公平公正，一视同仁，培训带教认真，对保证培训带教效果负责	出现护士吵架扣2分/次 医疗秩序混乱扣2分/次 护士投诉公平性问题，查实视情节轻重扣1～5分
常规工作		
（1）	每月进行手术医生满意度调查，征求手术医生的意见，采取切实改进的措施	询问手术医生，少1次扣0.2分（计入"量"指标中）
（2）	每月完成分配的质量督查内容及次数	少1次扣1分（计入"量"指标中）
（3）	每日重点关注新开展手术、特殊手术、疑难复杂手术、重大手术，对疑难复杂抢救手术配合给予指导，确保手术配合质量	1次未关注扣1分
（4）	检查督促护士执行规范情况	1名护士未按规范执行，扣连带责任，关键处扣3分，非关键处扣1分
（5）	每日整体巡查手术室2次，重点手术巡查3次以上，及时发现问题，及时纠正，能正确判断并抓住重点进行管理（重点时段、重点人员、重点事件）	手术动态不了解扣3分 未完成护理巡查扣3分 手术出现护理并发症扣2分
（6）	纠正护士在遵守医院规章制度中的不良行为，每月与至少2名护士沟通，鼓励先进，帮助落后护士改正缺点	未沟通每少1人扣1分（计入"量"指标中）

编号	任 务 内 容	任务完成质量考核标准
(7)	每月及时登记维护培训计划和参加培训人员审核	根据质量标准扣分
(8)	在省级以上期刊发表论文 5 篇以上	本人未发表文章扣 5 分;护理单元未完成指标扣 1 分(计入年绩效中)

培训工作

编号	任 务 内 容	任务完成质量考核标准
(1)	执行分层次的护士培训计划,结合临床实际需要,兼顾本专业的护理进展,每月组织落实计划,原始资料记录准确、完整,妥善保管	未培训扣 1 分/项,培训未分层次扣 3 分,效果不佳扣 3 分,资料记录不全扣 2 分(计入年绩效中)
(2)	加强自身建设,了解本专科护理的新发展,合理运用并指导护士工作	未进行实际指导扣 3 分(计入"量"指标中)
(3)	有针对性地培训护士相关急救与应急预案知识,检查执行情况,每年就应急预案项目进行演练	无演练年绩效分扣 3 分,未培训扣 1 分
(4)	指导各专科护理培训计划的制定,每月督促专科培训计划的落实,检查培训效果	一个专科未落实扣 1 分
(5)	每月检查专科导师带教及规范化培训计划落实情况,每季度检查审阅 1 次规范化培训手册的填写及工作笔记情况	少 1 人 1 次扣 0.1 分
(6)	每季度对 3~10 年护士进行 1 次临床护理评估能力的考核,不断提高护士的临床护理能力	未考核 1 人 1 次扣 3 分
(7)	每季度组织 1 次三基理论及培训内容考试	未完成 1 次扣 2 分
(8)	督促、指导年轻护士参加并通过护理部年中和年终全院性理论及技能的考核	未督促指导扣 2 分,1 人 1 项考核不达标扣 1 分
(9)	按时完成手术室护士规范化培训考核、晋升考核、能级进阶考核工作	未按时完成 1 人 1 次扣 1 分
(10)	结合存在问题及需要,每年建立 1~2 项针对性的系列培训课程,并组织落实	无针对性培训方案扣 2 分,未落实扣 1 分
(11)	负责督促合理安排实习护生、进修护士的带教、管理和考核工作	实习护生、进修护士的带教、管理和考核工作不落实 1 人 1 项扣 1 分
(12)	指导督促检查教学组长的工作	未完成扣 1 分
(13)	负责每月 1 次护理查房内容的修改审阅及实施	未按时完成 1 次扣 2 分,查房质量不高 1 次扣 1 分
(14)	对护理科研工作的开展及护理新技术的推广负责	获得院级科研立项 1 项加 5 分
(15)	加强护理队伍的梯队建设,落实专科人才培养计划	科室梯队建设符合能力要求,不符合扣 1~3 分

第四节　手术室副护士长岗位说明书(分管质量)

1. 岗位基本信息
(1) 工作地点:手术室。
(2) 工作性质:手术室护理管理。
(3) 工作范围:所在单元手术室护理管理、质量管理及分管工作。
(4) 工作时间:08:00～17:30。
(5) 直属上级:手术室正护士长。

2. 工作概述　协助护士长维持管辖手术室的正常医疗秩序,服从护士长工作安排,接受护士长工作指导和检查;重点负责分管手术室质量管理及持续质量改进工作,轮流负责手术排班工作。规范执行各项护理工作制度及技术操作规范。提高手术室护理工作质量,确保医疗护理安全。

3. 岗位任职条件
(1) 注册护士,本科以上学历。
(2) 接受院 N2～N3 的课程培训,熟练掌握手术室专科护理知识和技能,达到手术室 N3 能级的主管护师及以上人员。
(3) 在手术室至少有 10 年的护理工作经验。
(4) 能充分理解医院及护理部的护理理念及宗旨。
(5) 具有较扎实专科业务知识水平和管理能力。
(6) 具有良好的组织协调能力,能在医护、护患及医院其他部门之间保持良好沟通。
(7) 遵纪守法,具有良好的职业道德和较强的工作责任心。
(8) 具有较强的凝聚力,带领科室护士团结协作。

4. 工作责任
(1) 协助护士长维持管辖手术室的正常医疗秩序,服从护士长工作安排,接受护士长工作指导和检查。
(2) 对中心手术室护理质量管理年计划、季重点、月安排及落实情况负责。
(3) 对手术护理质量管理达到目标并不断持续质量改进负责。
(4) 对专科护理常规,业务流程,标准等各种业务规范的修订,督促护理人员严格执行各项规范负责。
(5) 对各专科月质量检查安排和落实指导、督查负责。
(6) 对检查发现的质量问题进行组织处理、汇总分析、汇报反馈负责。
(7) 对组织落实上级各种标准、规范中与质量相关的项目、指标的组织落实负责。
(8) 对分配及需要协作的事项及时完成负责。
(9) 轮流排班时,对手术排班的合理有序负责。
(10) 对科室护理质量管理理念、方法、提升等的引领作用负责。

5. 工作任务及工作质量考核标准

编号	任　务　内　容	任务完成质量考核标准
组织管理		
(1)	负责制定手术室年质量管理工作计划、季重点、月重点,计划有明确目标和可行的措施,年计划完成率达95%	无计划扣5分(计入"量"指标中) 根据质量计划判定的内容、目标、措施的科学性、完整性和可行性扣1~4分 各落实率每下降1%扣1分(计入年绩效考核)
(2)	负责制定持续质量改进项目,指标改进效果达标	无项目扣5分,指标改进无效果扣2分,未达标扣1分
(3)	指导审核专科组长质量管理计划的制定,落实每月检查时间和内容	未指导审核扣3分,1个专科组未落实扣1分
(4)	每年与护理部、大科沟通科室质量目标管理指标,根据要求制定达标计划	1项不达标扣1分
常规工作		
(1)	每月进行手术医生满意度调查,征求手术医生的意见,采取切实改进的措施	询问手术医生,少1次扣0.2分(计入"量"指标中)
(2)	每日重点关注新开展手术、特殊手术、疑难复杂手术、重大手术,确保手术配合质量	1次未关注扣1分
(3)	轮流排班时,每日安排协调手术,保证手术安排合理有序	1次不到位扣1分
(4)	每日整体巡查手术室2次,重点手术巡查3次以上,及时发现问题,及时纠正,能正确判断并抓住重点进行管理(重点时段、重点人员、重点事件)	手术动态不了解扣3分 未完成护理巡查扣3分 手术出现护理并发症扣2分
(5)	参与或指导疑难复杂抢救手术配合	未按照要求完成1次扣1分
(6)	公正公平公开地对每位护士进行相关工作质量考核,每月底及时汇总护理质量检查中存在问题,并与考核挂钩	1人考核不到位扣1分,未挂钩扣2分
(7)	手术配合工作任务和考核标准同相应岗位	同相应岗位
(8)	每年在省级以上期刊发表论文1篇以上	未发表文章扣5分
(9)	完成分配的相关工作任务	未完成1次扣2分
质量管理		
(1)	每月按计划和要求完成质量检查工作,原始记录完整,保存得当	少1次检查扣1分,记录不完整扣1分,保存不当扣1分
(2)	质量检查结果及时输入护理管理系统,与原始记录一致	少1项扣1分(计入"量"指标中)
(3)	每月总结1次护理质量情况,分析问题,提出改进的措施,并在下月工作中落实。对护理过程中存在的影响质量的关键性因素能进行专题研究	少1次扣1分(计入"量"指标中),措施针对性不强,扣0.5分

编号	任务内容	任务完成质量考核标准
(4)	每月总结评价上月措施改进效果,体现持续质量改进过程	未反馈扣2分,未体现持续改进扣2分
(5)	对专科组长的质量管理工作进行现场指导	未指导扣1分
(6)	每月有专科质量检查结果汇总,并对专科组长考核	未汇总扣1分,未考核扣1分
(7)	1个月对1名护士工作质量考核至少4次	少1次扣1分(计入"量"指标中)
(8)	出现安全隐患或问题的处理及时、改进有效	无扣4分(计入"量"指标中),不能进行有效持续质量改进扣3分
(9)	根据改进的情况修订完善制度、流程、标准、应急预案、常规等	业务规范修订不及时扣1分,未修订扣3分
(10)	了解国内外专科护理发展动向,就质量管理工作能提出建设性意见	不了解扣2分

第五节　手术室副护士长岗位说明书(分管后勤供应)

1. 岗位基本信息

(1) 工作地点:手术室。

(2) 工作性质:手术室护理管理。

(3) 工作范围:所在单元手术室护理管理、后勤供应及分管工作。

(4) 工作时间:08:00～17:30。

(5) 直属上级:手术室正护士长。

2. 工作概述　协助护士长维持管辖手术室的正常医疗秩序,服从护士长工作安排,接受护士长工作指导和检查;重点负责分管手术室后勤供应管理工作,轮流负责手术排班工作,每月根据手术量电子申领手术耗材和办公耗材。按照感控管理规范和手术室管理规范要求,做好手术室人员、仪器、设备、收费、环境及卫生员等的管理。

3. 岗位任职条件

(1) 注册护士,本科以上学历。

(2) 接受院N2～N3的课程培训,熟练掌握手术室专科护理知识和技能,达到手术室N3能级的主管护师及以上人员。

(3) 在手术室至少有10年的护理工作经验。

(4) 能充分理解医院及护理部的护理理念及宗旨。

(5) 具有较扎实专科业务知识水平和管理能力。

(6) 具有良好的组织协调能力,能在医护、护患及医院其他部门之间保持良好沟通。

(7) 遵纪守法,具有良好的职业道德和较强的工作责任心。

(8) 具有较强的凝聚力,带领科室护士团结协作。

4. 工作责任

（1）协助护士长维持管辖手术室的正常医疗秩序，服从护士长工作安排，接受护士长工作指导和检查。

（2）轮流排班时，对手术排班的合理有序负责。

（3）对按时完成各种耗材请领，保证满足手术需要负责。

（4）对根据感控管理规范和手术室管理规范要求，做好消毒供应，保证手术室工作的有序性负责。

（5）对手术室环境达到管理规范要求负责。

（6）对手术收费规范合理负责。

（7）对手术室人员、仪器、设备、财产等管理工作负责。

5. 工作任务及工作质量考核标准

编号	任 务 内 容	任务完成质量考核标准
组织管理		
（1）	负责制定手术室年设备采购计划	未及时制定扣2分，未及时上报扣1分
（2）	负责按月按需申报手术耗材需求计划	申领不及时扣2分，申领错误扣1分
（3）	负责按时按需申报办公用品计划	申领不及时扣2分，申领错误扣1分
（4）	负责各种手术用敷料的申领及改进计划	申领不及时扣2分，申领错误扣1分
（5）	负责和供应室沟通，及时更新、添加各种手术器械	未及时沟通扣1分
常规工作		
（1）	每月进行手术医生满意度调查，征求手术医生的意见，采取切实改进的措施	询问手术医生，少1次扣0.2分（计入"量"指标中）
（2）	每月完成分配的质量督查内容及次数	少1次扣1分（计入"量"指标中）
（3）	每日重点关注新开展手术、特殊手术、疑难复杂手术、重大手术，确保手术配合质量	1次未关注扣1分
（4）	轮流排班时，每日安排协调手术，保证手术安排合理有序	1次不到位扣1分
（5）	每日整体巡查手术室2次，重点手术巡查3次以上，及时发现问题，及时纠正，能正确判断并抓住重点进行管理（重点时段、重点人员、重点事件）	手术动态不了解扣3分 未完成护理巡查扣3分 手术出现护理并发症扣2分
（6）	参与或指导疑难复杂抢救手术配合	未按照要求完成1次扣1分
（7）	手术配合工作任务和考核标准同相应岗位	同相应岗位
（8）	每年在省级以上期刊发表论文1篇以上	未发表文章扣5分
（9）	完成分配的相关工作任务	未完成1次扣2分

续　表

编号	任　务　内　容	任务完成质量考核标准
后勤供应管理		
(1)	确保常规手术耗材、低温灭菌物品供应及时到位	1人1次供应不及时扣2分
(2)	按照感控管理要求及手术室管理规范做好腔镜器械清洁、灭菌管理	未按规范管理,每项扣0.5分 监测指标不达标扣1分
(3)	每日督查手术人员无菌操作及相关制度的执行情况	督查不力,1人1项扣1分
(4)	负责消毒员、卫生员及供应助理日常工作的管理,指导、检查按规范执行,必要时联系培训	有相关人员违反感控管理规定1次扣4分,违反操作流程1次扣2分,工作不到位1次扣1分
(5)	每月按计划申请各种手术用耗材和办公用品,保证手术需求	影响手术使用1次扣1分
(6)	各种物品、器材等分类按要求放置,无短缺、积压、过期现象	因物品供应原因,影响工作扣2分
(7)	各种手术仪器、设备管理规范,维护良好,送修登记	管理不规范扣2分,维护不到位扣2分
(8)	手术室环境清洁、整齐,符合感控管理规范要求	1处不符合要求扣1分
(9)	定期检查手术收费管理制度及政策的执行情况,收费及护士收费记账规范、合理、及时	未定期检查扣2分,发现多收、漏收、少收1次扣5分

第六节　手术室专科组长岗位说明书

1. 岗位基本信息

(1) 工作地点:手术室。

(2) 工作性质:手术室护理工作、手术专科管理。

(3) 工作范围:专科手术配合、专科管理。

(4) 工作时间:08:00～手术间手术结束。

(5) 直属上级:手术室护士长、副护士长。

2. 工作概述　重点负责巡回护士及器械护士工作,同时做好专科内与手术配合相关的所有工作,包括专科手术配合质量检查,手术医生满意度调查,专科内护士业务培训,专科内护理质量的持续改进,在工作中发现问题并解决问题。参与科室管理、业务考核及护理质控工作。

3. 岗位任职条件

(1) N3～N4能级护士。

(2) 接受院及手术室N3～N4的课程培训,掌握与其能级对应的专科基本护理知识和操作技能。

(3) 在手术室有8年以上的工作经验。

（4）能充分理解护理部及科室的护理理念及宗旨。

（5）与其他人员团结协作好。

（6）具有较强的沟通协调能力。

4. 工作责任

（1）对所负责的患者及手术配合负有责任。

（2）对指导专科组内护士手术配合负有责任。

（3）对专科组内手术医生对护士工作满意度负有责任。

（4）对专科组内专科护士业务能力的培训负有责任。

（5）对专科组内轮转护士掌握专科手术的基本配合负有责任。

（6）对专科组内手术间环境负有责任。

（7）对专科手术间规范化管理负有责任。

（8）对专科组仪器物品管理负有责任。

（9）对专科手术患者安全负有责任。

（10）对专科内使用消毒灭菌符合规范要求的物品负有责任。

（11）对专科组内疑难复杂手术的指导配合负有责任。

（12）对专科工作存在问题的持续质量改进负有责任。

5. 工作任务及工作质量考核标准

编号	任务内容	任务完成质量考核标准
（1）	服从护士长领导，以身作则	1项未做好扣1分
（2）	按时完成护士长布置的工作任务，协助护士长做好手术室管理	布置任务未完成1次扣1分
（3）	指导或示范洗手、巡回护士手术配合，和主刀医生、护士长共同完成各级护士的能力考核认定工作	1人1次未完成扣1分
（4）	指导专业组内护理人员做好疑难复杂及紧急情况的应急处理	未完成1次扣2分
（5）	做好本专业组内手术器械、设备的使用、维护及管理工作，保证良性运转。避免使用不当和维护不善造成的损坏	管理不善1次扣1～5分
（6）	制定专科仪器的操作流程，精细、贵重手术器械使用和管理方法，并按要求不断改进	少1项扣1分
（7）	每周检查本专业组护理工作质量，重点检查患者围手术期护理、物品仪器管理、安全管理、环境管理、无菌管理（门关闭、参观管理、无菌原则执行）等	少1次扣1分
（8）	针对本专业组内存在问题，及时进行原因分析并提出改进方案	未发现问题扣2分，无分析扣1分，无改进措施扣2分
（9）	协助完成专科各级护士培训计划及出科考核、鉴定工作	1人1项未完成扣1分

续 表

编号	任 务 内 容	任务完成质量考核标准
(10)	每月完成专业组内护士的考评工作(医生满意度),原始资料及时交护士长,特殊情况及时和护士长反馈	少1次扣1分
(11)	手术配合工作任务和考核标准同相应岗位	同相应岗位

第七节　门诊手术室护士长(组长)岗位说明书

1. 岗位基本信息

(1) 工作地点:门诊手术室。

(2) 工作性质:门诊手术室护理及管理。

(3) 工作范围:门诊手术室护理工作及管理。

(4) 工作时间:08:00~12:00,14:00~17:30 或 08:00~15:30。

(5) 直属上级:科护士长。

2. 工作概述　对门诊手术室的护理工作全面负责,完成具体手术配合工作,负责手术配合质量检查,手术医生满意度调查及沟通,门诊手术室行政、业务、科研、人员管理,在工作中发现问题并解决问题,完成护理质量持续改进。

3. 岗位任职条件

(1) N3~N4 能级护士。

(2) 接受院及手术室 N3~N4 的课程培训,掌握与其能级对应的专科基本护理知识和操作技能。

(3) 在手术室有 10 年以上的工作经验。

(4) 能充分理解护理部及科室的护理理念及宗旨。

(5) 与其他人员团结协作好。

(6) 具有较强的沟通协调能力。

4. 工作责任

(1) 对所负责的患者及手术配合负有责任。

(2) 对科室贯彻落实护理部及大科工作计划及工作任务负有责任。

(3) 对门诊手术室人员管理负有责任。

(4) 对门诊手术室感控管理负有责任。

(5) 对门诊手术室安全负有责任。

(6) 对护士手术配合质量负有责任。

(7) 对手术医生对护士工作满意度负有责任。

(8) 对手术环境符合要求负有责任。

(9) 对仪器物品管理负有责任。

(10) 对使用消毒灭菌符合规范要求的物品负有责任。

(11) 对手术的协调安排负有责任。

（12）对门诊手术的物品供应及财产管理负有责任。

（13）对专科工作存在问题的持续质量改进负有责任。

5. 工作任务及工作质量考核标准

编号	任　务　内　容	任务完成质量考核标准
（1）	服从护士长领导,以身作则,按时完成科护士长布置的工作任务	1 项未做好扣 1 分
（2）	制定年度培训计划,每月组织业务培训一次,年终完成学分统计,绩效考核等工作	不符合管理规范要求 1 人 1 项扣 0.5～1 分
（3）	每周完成护士排班,每天负责手术预约调整管理	安排不合理 1 人 1 次扣 1 分
（4）	每月完成药品、器材、敷料、卫生设备的请领、报销工作	物品供应不足影响手术 1 次扣 2 分,物品积压过期扣 2 分
（5）	保持急诊手术用品、抢救器材、药品的良好状态,随时做好患者的抢救配合工作	1 人 1 次不到位扣 2～5 分
（6）	每月检查记录手术间规范化管理、护士手术配合质量执行情况	检查人次不符合要求,少 1 次扣 1 分
（7）	每月调查专科医生对护士手术配合满意度,并做好医护之间的沟通	满意度不达标,每降 1 个百分点扣 1 分
（8）	每月监测感染控制相关指标并记录	少 1 次扣 2 分,1 项不达标扣 2 分
（9）	每月检查门诊手术室安全管理工作	未发现安全隐患 1 次扣 2 分,发现问题未解决 1 次扣 2～5 分
（10）	每日检查督促卫生员按规定做好各项清洁卫生工作	卫生不达标 1 处 1 次扣 1 分
（11）	对各项检查中存在的问题及安全隐患,采取改进措施,并主持完成持续质量改进项目	无质量分析扣 2 分,无改进措施扣 2 分
（12）	了解专科进展,积极开展护理科研工作	适当扣分
（13）	手术配合工作任务和考核标准同相应岗位	同相应岗位

第八节　手术室巡回护士岗位说明书

1. 岗位基本信息

（1）工作地点:手术室。

（2）工作性质:手术室巡回护士。

（3）工作范围:手术配合供应工作。

（4）工作时间:08:00～手术间手术结束。

（5）直属上级:专科组长、副护士长、护士长。

2. 工作概述　负责患者从进入手术间到出手术间整个围手术期的护理工作,包括术前物品准备,仪器设备、环境准备,检查患者术前准备情况(皮肤准备、药物、禁食、禁饮、肠道准备等),手术安全核查,患者评估,病情观察与监测,执行治疗、体温管理,手术体位安置,手术供应及配合,术后处置等。检查指导下级护理人员及护理实习生、护理进修生及卫生员工作。

3. 岗位任职条件

(1) 注册护士、达到手术室 N2 及以上能级的护士。

(2) 接受院及手术室 N1～N2 的课程培训,掌握与其能级对应的专科基本护理知识和操作技能。

(3) 在手术室至少有 3 年的工作经验。

(4) 能充分理解护理部及科室的护理理念及宗旨。

(5) 能胜任值班及夜班工作。

(6) 与其他人员团结协作好。

4. 工作责任

(1) 对为患者提供安全环境及提供安全措施负有责任。

(2) 对患者进行全面评估,并根据手术方案准备相应的手术物品。

(3) 对为手术提供必要的、性能完好、数量保证的物品器械负有责任。

(4) 对各项护理及操作按规范执行并达标负有责任。

(5) 对手术中纱布、缝针、器械管理准确无误负有责任。

(6) 对维持手术过程中无菌环境负有责任。

(7) 对即时发现患者病情变化负有责任。

(8) 对病情危重时配合医生予以急救措施负有责任。

(9) 对按医嘱正确及时实施治疗负有责任。

(10) 对服从护士长工作安排及调配负有责任。

(11) 对指导下级护士、护理实习生、护理进修生工作负有责任。

(12) 对检查指导卫生员完成工作并达到标准负有责任。

5. 工作任务及工作质量考核标准

编号	任　务　内　容	任务完成质量考核标准
(1)	术前一日详细了解患者姓名、性别、年龄、诊断、拟施手术、麻醉方法,必要时探视患者,参加术前讨论会	1人1次不熟悉病情扣1分
(2)	检查各设备、仪器性能	性能不好,影响使用1次扣1分
(3)	与手术医生沟通,检查并保证手术用物齐全	用物准备不齐全1项扣1分
(4)	调节适宜温、湿度,无洗手护士时做好清洁工作	温、湿度不适宜1次扣1分,手术间有灰尘、污迹1处扣0.5分
(5)	患者入室后做好查对工作,认真核对病历,术前用药,病房带入物品是否齐全,根据患者不同情况给予介绍和安慰,实施心理护理	核对时间内容及方法1处不符合要求扣2分,语言不规范1次扣0.5分

编号	任　务　内　容	任务完成质量考核标准
(6)	对患者进行全面评估,根据手术方案准备相应手术物品,和麻醉医生共同安全核查并记录	评估不全1处扣1分,未共同核查扣2分,记录不及时扣0.5分
(7)	复查术前用药,准备好当台手术病人输液用品,开放静脉,止血带一人一用,配合麻醉,安置手术体位,注意患者隐私及保暖,适时使用抗生素并记录	操作不规范1次扣1分,患者不舒适安全1次扣2分
(8)	协助手术医生穿手术衣并配合开台	违反无菌原则及操作规范1次扣2分
(9)	和麻醉医生、手术医生三方共同进行安全核查并签名	核查时间方法内容1处不正确扣2分,记录不及时1次扣0.5分
(10)	与器械护士共同清点手术器械、纱布、缝针等用物并记录。在清点时,两人必须看清实物,特别注意螺钉、螺帽及各种进入体腔物品的完整性	清点不及时1次扣2分,记录不及时1次扣0.5分
(11)	手术开始后,手术间前后门保持关闭状态,保持手术间整洁、安静,地面无杂物,适时调节手术野灯光与室温	1处不符合要求扣0.5分
(12)	观察手术进展,及时供应手术所需的一切用物,坚守岗位,不擅自离岗	手术供应不满足手术需求1次扣2~5分,擅自离岗1次扣5分
(13)	观察患者生命体征,根据麻醉医生医嘱,适时调整输液、输血	观察不细致1次扣2分,护理措施不到位1次扣2~5分
(14)	关闭体腔,深部切口前后与器械护士共同核对器械、纱布、缝针等用物并记录签名	清点不及时1次扣2分,记录不及时准确1次扣2分
(15)	督促检查手术人员执行无菌操作,限制参观人员人数,注意无菌原则	无菌管理不符合要求1次扣1分
(16)	术毕拭去伤口血迹,妥善包扎伤口,再次进行安全核查并签名	核查时间方法内容不正确,1处扣2分
(17)	认真填写手术护理记录单、手术患者交接记录单并签名,护送患者至手术室门口	记录不规范准确1次扣1分
(18)	整理、清洁手术间,物品放置规范化,检查核对物品基数及有效期,贵重精密仪器按规定登记处理	不符合手术间规范化管理要求1处扣0.5分
(19)	做好下级护士、进修实习护士带教工作,指导检查卫生员工作	讲解示范不到位,学员不满意1人1次扣2分

第九节　手术室器械护士岗位说明书

1. 岗位基本信息
(1) 工作地点:手术室。
(2) 工作性质:手术室器械护士。

（3）工作范围：台上手术配合工作。

（4）工作时间：08：00～手术间手术结束。

（5）直属上级：专科组长、副护士长、护士长。

2. 工作概述　负责患者从进入手术间到出手术间整个围手术期的洗手护理工作，包括手术物品准备，术晨环境准备，手术安全核查，患者评估；根据手术进程调整器械，准备无菌手术台，台上洗手配合，术中纱布、缝针、器械管理，手术标本的管理，术后处置等。对下级护理人员及护理实习生、护理进修生及卫生员工作给予指导。

3. 岗位任职条件

（1）注册护士、手术室专科培训2个月以上，经考核合格。

（2）接受院及手术室N0～N1的课程培训，掌握与其能级对应的专科基本护理知识和操作技能。

（3）能充分理解护理部及科室的护理理念及宗旨。

（4）与其他人员团结协作好。

（5）能胜任值班及夜班工作。

4. 工作责任

（1）对为患者提供安全环境及提供安全措施负有责任。

（2）对为手术提供及时、准确、默契的配合负有责任。

（3）对各项护理及操作按规范执行并达标负有责任。

（4）对维持手术过程中无菌环境负有责任。

（5）对术中切除的手术标本保管负有责任。

（6）对手术中纱布、缝针、器械管理准确无误负有责任。

（7）对手术方式发生改变时，及时与巡回护士沟通，备齐各种用物，配合手术负有责任。

（8）对服从护士长工作安排及调配负有责任。

（9）对指导护理实习生、护理进修生工作负有责任。

（10）对检查指导卫生员完成工作并达到标准负有责任。

5. 工作任务及工作质量考核标准

编号	任　务　内　容	任务完成质量考核标准
（1）	术前了解患者姓名、性别、年龄、诊断、拟施手术，必要时探视患者，参加术前讨论会	1人1次不熟悉病情扣1分
（2）	术晨按要求做好手术间清洁工作，协助巡回护士工作	发现1处有灰尘、污迹扣0.5分
（3）	提前15分钟洗手，整理好无菌台并将手术器械分类，按使用次序排列于升降台及器械桌上，与巡回护士共同核对器械、纱布、缝针等；在清点时，两人必须看清实物，特别注意螺钉、螺帽及各种进入体腔物品的完整性	1处不符合规范要求扣1分
（4）	协助铺好无菌手术单	1处不符合规范要求扣1分
（5）	按手术步骤准确传递器械，器械用毕，迅速取回擦净，归还原处，吸引器头每次使用后，需及时吸洗，以免血液凝固而造成管腔堵塞	手术步骤不熟悉1次扣1分，术中器械物品管理不到位1次扣0.5分

编号	任 务 内 容	任务完成质量考核标准
(6)	手术所需各种缝针,应提前备好,缝线用无菌巾保护好,传递缝针时,应先将线头拉出 6～8cm,随时清理缝线残端,防止带入伤口	1次1处不符合要求扣0.5分
(7)	严格无菌操作,保持手术野及器械台的整洁、无菌,切开空腔脏器前,切口下方用无菌巾保护,污染的器械用物放入弯盘内隔离	1次1处不符合要求扣0.5分
(8)	术中妥善保管好手术切下的标本,术毕交手术医师处理,并做好标本登记核查工作	1次1处不符合要求扣0.5分
(9)	关闭体腔前后与巡回护士共同清点器械、纱布、缝针等物品	1次1处不符合要求扣0.5分
(10)	术后器械松开轴节,初步清洁后按清点单顺序排列放置,签名后由污梯送至供应室,需更换器械用丝线标记	1次1处不符合要求扣0.5分
(11)	特殊感染手术按规定进行处理	1次1处不符合要求扣0.5分
(12)	手术结束后及时在手术护理记录单上签名	1次1处不符合要求扣0.5分
(13)	按手术间规范管理要求做好术间管理	1次1处不符合要求扣0.5分

第十节 手术室夜班、值班组长岗位说明书

1. 岗位基本信息

(1) 工作地点:手术室。

(2) 工作性质:手术室夜间及节假日手术配合及管理协调工作。

(3) 工作范围:急诊手术安排配合及手术室安全管理工作。

(4) 工作时间:值班 08:00～18:00;夜班 18:00～08:00。

(5) 直属上级:手术室副护士长、护士长。

2. 工作概述 负责节假日及夜间手术室安全、环境、财产、人员、手术等管理。包括急诊手术患者的手术安排,对患者病情、手术台、手术医生、麻醉医生和护理人员的资源、物品仪器准备等情况进行全面评估,合理安排,按照轻重缓急做好沟通协调,合理安排手术。其他同夜班、值班护士岗位职责。

3. 岗位任职条件

(1) 注册护士、达到手术室 N2 及以上能级的护士。

(2) 手术室工作 10 年以上的主管护师,经考核评估合格。

(3) 接受院及手术室 N2 以上的课程培训,掌握与其能级对应的专科基本护理知识和操作技能。

(4) 能充分理解护理部及科室的护理理念及宗旨。

(5) 与其他人员团结协作好。

(6) 能胜任手术室夜班及值班工作。

4. 工作责任

(1) 对合理安排手术,带领、指导下级护理人员、护理实习生工作负有责任。

(2) 对为患者提供安全环境及安全措施负有责任。

(3) 对患者进行全面评估并根据手术方案准备相应物品负有责任。

(4) 对合理安排急诊手术负有责任。

(5) 其他同夜班、值班护士岗位职责。

5. 工作任务及工作质量考核标准

编号	任务内容	任务完成质量考核标准
(1)	提前15分钟到岗,与值班同志做好交接班工作(清点钥匙、洗手衣裤、口罩、帽子、拖鞋、急诊物品器械等并登记)	迟到1次扣1分,急诊物品未交接1次扣1分,未登记1次扣0.5分
(2)	做好安全保卫工作,接班时、交班前必须检查整个手术室的水电气、门窗是否符合安全规定及急诊电话畅通情况。非本科值班人员不得进入手术室	交接不到位1次扣1分,发现非本科值班人员进入1人扣1分
(3)	做好急诊手术区管理及登记。物品有损坏及时报修	登记缺1次扣1分,物品报损不及时1次扣0.5分
(4)	负责本班安全保卫工作(做到接班时查、睡觉前查、交班前查)	出现安全隐患未发现1次扣2分
(5)	负责急诊手术的安排与配合及突发事件、急诊抢救的协调管理,并向护士长汇报	手术安排不及时1次扣2分,突发事件未汇报1次扣2分
(6)	严格执行各项规章制度,不得擅离职守	发现1次扣2~5分
(7)	严格按照查对制度要求和内容,核对手术患者,确保手术申请及内容填写完整,费用落实,确保无漏费	1人1项不符合要求扣1~5分
(8)	督促卫生员按排班接患者入室,先接轻患者,后接重危患者,患者入室必须戴一次性帽子	1人1次未做到扣0.5分
(9)	下班前整理好值班床,做好护士办公室的整理清洁工作,认真交接班,特殊事情向护士长汇报	1项未做好扣1分
(10)	检查督促当班卫生员完成当日工作	1项未做好扣1分
(11)	手术配合工作任务和考核标准同相应岗位	同相应岗位

第十一节　手术室总务护士岗位说明书

1. 岗位基本信息

(1) 工作地点:手术室护士站。

(2) 工作性质:手术室总务护士。

(3) 工作范围:手术室入室管理,手术排班及手术统计信息管理,手术敷料申请、进出手术室物品管理,手术室护士考勤,手术室护士站、更衣间卫生环境管理。

(4) 工作时间:08:00～12:00;14:00～17:30。

(5) 直属上级:副护士长、护士长。

2. 工作概述　手术室入室管理,手术相关信息传递通报,进出手术室物品管理,手术申请信息核对及排班信息输入,手术量统计上报,手术室护士考勤,手术室敷料申请及护士站清洁卫生等工作。

3. 岗位任职条件

(1) 注册护士。

(2) 因为身体健康等原因不能胜任手术间工作,符合科室照顾安排工作条件。

(3) 在手术室有 3 年以上的工作经验。

(4) 能充分理解护理部及科室的护理理念及宗旨。

(5) 沟通协调能力强。

(6) 能胜任手术室护士站管理工作。

4. 工作责任

(1) 对按照手术室入室规则管理所有进入手术室人员负责。

(2) 对所有参加手术人员入室更衣等着装供应负责。

(3) 对手术室物品的借出、归还符合规定要求负责。

(4) 对手术室内外相关信息沟通负责。

(5) 对督促离岗外出人员按规定登记负责。

(6) 对手术量统计、网报及科室护士考勤负责。

(7) 对保持护士站整洁负责。

(8) 对每日申请洗手衣裤、值班被服数目、保证使用负责。

(9) 对每日手术申请核对及电脑维护工作负责。

(10) 对按照每月医疗用品购置计划验收并清点一次性医用物品负责。

5. 工作任务及工作质量考核标准

编号	任　务　内　容	任务完成质量考核标准
(1)	坚守工作岗位,不得擅自离岗,负责督促检查入室守则及参观制度的执行	1人1次不符合要求扣1分
(2)	负责洗手衣裤、口罩、帽子、参观衣、鞋、钥匙及教学管理和供应	1次供应不及时扣1分,钥匙管理不善扣2分
(3)	检查借出物品归还情况及归还物品是否齐全	1次未到位扣1分
(4)	接待门诊预约手术患者和急诊手术,通知备急诊人员安排手术	1人1次不符合要求扣2分,有投诉经查实1次扣5分
(5)	每日督促卫生员清洗消毒拖鞋,备足急诊手术所需衣、裤、鞋、帽、口罩	供应不及时1次扣1分
(6)	负责内外工作联系,有急事做好记录及传达	信息传达错误或不及时1次扣0.5分
(7)	督促外出人员写离岗登记	1人1次未登记扣0.5分

续　表

编号	任　务　内　容	任务完成质量考核标准
(8)	及时打开显示屏幕,手术结束或术中找家属谈话,及时通知患者家属。下班前关闭家属等候区显示屏	未及时打开1次扣分,未及时关闭1次扣1分
(9)	做好手术统计及科室考勤工作	1次未及时完成扣1分
(10)	督促卫生员保持护士站、更衣间、换鞋间整洁	1处不符合要求扣1分
(11)	协助做好满意度调查工作	1次未完成扣0.5分
(12)	做好手术申请核对及电脑维护工作	完成不及时1次扣1分
(13)	督促帮助非住院手术患者的收费和住院患者的收、退费工作	1次未完成扣0.5分
(14)	做好每日手术网报工作	1次未完成扣1分
(15)	根据需要申请每日洗手衣裤及值班被服数目	1次未完成扣2分
(16)	根据医疗用品购置计划,验收清点一次性医用物品	未按计划单验收清点物品1次扣2分

第十二节　手术室消毒员岗位说明书

1. 岗位基本信息

(1) 工作地点:手术室。

(2) 工作性质:手术室腔镜器械等物品的消毒供应。

(3) 工作范围:手术室腔镜器械及其他需经低温等离子灭菌物品的清洗灭菌供应。

(4) 工作时间:08:00~12:00,14:00~17:30;08:00~15:30。

(5) 直属上级:副护士长、护士长。

2. 工作概述　手术室腔镜器械及其他物品的清洗灭菌供应,等离子区域的清洁卫生等工作。

3. 岗位任职条件

(1) 取得消毒员上岗证。

(2) 定期参加专项培训。

(3) 能充分理解护理部及科室的护理理念及宗旨。

(4) 具有沟通协调能力。

(5) 能胜任手术室消毒员工作。

4. 工作责任

(1) 对保证腔镜手术器械及时规范的清洗灭菌和供应负责。

(2) 对等离子灭菌器熟练规范操作,保证物品灭菌效果负责。

(3) 对合理安排和利用等离子灭菌器,节约资源,提高工作效率负责。

(4) 对保持等离子区域消毒灭菌仪器设备性能完好负责。

(5) 对等离子区域环境清洁卫生整洁负责。

5. 工作任务及工作质量考核标准

编号	任务内容	任务完成质量考核标准
(1)	清洁等离子灭菌器及操作台	1处不清洁扣1分
(2)	检查等离子灭菌耗材(卡匣、指示卡、胶带、生物培养等)数量及有效期	缺货影响使用1次扣2分,发现过期耗材扣5分
(3)	完成等离子灭菌器及快速灭菌器的生物培养试验,记录结果并登记	1次未按时培养扣2分,未登记1次扣1分
(4)	清点等离子间常备器械的基数并检查有效期	发现1件过期扣2分
(5)	清洗超声刀、电刀笔等物品并按要求包装	清洁不到位或包装不符合要求,1件扣1分
(6)	清点、清洗腔镜及其他手术器械,并登记	清洗不到位1件扣1分
(7)	检查器械性能,按要求包装并完成器械的灭菌并登记。发放器械到专科器械橱并与专科护士当面交接,负责各类电池的充电	未按流程操作致灭菌失败1次扣5分,器械发放和交接不到位1次扣1分
(8)	补充无菌库一次性物品(手套、注射器、吸引管、输血器、明胶海绵、冲洗球等)的基数	补充不及时,影响使用1次扣2分

第十三节　手术室供应助理岗位说明书

1. 岗位基本信息

(1) 工作地点:手术室。

(2) 工作性质:手术物品供应。

(3) 工作范围:手术所需耗材、器械、敷料等的供应。

(4) 工作时间:07∶30～11∶30;14∶00～17∶30。

(5) 直属上级:副护士长、护士长。

2. 工作概述　无菌间各种手术所需低值耗材基数的补充及效期管理,择期手术所需手术器械包、敷料包等的准备配送。无菌间的清洁卫生等工作。

3. 岗位任职条件

(1) 经过手术室专项培训及带教。

(2) 身体健康,初中以上学历。

(3) 能充分理解护理部及科室的护理理念及宗旨。

(4) 具有沟通协调能力。

(5) 能胜任手术室供应助理工作。

4. 工作责任

(1) 对各种手术所需低值耗材基数的补充及效期管理负责。

(2) 对择期手术所需手术器械包、敷料包等的准备配送负责。

(3) 对骨科手术电钻电池的供应负责。

(4) 对无菌间的清洁卫生、冰箱整理登记、无菌冰的制作等工作负责。

（5）对氧化电位水的生成和检测负责。

5. 工作任务及工作质量考核标准

编号	任 务 内 容	任务完成质量考核标准
（1）	准备无菌持物罐,标注开启时间	1 次不到位扣 1 分
（2）	添加手术间无菌器械及敷料,并分类上架	1 项不到位扣 1 分
（3）	更换缝针盒及骨科电池	1 项不到位扣 1 分
（4）	清点单包器械基数,检查小包装物品(消毒垫、棉球、小纱布、长针头、扁管接头等自制品)的数量	影响使用 1 次扣 2 分
（5）	开启酸化水机,并检测 PH 值及含氯量	1 项不到位扣 1 分
（6）	检查冰箱温度并登记,制作无菌冰,并检查冰箱内药品有效期	1 项不到位扣 1 分
（7）	每周二、五更换手术间小碘伏瓶	1 间未更换扣 1 分
（8）	添加无菌间及急诊柜的一次性耗材,整理并清洁无菌间货架	耗材添加不及时 1 次扣 1 分,货架积灰 1 次扣 1 分
（9）	发放清洁床单、大小开刀巾,及时上架	1 项不到位扣 1 分
（10）	整理并添加石膏柜内用物(绷带、石膏绷带、棉纸)	缺货影响使用 1 次扣 5 分
（11）	准备择期手术用物并检查有效期	用物准备不齐 1 次扣 1 分,过期包 1 次扣 5 分
（12）	整理添加快速灭菌器用物(纸片、包内指示卡等);清洁整理库房,货物分类上架	缺货影响使用 1 次扣 2 分 库房不整洁、货架积灰 1 次扣 1 分

第十四节　手术室收费员岗位说明书

1. 岗位基本信息

（1）工作地点:手术室。

（2）工作性质:手术室专职收费。

（3）工作范围:手术相关费用的收取、核查,手术数据的统计。

（4）工作时间:08：00～12：00;14：00～17：30。

（5）直属上级:副护士长、护士长。

2. 工作概述　手术收费核查,收费间的清洁卫生等工作。

3. 岗位任职条件

（1）经过手术室专项培训及带教。

（2）身体健康,高中以上学历。

（3）能充分理解护理部及科室的护理理念及宗旨。

（4）具有沟通协调能力。

（5）能胜任手术室收费员工作。

4. 工作责任

（1）对保证手术费用及时准确收取负责。

（2）对保持收费间环境清洁卫生负责。

5. 工作任务及工作质量考核标准

编号	任 务 内 容	任务完成质量考核标准
（1）	核对手术收费单，统计手术量	漏费1次扣5分，统计不及时、准确1次扣1分
（2）	核对检查手术收费记录单，发现不符合或不当及时核实改正并修改手术登记单	发现问题未核实致错收、漏收1次扣5分
（3）	24小时内完成手术收费项目，特殊病人提前完成收费；周五下班前完成当日收费	发生漏费1次扣5分
（4）	检查高值耗材使用数量，并收费	发生漏费1次扣5分
（5）	每周检查耗材基量，通知及时备货	通知不及时影响使用1次扣5分
（6）	整理清洁收费间	1处不清洁扣2分

第三章　手术室护士各岗位工作流程

第一节　麻醉手术科科护士长岗位工作流程

1. 一天工作流程

【上午】

（1）07：45—08：00　整理办公室，保持清洁整齐。

（2）08：00—09：00　参加所在大科内一个护理单元的早交班和晨会，参与床头交班，了解那个病区的夜间护理质量和当日的护理人力配置情况，检查所在护理单元的晨间护理质量、危重病人护理质量、实习生或进修生的临床带教任务落实情况。

（3）09：00～11：00　按计划完成所在大科其他1～2个护理单元的护理质量督查任务、护理人员执行规章制度、常规、标准等情况及病区管理情况，进行临床指导，与病人沟通，了解分析病人对护理工作的满意度；参与专科主任的临床查房，了解医学新发展及医疗对护理的要求，组织讨论，认真研究落实方案和措施。

（4）11：00～12：00　完成护理部主任或大科主任布置的临时任务；接听电话，传达护理部的文件通知；热情接待来电来访，认真做好记录，耐心解答疑问，必要时到现场处理；处理办公日常事务,对各类文档、大事记进行整理归类;完成临时性任务。

【下午】

(1) 14:00～16:00　随机抽查1～2个科室护理人员履行职责情况及护理训练和实习生、进修生带教情况;参与护理单元的护理查房,给予专业化指导;完成每周重点工作,核查所在大科护理单元护理人员绩效考核的落实情况,是否与晋升、聘用、尤其是薪酬挂钩,掌握大科护理人员工作、思想、学习情况,及时与护士长和护理人员沟通,做好思想教育。

(2) 16:00～18:00　对所在大科的护理质量监查情况进行汇总和分析,找出主要存在问题,分别与护理单元的护士长沟通,做好持续质量改进;做好大科护士长会、质量分析会、护理查房前相关材料、场地安排、签到等准备工作;协调处理医院其他职能部门或科室与护士长间的关系,及时有效沟通。

2. 周工作重点

周一:审核各科排班表,逢双周参加院周会。

周二:整理办公文档及质量管理资料。

周三:检查各护理单元培训、带教、课程落实情况。

周四:通知护士长下周的学习和相关活动计划,以便排班。

周五:组织安排培训、制定下周工作计划。

3. 月工作重点　每月有1天参加护理部的其他质控项目或其他重要工作,参加每2周1次的科护士长会或评比竞聘会,完成科护士长月报表,每季度做好各护理单元护士长的绩效考核。每月组织护理查房、业务学习1次。

第二节　手术室正护士长岗位工作流程

1. 08:00—08:30　组织科室晨会,听取晚夜间工作情况汇报,交待当日特殊手术的注意事项,对夜班工作存在的问题进行指导,布置当天的工作。根据每天的具体安排,完成相应的工作(周一:周工作小结,布置本周工作。周二:传达院周会。周三:质量安全。周四:业务学习。周五:早会提问、机动)。

2. 08:30—11:30　巡查手术间,现场管理及质量督查。督促、检查手术人员的无菌操作、护士工作及在岗情况、卫生员工作及手术环境,指导完成疑难复杂手术的配合,听取手术医师的建议和意见,进行相应处理。

3. 10:30—12:00　安排次日择期手术,协调、择期手术安排急诊手术,保证工作效率和手术间使用率。解决手术中随时存在的问题。参加重大、疑难危重病人的手术及抢救工作。

4. 12:00—14:00　完成护理部相关任务;上报护理相关台账,护士排班,和手术医生、护士沟通,调查了解满意度。

5. 14:00—17:00　参加院、护理部等部门会议,并传达、落实。

根据计划,完成对各层次护理人员的培训和考核,并记录。组织护理查房、质量分析、业务考核,指导、督促护理科研完成。检查手术用耗材使用、收费情况。随机指导并检查副护士长工作任务完成情况。

6. 每周五检查大扫除情况。

7. 17：30—18：00　检查夜班护士、值班、交接班工作。

8. 随机处理突发事件。

9. 每月安排、检查感染管理工作。

10. 每月按计划完成护士长工作小结中相关内容(护理查房、工作安排、护士绩效考核、组长、带教导师的考核)的申报。

11. 每月召开护士会议一次。

第三节　手术室副护士长岗位(分管教学培训)工作流程

1. 08：00—08：30　参加科室晨会,听取晚夜间工作情况汇报。

2. 08：30—09：00　术晨根据手术安排的变化,及时调整人员。

3. 09：00—17：30　巡视手术间,现场管理,发现问题及时处理。

4. 09：00—17：30　听取手术医师的建议和意见,进行相应处理。

5. 09：00—17：30　参与、指导疑难、复杂手术的配合工作。

6. 09：00—17：30　协调、安排急诊手术。

7. 09：00—17：30　完成质量督查。

8. 11：00—13：00　更换手术护士就餐或完成次日手术的安排工作。

9. 09：00—17：30　监督无菌技术的执行,指导各级护理人员执行各项规范。

10. 11：00—13：00　中午根据手术进度,合理安排手术和人员,提高手术间使用效率。

11. 必要时参加手术配合工作。

12. 根据计划和任务协助完成对各层次护理人员的培训和考核。

13. 17：00—18：30　根据排班,下班前巡视手术间,了解手术完成情况并做相应安排。

14. 填写、上报护理相关检查质量督查表,参加护理部质量查房。

15. 随机处理突发事件。

16. 每月按计划完成质量检查结果汇总网报。

17. 每月按计划完成质量分析和持续质量改进工作。

第四节　手术室副护士长岗位(分管质量)工作流程

1. 08：00—08：30　参加科室晨会,听取晚夜间工作情况汇报。

2. 08：30—09：00　术晨根据手术安排的变化,及时调整人员。

3. 09：00—17：30　巡视手术间,现场管理,发现问题及时处理。

4. 09：00—17：30　听取手术医师的建议和意见,进行相应处理。

5. 09：00—17：30　参与、指导疑难、复杂手术的配合工作。

6. 09：00—17：30　协调、安排急诊手术。

7. 09：00—17：30　完成质量督查。

8. 11：00—13：00　更换手术护士就餐或完成次日手术的安排工作。

9. 09：00—17：30　监督无菌技术的执行,指导各级护理人员执行各项规范。

10. 11：00—13：00　中午根据手术进度,合理安排手术和人员,提高手术间使用效率。

11. 必要时参加手术配合工作。

12. 根据计划和任务协助完成对各层次护理人员的培训和考核。

13. 17：00—18：30　根据排班,下班前巡视手术间,了解手术完成情况并做相应安排。

14. 填写、上报护理相关检查质量督查表,参加护理部质量查房。

15. 随机处理突发事件。

16. 每月按计划完成质量检查结果汇总网报。

17. 每月按计划完成质量分析和持续质量改进工作。

第五节　手术室副护士长岗位(分管后勤供应)工作流程

1. 08：00—08：15 或 08：30　参加科室晨会,听取晚夜间工作情况汇报。

2. 08：00—09：30　术晨根据夜间手术的情况,检查择期手术物品供应是否及时到位。

3. 09：00—17：30　巡视手术间,现场管理,发现问题及时处理。

4. 09：00—17：30　听取手术医师的建议和意见,进行相应处理。

5. 09：00—17：30　参与、指导疑难、复杂手术的配合工作。

6. 09：00—17：30　督促、检查手术部卫生员的工作,保证手术部环境的整齐。

7. 09：00—17：30　监督无菌技术的执行,指导各级护理人员执行各项规范。

8. 09：00—17：30　督促检查腔镜器械的消毒供应工作,必要时协助消毒员并做好登记。

9. 14：00　指导并参与供应助理准备次日手术的物品。

10. 17：00—18：30　根据排班,下班前巡视手术间,了解手术完成情况并做相应安排。

11. 根据计划协助完成对各层次护理人员的培训和考核。

12. 完成分配的质量督查工作。

13. 随机处理突发事件。

14. 参加护理部质量查房。

15. 每月完成设备、仪器的维修保养,做好成本核算。

16. 每月完成一次性物品的订购计划。

17. 做好消毒锅的各种监测并做好检查数据的登记保管。

18. 必要时参加手术配合工作。

第六节　巡回护士岗位工作流程

1. 术前一日　问候患者,自我介绍,心理疏导,了解病情及手术相关情况,准备手术用物。

2. 08：15 或 08：30　术晨检查手术间的卫生,调节手术间温、湿度,再次检查准备的物品,必要时补充。

3. 08：15 或 08：30　核对手术患者及手术患者交接记录单并签名。核对无误后,协助患者平卧于手术床上。

4. 08：15—08：30　检查并准备液体,做静脉穿刺,并标记时间。

5. 08：30—08：45　配合麻醉,按医嘱给药。

6. 08：30—08：45　安置手术体位,粘贴负极板。

7. 08：30—08：45　放置麻醉帘布架与托盘,摆好脚凳。

8. 08：45—09：00　打开无菌包,协助器械护士按要求穿手术衣、冲洗手套。和器械护士共同清点纱布、器械、缝针并记录。

9. 08：45—09：00　倾倒皮肤消毒液,暴露手术野,调节灯光。协助医师穿无菌手术衣,冲洗手套。

10. 08：45—09：00　连接吸引器,打开电刀电源并调节功率,再次对灯光,调节待用仪器设备。

11. 09：00 至手术结束　检查环境,使之符合。

12. 09：00 至手术结束　观察手术进展,保证供应。

13. 09：00 至手术结束　输血两人查对并签名。手术中给药,与下达医嘱的医师查对后执行。

14. 09：00 至手术结束　术中变更体位时,注意患者身体是否接触金属物及输液情况等。并根据手术需要及时调整灯光。

15. 09：00 至手术结束　监督无菌技术的执行,掉下的器械、纱布及时收放好。

16. 09：00 至手术结束　观察吸引瓶液量并及时处理。注意调节室温,管理手术间环境。

17. 09：00 至手术结束　清点器械、纱布、缝针。

18. 术毕擦干患者切口血迹,按要求标识引流管,将患者移至推床。

19. 手术结束时,将随患者带来的物品、病历、X 线片、衣物等放置推床储物框内。

20. 手术结束时,检查患者输液情况,填写手术患者交接记录单并签名,在手术间监护至患者送复苏室或病区。

21. 手术结束时,填写费用清单并签名,完成高值耗材收费,未用耗材及时归还。

22. 手术结束时,擦净术中使用的仪器设备,归还原位,并按规定登记。

23. 手术结束时,按要求处理手术间,检查物品基数及有效期,多余物品送回原处。

24. 手术结束时,按要求更换止血带、碘伏瓶。

25. 手术结束时,检查督促卫生员清洁手术间,所有敷料、垃圾、空针和锐器分类清理处理。

26. 术中交接班内容 交接手术进行情况,与器械或巡回护士3人核对器械、纱布等的清点登记,输液量及输液部位有无外漏,体位固定是否牢靠、舒适,皮肤有否接触金属物,受压部位垫得是否合适,精密仪器的使用情况。

第七节 器械护士岗位工作流程

1. 术前一日 术前访视,了解手术及患者相关情况。

2. 术前一日 问候患者,自我介绍。

3. 术前一日 检查核对敷料、器械及手术用物,查对失效期。

4. 07:45—08:00 术晨清洁手术间。

5. 08:30 提前15分钟洗手。

6. 08:30—09:00 穿手术衣,戴手套;整理敷料、器械;准备手术刀、缝针等;清点器械、纱布、缝针。

7. 08:45—09:00 协助消毒、铺单,固定吸引皮管及电刀头。

8. 09:00 配合切皮。

9. 09:00—手术结束 配合手术,根据手术进程及需要传递器械。

10. 09:00—手术结束 检查器械数量及性能,如吻合器、闭合器、超声刀、电钻、气钻等应接上动力线检查性能后交术者,特殊手术请医师查看器械并及时补充。

11. 09:00—手术结束 根据手术步骤更换器械桌上的器械。

12. 09:00—手术结束 妥善保存手术标本。

13. 09:00—手术结束 关闭体腔、切口前、后清点纱布、器械、缝针等物品,清点核对无误后关闭。

14. 09:00—手术结束 在整个手术进程中维护和监督手术区域的无菌状态。

15. 手术结束,在手术护理记录单上签名。

16. 手术结束,至标本间按规范核查标本留置及申请执行情况并签名。

17. 手术结束,术后器械初步清洁后打开轴节,按清点单顺序排列,注明手术间、器械包名称,确认无误后本人签名,将器械从污染电梯送至供应室,贵重特殊器械亲自送供应室。

18. 手术结束,器械车带回手术间消毒处理,整理手术间。

第八节 夜班护士岗位工作流程

1. 17:30—18:00 与门口总务护士交接钥匙、洗手衣裤、口罩、帽子、拖鞋。

2. 17:30—18:00 与值班护士交接急诊物品器械数量并登记。

3. 17:30—18:00 检查急诊电话。

4. 17:30—18:00 检查水电气、门窗等安全情况。

5. 18:00 接值班未完成的急诊手术,做好手术物品清点、手术患者病情、仪器设备使用等清点交接工作。

6. 18:30 做好二楼手术间、走廊、无菌间的空气消毒、登记。

7. 18:00至夜班结束 合理及时安排急诊手术,做好手术配合工作。

8. 18：00至夜班结束　指导带教实习护士了解夜班工作程序及实施配合工作。

9. 18：00至夜班结束　做好门口管理。

10. 术晨07：15—08：30　督促卫生员按照手术排班表按时接第一台择期手术患者入室,核对患者信息,负责患者的安全。

11. 18：00至夜班结束　做好手术间规范化处理,物品归位还原,手术间清洁整齐。

12. 08：00—08：30　与值班交接夜间未完成的手术。

13. 07：30—07：45　书写夜班交班报告,科室早会交接夜间工作情况,特殊情况汇报护士长。

14. 08：00—08：30　做好门口物品和急诊物品交接。

15. 手术配合流程同巡回、洗手护士的流程。

第九节　手术室值班护士岗位工作流程

1. 08：00—08：30　与夜班护士交接急诊物品器械数量并登记;检查急诊电话。

2. 08：30—09：00　按规范做好备急诊手术间术前清洁及手术准备工作。

3. 08：00—08：30　接夜间急诊手术,和夜班护士做好手术物品清点、手术患者病情、仪器设备使用等交接工作。

4. 08：00至值班结束　合理及时安排急诊手术,做好手术配合工作。

5. 手术结束,做好手术间规范化处理。

6. 指导带教实习护士工作。

7. 18：00—18：30　与夜班做好门口物品和急诊物品交接。

8. 手术配合流程同巡回、洗手护士的流程。

第十节　手术室总务护士岗位工作流程

1. 08：00—08：30　与夜班护士清点钥匙并交接班。

2. 08：00—08：30　检查借出物品归还情况及归还物品是否齐全。

3. 08：00—08：30　整理护士站抽屉及台面,打开显示屏幕。

4. 08：00—08：30　做好钥匙发放前的准备工作。

5. 08：00—08：30　检查洗手衣裤、口罩、帽子、拖鞋的数量。

6. 08：30—11：30;14：00—17：30　根据手术排班表,发放钥匙并登记。

7. 08：30—11：30;14：00—17：30　做好内外工作联系。

8. 08：30—11：30;14：00—17：30　督促外出人员进行外出情况登记。

9. 08：30—11：30;14：00—17：30　每日督促卫生员清洗、消毒拖鞋,清洁整理更衣室,备齐手术所需物品。

10. 08：30—11：30;14：00—17：30　接待门诊预约手术和急诊手术。

11. 08：30—11：30　网报当日手术数并通知病案室。

12. 10：00—11：00　打印择期手术申请单并核对。

13. 各专科手术的登记维护。

14. 08：30—11：30;14：00—17：30　配合完成手术医师对护士工作满意度调查。

15. 08：30—11：30;14：00—17：30　及时通知转发手术结束或术中找家属谈话等信息。

16. 月底完成科室人员考勤。

17. 14：00—17：30　输入择期手术排班信息。

18. 08：30—11：30;14：00—17：30　根据一次性医用物品订购计划,完成物品的验收、清点等工作。

19. 08：30—11：30　负责申请每日洗手衣裤及值班被服数目。

20. 08：30—11：30;14：00—17：30　监督卫生员工作。

21. 08：30—11：30;14：00—17：30　督促帮助非住院手术患者收费、住院患者退费工作。

22. 17：30下班前关闭显示屏、音响设备,与夜班人员交班。

第十一节　手术室消毒员岗位工作流程

1. 08：00—8：30　清洁等离子灭菌器及操作台。

2. 08：30—09：30　补充无菌库一次性物品(手套、注射器、吸引管、输血器、明胶海绵、冲洗球等)的基数。清洗超声刀、电刀笔等物品并按要求包装。

3. 09：30—10：00　检查等离子灭菌耗材(卡匣、指示卡、胶带、生物培养等)数量及有效期。完成等离子灭菌器及快速灭菌器的生物培养试验,记录结果并登记。

清点等离子间常备器械的基数并检查有效期。清洗超声刀、电刀笔等物品并按要求包装。

4. 10：00—17：30　清点、清洗腔镜及其他手术器械,并登记。检查器械性能,按要求包装并完成器械的灭菌并登记。发放器械到专科器械橱并与专科护士当面交接。

第十二节　手术室供应助理岗位工作流程

1. 07：30—08：00　准备电刀盒及持物罐,标注开启时间,添加手术间无菌器械及敷料,并分类上架。

2. 08：00—09：00　更换缝针盒及骨科电池。清点单包器械基数,检查小包装物品(消毒垫、棉球、小纱布、长针头扁管接头等自制品)的数量。

3. 09：00—09：30　开启酸化水机,并检测 pH 值及含氯量,检查冰箱温度并登记,制作无菌冰,并检查冰箱内药品有效期。更换手术间小碘伏瓶。

4. 09：30—10：30　添加无菌间及急诊柜的一次性耗材,整理并清洁无菌间货架。

5. 10：30—11：30　发放清洁床单、大小开刀巾,及时上架整理并添加石膏柜用物(绷带,石膏绷带,棉纸)。

6. 14：00—15：00　整理添加快速灭菌器用物(纸片、包内指示卡等)。

7. 15：00—18：00　准备择期手术用物并检查有效期。

第十三节 手术室收费员岗位工作流程

1. 08：00—08：30 核对手术收费单,统计手术量。
2. 08：30—09：00 整理清洁收费间。
3. 09：00—12：00 录入手术收费项目;高值耗材使用数量,并收费;查询收费项目。
4. 14：00—17：30 录入手术收费项目;高值耗材使用数量,并收费;查询收费项目。

第四篇
手术室护理人员绩效管理

第一章　护理人员绩效考核

第一节　护理人员月绩效考核

1. 工作月绩效考核标准

月工作绩效(100分)＝工作质量(40％)(工作质量30％＋工作要求10％)＋工作量(30％)＋手术医生满意度(30％)＋加扣分

(1) 工作质量(40％)

① 专业工作质量(30％)见岗位说明书。

② 工作要求(10％):仪表、服务、工作态度、言行规范、职业道德、劳动纪律。

项目编号	考核内容	考核标准
仪表 (1分)	按要求着装,外出佩戴胸牌、穿外出服,不穿制服离院	1次不符合,扣1分
服务态度 (3分)	1. 使用文明用语,不用忌语,不大声喧哗 2. 态度和蔼,不和病人、家属、手术医师争吵	1. 1次不符合扣1分 2. 和病人争吵1次扣5～10分 3. 服务态度问题投诉1次扣1分,情节严重者酌情扣1～10分。因与病人、家属发生纠纷,经核实情况属实,一般问题扣1分,严重问题扣5分,有严重后果扣10分。违反法律法规,按法律法规处理。投诉至大科与护理部,扣分加倍
职业道德 (3分)	1. 遵守医院职业道德,不向病人暗示,不索贿受贿 2. 工作有热情,不讲对工作不利的牢骚怪话 3. 同事间团结协作 4. 尊重关心爱护患者,保护患者隐私,注重沟通,体现人文关怀,维护患者权益	1. 索要或收取红包,一经查实,按医院规定处理 2. 同事间争吵,不得分 3. 团结协作不好,扣1～3分 4. 根据患者相关投诉,扣1～3分
劳动纪律 (3分)	按护理部管理条例考核	执行护理部管理条例,违反1条扣1分,直至扣完,并且在月奖金中扣除相应奖金

(2) 工作量(30%)

① 量化方式计算:按照护士长排班,完成手术配合工作量(25分)。晚夜班5分。因身体原因照顾从事轻工作22分。

② 具体计算方法:按上班时数或天数来计算,每月完成工作时数,给25分。每月上晚夜班,给5分。不参加晚夜班不得分。

(3) 满意度(30%)

① 满意度:手术医生、麻醉医生对护士的满意度。

② 计算方法:每月由专科组长向所在专科医师发放满意度调查表,并按公式计算:

手术医生满意度=满意数/被调查的手术医师数;满意度>90%。

③ 满意度中加扣分项

考 核 内 容	考 核 标 准
满意度>90%	1. 每上升1%加1分 2. 每下降1%扣1分 3. <85%开始每下降1%加倍扣分
表扬:调查表、意见本上表扬的次数	1. 口头表扬加0.5分 2. 书面表扬加1分 3. 报纸、电台表扬加2分、锦旗加3分 4. 护理部查房时患者表扬加1分
批评:医生不满意的次数、投诉次数	1. 批评扣1分/次 2. 不满意护士提名5分 3. 护理部查房时患者批评扣2分 4. 发生纠纷、投诉经查实到护士长处扣2分/次,到大科扣5分/次,到院级扣10分/次 5. 媒体公开批评,此项目不得分

(4) 加扣分:按实际发生计算。

项目编号	考 核 内 容	考 核 结 果
科室分管项目	1. 承担本职工作以外的科室管理工作(输液管理、体位垫管理、石膏间管理、核算员、资产管理员、工会组长、职工健康管理、护理文件整理、手术室护理园地编写等) 2. 提合理化建议或措施 3. 参与重大抢救	1. 根据工作完成情况酌情加1~3分 2. 合理化建议被采纳者加1~5分 3. 每次加1分
不良事件		1. 杜绝严重差错事故1起,得2分 2. 发生差错未上报或造成严重后果,扣5分/例次,严重差错扣5分/例次,事故扣10分/例次 3. 工作责任心不强或未能履行职责,导致发生不良事件或投诉,扣5分/例次

续　表

项目编号	考 核 内 容	考 核 结 果
教育培训	1. 科室培训讲课或主持查房或情景培训或循证护理查房总结者 2. 参与培训	1. 科室内加1分/次 2. 大科内授课2分/次 3. 护理部授课3分/次 4. 根据医院规定,各级培训无故缺席扣0.5分/次
教学能力	1. 认真带教,获得学生好评 2. N2以上成员要对下级护士有指导作用,包括主动指导和求教应答	1. 实习同学讲座未完成扣0.5分/次 2. 总带教老师加2分/月(当月无实习生不加) 3. 实习生座谈会被批评扣1分/次 4. 未履行指导下级护士责任时,酌情扣1~3分
各种考核	三基理论;护理制度;应急预案熟悉及掌握;个案考核;各种检查中的被抽考核	三基理论达标(理论80分、操作85分),大科考不达标扣2分/次,护理部考核不达标扣3分/次;护理常规、应急预案、制度考核不熟悉扣1~5分/次;三基理论考试大科达95分加1分/次;护理部达90分加2分/次(达95分加3分/次);卫生厅抽考95分以上,加5分/次,90分以上,加3分/次,达标加2分/次,不达标,每低5分,扣2分/次
被抽到,不服从安排者	科室支援	不能及时到岗,视对工作造成的影响扣3~5分/次
	逢上级检查,安排不能到岗者	视对工作造成的影响扣5分/次
上级检查	逢上级检查,因工作需要加班者,按加班另算	
	逢上级检查,如被抽考现场表现良好者	视情况加3~5分/次
	逢上级检查,主动要求上班	加2分/次,如被抽到考核,表现良好者再加3分/次
科研、论文、各种奖项	1. 科研立项 2. 发表文章 3. 各种奖项	1. 院级3分/项、厅级5分/项、省级8分/项、省级以上10分/项 2. 核心1篇加2分、非核心加1分、全国大会交流加0.5分 3. 院级2分/项、市级3分/项、厅级4分/项、省级5分/项、全国10分/项

备注:如当月不上班,则当月绩效为0,如当月病事假(正常休假、法定假、产假不计入内),则按病事假的天数占月天数的比例来计算,即按照正常的质量、满意度考核后,再乘以上班的比例来得到最后的月绩效。

第二节　护理人员年绩效考核

1. 年工作绩效计算方法

年工作绩效＝(75％)月平均工作绩效＋(5％)教学培训＋(5％)科研＋(5％)重点工作＋(5％)表彰获奖＋(5％)贡献

2. 分值组成说明

(1) 月平均工作绩效(75％)＝每位护士1年12个月工作绩效的平均数

(2) 教学培训(5％)(最高分为5分)：是指参与实习生带教、护理学院理论授课与见习、年终考试。

① 承担科室总带教，视情况加0.5～2分；承担新护士导师工作，视情况，1人次加0.5～2分；承担全院性培训课程，据测评结果，授课1次得0.5～1分；承担大科内培训课程，视情况，1次得0.5～1分；承担科内业务学习授课，视情况，1次得0.5～1分；规定的各级继续教育培训课程参加率达90％得2分，每少10％减0.5分。

② 下列情况不得分

a. 规范化培训不合格，各级考核有1次不合格。

b. 年终考试不合格(月奖金中已经体现)。

c. 上级部门检查考试或回答问题不正确被扣分者。

d. 未完成本年度继续教育学分者。

(3) 科研(5％)(最高分为5分)：是指发表文章、科研立项等。

① 得分：院外护理科研立项或奖项1项得5分；院内护理科研立项或新项目、奖项1项得3分；获专利1项得5分；在核心期刊发表1篇得3～5分；非核心期刊发表1篇得0.5分；在继续教育园地发表1篇得0.5分。

② 下列情况不得分

a. 无文章发表。

b. 无科研立项。

(4) 重点工作推进(5％)：是指每年不同的护理工作任务，根据参与和贡献的情况，给予0～5分。

(5) 表彰获奖(5％)：是指在院部及院外层面上的各类奖项。

① 上级部门检查表现(包括护理部组织的检查)：现场表扬加2分，大会表扬加5分，主动迎查加2分(与月奖金中重复计算)。

② 年内获院外护理工作相关的奖项：全国性：个人奖加5分；省内：个人奖加3分；市内：个人奖加2分；院内：个人奖加1分。

③ 下列情况此项不得分

a. 发生差错，并对病人造成损害有后果(月奖金中已经体现)。

b. 发生差错，并且隐瞒不报经查实者(月奖金中已经体现)。

c. 重大检查不服从安排者，或出现了不应该出现的问题(如强调过的问题)。

d. 由于不当的言行举止，使患者到纪委投诉，或扩散到社会媒体，造成社会影响的。

(6)贡献(5%)

① 杜绝差错事故 1 起,得 2 分。

② 积极接待外院参观,接待者 3 次得 1 分,5 次以上得 3 分。

③ 积极参与关心全院、全科护理工作发展(以书面建议为准),能提出问题并提出建设性意见,被采纳 1 项视项目得 0.5~5 分。

④ 承担院学组工作,督导得 3 分,组长得 3 分,秘书得 3 分,学组成员并能在所在科室开展相应工作加 1~2 分(要有科室和学组的双重评价认可)。

⑤ 参与全院性突发事件或调配,1 次加 1 分。

⑥ 任期内接受部厅检查 1 次护士长得 2 分,没有出现预计到的问题,得 3 分,现场表现或日常工作受到专家现场表扬得 3 分。

⑦ 参加院外突发事件中伤员抢救,根据贡献程度,外出抢救得 2~6 分,院内得 1~4 分。

⑧ 加分:承担继续教育项目:1 次项目负责人加 4 分,项目授课 1 次得 1 分。

第三节　护士长月绩效考核

1. 月工作绩效计算方法:采取季度考核。

月工作绩效=个人岗位工作(50%)(个人岗位工作质量 20%+工作量 20%+个人岗位要求 10%)+科室管理(50%)(医生满意度 20%+科室质量 20%+科室人员管理 10%)+加扣分

2. 分值组成说明

(1) 个人岗位工作质量(20%)+工作量(30%)

① 个人岗位工作质量(20%)和工作量(20%):见岗位说明书。

② 个人岗位工作要求(10%)

项目编号	考核内容	考核标准
仪表	按要求着装,外出穿外出服佩戴胸牌,不穿制服离院	本人或科室人员 1 次不符合,扣 1 分
职业道德	1. 遵守医院职业道德,不向病人暗示,不收受红包、馈赠,不索贿受贿,不接受吃请 2. 工作有热情,爱岗敬业,工作主动及时,能顾全大局,在个人利益和工作发生冲突时以工作为重点 3. 尊重他人,不讲对工作不利的牢骚怪话,不背后议论、恶语中伤他人(同事、领导和病人),有不同意见通过正常途径,不采取不正当的手段(如私下串通,打小报告,煽动其他人员等),尊重关心护士,处理事情公平	1. 索要或收取红包,一经查实,视情节轻重扣 1~10 分/次,并按医院规定处理 2. 同事间争吵,不得分 3. 和病人争吵 1 次扣 5~10 分 4. 科室团结协作不好,扣 1~3 分 5. 服务态度问题投诉扣 1 分/次,情节严重者酌情扣 1~10 分/次。因与病人发生纠纷,经核实情况属实,一般问题扣 1 分/次,严重问题扣 5 分/次,有严重后果扣 10 分/次。违反法律法规,按法律法规处理。投诉至大科与护理部,扣分加倍 6. 护士相关投诉,查实扣 1~3 分

项目编号	考核内容	考核标准
职业道德	4. 同事间团结协作,积极支持兄弟科室工作或上级任务安排 5. 尊重关心爱护患者,对病人一视同仁,保护患者隐私,注重沟通,体现人文关怀,维护患者权益	7. 在个人利益和工作发生冲突时不能以工作为重点,扣1~5分/次 8. 在科室利益和全院利益发生冲突时不能以大局为重,扣1~5分/次
劳动纪律	一切以岗位工作为中心	1. 执行护理部管理条例,违反一条扣1分,直至扣完,并且在月奖金中扣除相应奖金 2. 未请假、排班表上是上班不在岗者,扣3分/次 3. 上班未请假脱离临床岗位者(包括从事院内非必须工作),扣2分/次,从事院外或上级工作未请假者扣2分/次 4. 外出未提前3天履行电子、手工本的请假手续(除紧急特殊情况),扣1分/次 5. 外出人员未按规定登记外出,扣1分/人次 6. 安排正常岗位人员从事非护理工作,扣2分/次
在岗情况		1. 在岗时没有与护士一起交接班(除无法离开的特殊情况),扣1分/次 2. 高峰时段不在现场管理(除无法离开的特殊情况),扣1分/次 3. 工作时干私事或支配他人干私活,扣3分/次 4. 根据报告制度中规定的汇报事项未能及时汇报的(包括不良事件的汇报),扣3分/次;如未汇报的不良事件,被患者投诉或上级部门发现或对患者引起较大伤害事件,则加倍扣 5. 发生差错或不良事件后,未能及时采取可行措施防止更大的伤害或改进措施,扣1~5分/次 6. 在岗时每天5次现场管理:晨会后、手术上台前、手术进行中、中午时段、下午16时后
支持大科、护理部、院部工作		1. 对大科、护理部、院部分配的指令性任务,1次不服从或不能按要求完成,视情况扣1~2分/次 2. 对护理部、院部重点性工作,1次不服从或不能按要求完成,视情况扣1~5分/次

(2)科室病人满意(20%)

① 满意度:护士长的满意度是指手术医生对护理工作的满意度。

② 计算方法:以护理部组织发放、大科护士长发放或访谈的满意度调查结果为准,医生满意度＝医生满意数/被调查的医生数;所负责科室月平均医生满意度＞90%。平均1季度

调查 1 次,1 次结果适用于其后的 3 个月的满意度评分。护理部、大科的满意度结果均按规定扣分,具体扣分见 3。

③ 满意度中加扣分项

考核内容	考 核 标 准
所管科室手术医生满意度>90%	1. 每上升 1%加 1 分 2. 每下降 1%扣 1 分 3. 医生满意度<85%开始,每下降 1%加倍扣分(其他科室见阈值)
表扬:调查表、意见本上表扬的次数	1. 锦旗加 2 分/面 2. 书面表扬加 1 分/次(需有感人的事例),到院部 1.5 分/次 3. 报纸、电台表扬加 3 分/次(需提供表扬的材料) 4. 上级检查时被点名表扬,加 5 分/次
批评:医生不满意的次数、投诉次数	1. 批评扣 1 分/次 2. 不满意护士长提名 5 分/次 3. 护理部查房时患者批评扣 2 分 4. 发生纠纷、投诉经查实到大科扣 2 分/次,到护理部 3 分/次,到院部扣 5 分/次,到报社 10 分/次;上级检查时被点名有事例批评,扣 10 分/次 5. 媒体公开批评,此项目不得分

(3) 科室质量 20%

① 计算方法:以护理部组织的、和大科护士长日常质量检查结果为准。关键流程和标准扣分则按实际扣分的条目数,对偶然发生的项目扣 1 分/条;对普遍存在的关键流程和标准的问题扣 2 分/项,对 2 次以上检查仍重复存在的问题,依次翻倍扣分;非关键流程扣分则按规定扣分。护理部、大科护士长的质量检查结果均按规定扣分,具体扣分见下表。

② 质量中加扣分项

日常质量:非关键流程标准,按项目应达到域值	每下降 1 分扣 1 分 检查中要求改进的工作,下次检查仍存在,扣 2 分/项,以后则按次数翻倍扣
上级检查质量	上级检查时专家抽查时或暗访时均能按要求完成,加 2 分/次,受到表扬加 3 分/次 上级检查前院内自查,能按规范做的,加 1~3 分/次
	上级检查前院内自查,未按新要求改进工作的扣 1~3 分/次 上级检查时专家抽查时或暗访时均未能按要求完成,扣 1~3 分/次
科室自控项目	如在上级检查中发现严重普遍问题,而自查中不能发现,视情节轻重扣 1~5 分/项 对自查发现的问题不能进行可行的改进,导致持续存在关键问题的,扣 1~5 分/项;如由此引起严重差错或给患者带来严重后果,此项不得分

(4) 科室人员管理 10%:对本科室护理人员管理中存在的问题,护士长应承担管理责任,扣分则按护理人员考核标准中扣分的分值的一半扣分。科室排班情况:有 1 次科室明确

人力使用不合理,视情况扣 1~4 分。

(5)加扣分

项 目	考核内容	考核结果
全院性工作	承担本职工作以外的护理部及院部管理工作	1. 按时完成各类查房任务,提出建设性意见,被采纳 1 条得 1 分 2. 夜查房漏值,扣 2 分/次 3. 提出书面合理化建议并被采纳者加 1~5 分/项 4. 参与各类规范的制定,视情况得 1~3 分 5. 接受部厅检查时现场表现受到专家现场表扬得 3 分 6. 接待参观 1 次得 0.5 分 7. 参加院外突发事件中伤员抢救,根据贡献程度,外出抢救得 2~4 分,院内得 1~2 分,参与全院性突发事件或调配,1 天~1 周 0.2 分/人次,1 周~2 周 0.3 分/人次,2 周以上 0.5 分/人次 8. 参加或选派人员参加正式竞赛等 2 分/人次 9. 应参加的护理部会议没有正当理由不参加的,扣 1 分/次,对布置的相关内容未主动了解执行的加倍扣
教育培训	1. 大科和护理部培训讲课或主持查房者 2. 参与培训	1. 大科内授课 1 分/次 2. 护理部授课 2 分/次 3. 根据规定,应参加的培训未请假缺席扣 0.5 分/次
教学能力	1. 认真带教,获得学生好评 2. N2 以上成员要对下级护士有指导作用,包括主动指导和求教应答	1. 承担本院继教项目上课 1 分/次 2. 承担全院性培训课程授课 1 分/次 3. 承担大科内培训课程 1 分/次 4. 承担科内业务学习授课 0.5 分/次
各种考核	护理制度;应急预案熟悉及掌握等;管理技能考核、个案考核;各种检查中的被抽考核	理论达标(理论 80 分、操作 85 分),大科考不达标扣 2 分/次,护理部考核不达标扣 3 分/次;护理常规、应急预案、制度考核不熟悉扣 1~5 分/次;护理部达 95 分加 2 分/次;卫生厅抽考科室人员或本人 95 分以上,加 3 分/人次,90 分以上加 2 分/人次,达标加 1 分/人次,不达标,每低 5 分,扣 2 分/人次

第四节 护士长年绩效考核

1. 年工作绩效计算方法

年工作绩效=个人岗位工作(30%月平均工作绩效+5%月报+5%在岗时间+5%护士对护士长工作满意度)+科室管理成效(10%全年质量+10%全年满意度+10%重点工

作＋10％教学培训＋5％科研)＋10％贡献

2. 分值组成说明

(1) 个人岗位工作

① 30％月平均工作绩效＝每位护士长 1 年 4 个季工作绩效的平均数。

② 5％月报:以年护士长手册平均分折算。

③ 5％在岗时间:未遵守规章制度及各项规定,扣 1 分/次,按实际在岗天数计算,超过或不足应上班天数,按 0.2 分/天加或扣。

④ 5％护士对护士长工作满意度:按实际满意度调查结果折算。

(2) 科室管理成效

① 10％全年质量:以全年大科平均质量分值折算。

② 10％全年满意度:以全年大科平均满意度分值折算。

③ 10％重点工作推进:是指每年不同的护理工作任务,根据完成情况,给予 0～5 分(具体标准见每年护理部工作计划)。持续质量改进项目视质量 0～5 分/项。

④ 10％教学培训(按最高分为 5 分折算)

a. 承担继续教育项目:1 次项目负责人加 4 分,主要承办者加 2 分。

b. 实习、进修生带教工作出色得 3 分。

c. 承担本院继教项目上课 1 分/次。

d. 承担新护士导师工作 1 分/人次。

e. 承担全院性培训课程授课 1 分/次。

f. 承担大科内培训课程 1 分/次。

g. 承担科内业务学习授课 0.5 分/次。

h. 科室能按计划对本科室人员进行培训得 4 分。

i. 下列情况不得分:

• 卫生厅抽考或上级检查中被抽人员不达标。

• 各级考核有 2 人不合格。

• 上级部门检查有关培训材料不能按要求提供。

⑤ 科研 5％(按最高分 5 分折算):是指发表文章、科研立项等。

a. 院外护理科研立项或奖项 1 项得 4 分;科室人员 1 项得 1 分。

b. 院内护理科研立项或新项目、奖项 1 项得 2 分;科室人员 1 项得 1 分。

c. 论文:以当年发表论文计,不封顶:在核心期刊发表 1 篇得 1 分,在非核心期刊发表 1 篇得 0.5 分;在继续教育园地发表 1 篇得 0.5 分。

d. 下列情况不得分:科室内(包括本人)无文章发表或无科研立项。

⑥ 10％贡献

a. 表彰获奖 5％:是指在院部及院外层面上的各类奖项。

• 上级部门检查表现(包括护理部组织的检查):被检查 1 次得 1 分,现场表扬加 2 分,大会表扬加 5 分,主动迎查加 2 分(与月奖金中重复计算)。

• 年内获院外护理工作相关的奖项:全国性:科室加 5 分,个人奖加 5 分;省内:科室加 4 分,个人奖加 3 分;市内:科室加 3 分,个人奖加 2 分;院内:科室加 2 分,个人奖加 1 分。

b. 贡献 5%。

• 杜绝差错事故 1 起,得 2 分。

• 积极接待外院参观,接待者 3 次得 1 分,5 次以上得 3 分。

• 积极参与关心全院护理工作发展(以书面建议为准),能提出问题并提出建设性意见,被采纳 1 项视项目得 0.5~5 分。

(3) 加扣分

① 下列情况此项不得分:

a. 发生差错,并且隐瞒不报经查实者,扣 5 分/次。

b. 重大检查出现了不应该出现的问题(如强调过的问题),扣 5 分/项。

c. 由于不当的言行举止,使患者到纪委投诉,或扩散到社会媒体,造成社会影响的,扣 5 分/次。

② 参加护理会诊(指不影响本人的正常工作的情况下),年会诊量 10 个以上得 2 分,5 个以上得 1 分。

③ 承担院学组工作,督导得 3 分,组长得 3 分,秘书得 3 分,学组成员并能在所在科室开展相应工作加 1~2 分(要有科室和学组的双重评价认可)。

④ 承担继续教育项目,1 次项目负责人加 4 分,项目授课 1 次得 1 分。

⑤ 能给全院或全科推广使用的持续质量改进项目或指标改进,视质量 1~3 分/项;情境培训、循症护理 1 项得 0.2 分。

⑥ 参加院外突发事件中伤员抢救,根据贡献程度,外出抢救得 2~6 分,院内得 1~4 分。

⑦ 年内接受部厅检查 1 次护士长得 2 分,没有出现预计到的问题,得 3 分,现场表现或日常工作受到专家现场表扬得 3 分。

⑧ 能给全院或全科推广使用的持续质量改进项目或指标改进,视质量 1~5 分/项;情境培训 1 项得 1 分,循症护理。

⑨ 排班中人力使用不合理的,1 次扣 2 分,有多余人力未主动报告大科或护理部,1 次扣 2 分。

第二章 护理人员奖金分配

第一节 奖金分配原则

奖金分配原则体现多劳多得、优劳多得。

1. 新分配人员:工作当年无奖金(当年内 5 个月);第二年平均奖的 50%,记录工作时间,用于计算加班补贴;第三年全奖。

2. 轮转定科的人员:轮转到手术室前 3 个月每月平均奖的 30%,第 4 个月开始平均奖的 50%，记录工作时间，用于计算加班补贴；拿满一年后全奖。

3. 规范化培训轮转的人员：轮转到手术室工作每月平均奖的 50%。

4. 产假人员：平均奖的 40%。

5. 病假人员：按实际工作日计算。

6. 公伤人员：按照规定办理。

7. 外出学习、进修人员：按月发放科室平均奖。

8. 门口、消毒员：消毒员按月发放科室平均奖，门口护士每月平均奖的 85%。

9. 科护士长和护士长：全体护理人员奖金总额排名第三的奖金；副护士长：排名第五名的奖金，晋升副主任护师后排名第四的奖金。

10. 辞职前一个月无奖金。

11. 夜班每个班每人补贴 100 元，周末、节假日值班每个班每人 40 元，平时工作日值班每个班每人 20 元。

12. 加班费每小时 20 元，每天连续工作超过 12 小时（20:00）以后的时间加班费每小时 40 元，不重复计算。

第二节　月奖金分配公式

1. 奖金组成

（1）10%能级＋20%质量＋60%工作量（工分 30%，时间 30%）＋10%护士长基金＝个人奖金

（2）10%护士长基金分配：夜值班补贴；全勤奖励；加分奖励；承担额外工作补贴；组长补贴（基金减去补贴后的 20%）：根据考核发放，带教导师补贴为组长补贴的 50%。

（3）能级系数计算：奖金总额的 10%。

N1 系数：0.8。

N2 系数：1.0。

N3 系数：1.2。

N4 系数：1.4。

2. 记工作量细则

（1）据实填写工分单，不定期抽查，发现记录不属实，取消当天工作量，并白板公示。

（2）所有接台病人从进手术间开始计时；二楼麻醉恢复期间只记到拔管时间，最后一台手术记到病人出手术间。

（3）每天手术连续超过 12 小时以后的加时按 40 元/小时计算，工作量中不再重复统计。

（4）最后一台手术结束后根据需要，留 1~2 名护士观察病情至病人离开手术间。

（5）值班、夜班的工作量计算：依据相关规定取得的工作量、时间的总和根据人数均分。

第三节　年奖金分配

1. 原则　体现多劳多得、优劳多得方针,向对科室发展做出贡献的人倾斜。

2. 公式

年绩效奖金数＝科室年总奖金数/所有人员年绩效和个人年奖金＝个人年绩效×1分年绩效奖金数＋(－)奖惩

3. 手术室护士奖惩条例

(1) 奖励

① 突发事件中或抢救病人中有突出事迹加100元。

② 及时发现病人病情变化,为抢救赢得时间者酌情加50元。

③ 杜绝严重过失和事故者,酌情加100元。

④ 委屈奖:医生对手术室相关规定不理解或不配合,对护士造成身心伤害,护士以工作为重不计较,加100元/人次。

⑤ 各项比赛获奖者,加50元。

(2) 处罚

① 医德医风

a. 服务态度差,按情节自100元起扣发奖金。扣绩效分10分。

b. 发生手术间内争吵或因不团结影响工作,按情节扣1～3个月奖金。当月绩效分0分。

c. 发生投诉(患者、患者家属、本院职工、相关科室等),一经查实,按情节自100元起扣发奖金。扣绩效分10分。

② 劳动纪律

a. 仪表不符合要求,每项扣50元。扣绩效分5分。

b. 外出未更衣换鞋或穿制服离院(部分因工作需要例外),每次扣50元。扣绩效分5分。

c. 迟到<5分钟,扣10元;>5分钟,扣30元;30分钟按旷工处理。每月一次扣绩效5分、第二次扣15分,三次扣30分,以此类推,直至扣完。

d. 早退:10分钟内,扣奖金100元,扣绩效分5分;>10分钟,扣当月1/3奖金。每月一次扣绩效5分、第二次扣15分,三次扣30分,以此类推,直至扣完。

e. 在手术间做私事(吃口香糖、看小说报纸、刊物、做习题、吃点心、喝水、玩游戏)扣100元,扣绩效分10分/次,第二次加倍。

f. 亲朋陪伴上班(包括本院不在工作时间内的工作人员),扣1个月奖金;扣绩效分10分/次,第二次加倍。

g. 未经护士长同意而私自调班,扣50元。

h. 危害性病假一次扣半个月奖金,二次以上翻倍扣,不封顶。

i. 离岗未登记,扣50元/次。备注:离岗30分钟不能归来,须打电话通知报告护士长,说明原因并经同意。>30分钟,除电话告知外,另需补时间。

j. 脱岗<5分钟,扣半个月奖金;5～10分钟,扣一个月奖金;>10分钟,扣2个月奖金。

不服从工作分配,第一天扣1个月奖金,第二天起按旷工处理。旷工1天扣半年奖金,2天,降级使用,2天以上交人事处处理。

③ 护理质量

a. 因护理不当发生手术患者皮肤损害,扣100元/人次,扣绩效分5分。

b. 观察病情不及时,延误抢救时机,根据情节及后果扣奖。

c. 各种手术相关护理文件提前记录,扣5元/项;未记录,扣10元/项;未及时记录(无特殊原因),扣5元/项。伪造护理记录,扣1个月奖金并离岗学习。

d. 消毒隔离违反无菌操作规程,扣50元/次;不执行手卫生条例,扣50元/次;违反垃圾分类条例,扣50元/次。

④ 护理管理

a. 仪表不规范,扣50元/项。

b. 治疗执行后未签名,扣50元/次。

c. 手术间有过期物品,扣50元/类。

d. 因个人不规范操作造成病人财产损失者,按实际损失金额赔偿;造成医院财产损失,由医院讨论处理。

e. 遗失或损坏科室物品,照价赔偿。

f. 当班工作未完成,影响下一班工作,扣50元/次。

g. 周五收费员下班时未完成的手术,收费由巡回护士当日完成;周五夜班至周日值班的急诊手术收费由当班护士完成。未执行者1次扣50元。造成漏费者,费用在1000元以内,全价赔偿,超过1000元部分,按50%赔偿。

⑤ 护理过失、事故:发生一般过失,如及时上报并做改进,则不扣;如没有上报或上报后未能按改进措施执行,视情节轻重扣每次500元至1个月奖金,如屡次不改者,加倍扣奖金;给患者造成严重后果或给医院带来严重后果的严重差错扣1～3个月奖金;实习、进修生发生过失事故,带教老师承担责任。

⑥ 知识技能

a. 操作考试不合格除需要参加补考外,成绩不合格扣100元;成绩低于合格线20分以下扣300元;首次补考不及格,根据补考分数加倍扣;第二次补考不及格,根据补考分数加双倍扣。

b. 理论考试不合格者除需参加补考外,成绩低于合格线每10分,扣100元;首次补考不合格,根据补考分数加倍扣;第二次补考不合格,根据补考分数双倍扣。

c. 考试作弊,扣当月奖,作弊2次,降级或解聘。

d. 院级以上考试加倍扣奖。

e. 未征得护理部同意,缺考者扣当月奖,并补考。

f. 质控检查提问回答中有原则性错误,扣20元/题。

(3) 离岗学习、降级等

① 医德医风

a. 投诉2次,经查实者,离岗学习;投诉3次,经查实者,降级使用或解聘或待岗。

b. 服务态度差,违反护士行为规范2次,离岗学习;3次,降级使用或解聘或待岗。

c. 手术间内争吵或因不团结影响工作2次,离岗学习;3次,降级使用或解聘或待岗。

　　d. 对存在的问题,经教育 3 次不改者降级使用或待岗或解聘。

　　② 劳动纪律

　　a. 迟到、早退:2 次办学习班,3 次降级使用或解聘或待岗。

　　b. 脱岗:降级使用或解聘。

　　c. 亲朋陪伴上班:1 次离岗学习,2 次降级使用或解聘或待岗。

　　③ 护理质量

　　a. 伪造护理记录 1 次离岗学习(性质严重),2 次降级使用或待岗或解除合同。

　　b. 安排工作 3 次均不能胜任,降级使用或待岗或解除合同。

　　c. 严重违反药品管理原则 1 次,降级使用或待岗或解除合同。

　　d. 观察病情不及时,延误抢救,造成严重后果者,降级使用或待岗或解除合同。

　　e. 违反操作规程、常规等,造成严重后果者降级使用或待岗、解除合同。

　　④ 护理过失、事故(二年内)

　　a. 过失未造成后果,如不能按照改进措施执行,再次发现则离岗学习 3 天,如 2 次以上不能按改进措施执行,则降级使用或待岗或解除合同。

　　b. 严重过失造成后果,1 次离岗学习 1 周,如不能按照改进措施执行,再次发现则降级使用或待岗或解除合同。

　　c. 因工作中经常出现不安全因素(属严重过失 2 次,属一般过失 5 次,但均被他人杜绝),降级使用或待岗或解除合同。

　　⑤ 三基考核

　　a. 操作考试同一项目 2 次考试(包括补考)不及格者,降级使用或待岗或解除合同。

　　b. 理论考试不及格累计 3 次(包括补考),降级使用或待岗或解除合同。

　　c. 考试作弊者,1 次办学习班,2 次降级使用或待岗或解除合同。

　　(4) 实施办法

　　① 离岗学习视问题 3 天～1 周,可规定内容安排自学。

　　② 学习结束时进行相关内容的考核,合格者方能重新上岗。

　　③ 学习时间不记录出勤。

　　④ 降级使用者 3～6 个月经考核合格后重新上岗,首次考核不合格者继续降级使用 3～6 个月后再次考核,仍不合格者不再考核,作长期降级使用或解除合同。

　　⑤ 降级使用指标

　　a. 原能级降一级并且给予降级后能级待遇(奖金方面)。

　　b. 工作岗位根据具体情况在科内重新调岗,以基础护理工作为主。

第五篇

手术室护士培训

第一章　手术室护士分层级培训

建立分级、分层次培训制度,要求科室护理人员参加科内组织的对应层次教育培训率达到 90％以上,并与个人当年考核挂钩。

1. N0、N1 级护理人员:注重规范化培训和基础培训。

2. N2 级护理人员:注重实际操作能力和独立工作能力的培训。

3. N3 级及以上护理人员:注重临床教学、质量管理、科研工作能力培训。

第一节　手术室护士培训效果追踪和评价机制

为确保手术室护理人员培训方案有效实施,培养计划能够落实,并能达到预期培训目标,必须建立手术室护士培训效果的追踪和评价机制。

1. 由手术室分管教学护士长、教学组长、专科组长、专科导师共同组成教学组。

2. 由手术室教学组负责,严格按照手术室护理人员培训方案和培养计划完成各级护士的培训。并负责培训效果的追踪和评价。

3. 运用《手术室授课评分表》定期了解学员对授课老师培训效果及授课水平的评价,不合格者,取消授课资格。

4. 手术室护士培训分为理论、操作、临床实际工作能力三部分,理论考核:优秀:90～100 分,合格:80～89 分,不合格:79 分及以下;操作考核:优秀:90～100 分;合格:85～89 分;不合格:84 分及以下。临床实际工作能力考核:优秀:90～100 分,合格:80～89 分,不合格:79 分及以下;培训合格率要求达 100％。

5. 培训效果追踪由分管教学护士长及教学组长负责,专科组长和专科导师配合完成各能级护理人员的入职培训考核,轮转出科考核,季度培训考核,年度培训考核,专项培训考核,独立工作能力评估,晋级、晋升考核等工作。通过考核成绩对培训效果作出分析和评价。

6. 护士长对规范化培训阶段护士每月综合评价一次,科护士长每半年进行一次综合评价。

7. 各级护士考核成绩除和个人挂钩外,规范化培训学员成绩还和专科带教导师绩效考核挂钩。培训考核成绩记录在个人技术档案中。

8. 培训计划落实率、培训合格达标率及带教质量反馈结果与个人绩效考核、奖金分配、年终考核、晋升晋级等挂钩。

9. 手术室教学组每半年对培训效果进行综合分析评价,及时调整培训方式及方法,有针对性的进行持续质量改进,确保培训效果。

10. 每年总结培训成效,对存在问题进行分析,修改制定下一年度培训方案和计划。实现培训工作的持续质量改进。

第二节　手术室护士培训方案和培养计划

1. 手术室护士培训方案

手术室护士培训分为工作第一年的手术室规范化培训和以后的各能级护士的继续教育培训。N0、N1 级护理人员注重规范化和基础培训。N2 级护理人员注重实际操作能力和独立工作能力的培训。N3 及以上护理人员注重临床教学、质量管理、科研工作能力培训。通过建立分级、分层次培训制度,使手术室护士形成良好的专业素质,熟悉手术室护理工作制度,掌握手术室专业护理知识和相关手术专科的基本理论,熟练掌握手术室护理技术操作和各专科手术配合护理常规。具备独立工作能力,能够胜任和其能级对应的手术室护理工作。科室根据各能级护士的工作要求和需要,结合专科发展,统一安排组织培训内容,主要的培训方式以自学和不断的临床实践为主。要求科室护理人员参加科内组织的对应层次教育培训率达标,并与个人当年考核挂钩。

【培训目标】

① 手术室护士规范化培训率、达标率达 100%。

② 完成护理部组织的护士规范化培训,培训率、达标率达 100%。

③ 通过为期一年的培训和护理实践,掌握手术室各项护理工作制度及各班各岗工作任务和质量标准。掌握手术室专业基础理论知识和基础护理操作。掌握手术室常见中小手术的洗手配合,掌握各种常见应急问题的处理,通过 N0 级护士独立工作能力评估考核。

【培训对象】新入手术室的 N0 级护理人员。

【培训方法】集体授课、小组讨论、情境演练、操作示范、案例实践、口头交流、实际操作、导师一对一带教等形式。

① 手术室入职培训:集中一个月全脱产培训。

② 上岗后培训:跟随导师完成临床实践培训及阶段理论培训。

【培训内容】

① 理论培训:手术室各项护理工作制度;各班各岗工作任务和质量标准;手术室专业基础理论知识;手术室基础护理操作;手术室医院感染预防与控制、手术室安全护理;手术室职业损伤及预防等知识和技能,手术患者的护理评估等。

② 技能培训:对手术室基础护理操作项目集中进行培训,由分管教学护士长及教学组长进行操作示范,并逐项讲解,相互练习观摩。

③ 实际工作能力培训:完成一个月的入职培训后,经理论考核和操作考核合格跟随专科导师进入临床实践阶段培训。

【培训要求】

① 课件由教学组组稿,集体讨论、备课及审核。

② 规范化培训人员要准时参加培训,培训时间为每个月第一周的周五。参加培训人员应主动按培训要求达到培训目标,在培训记录本中认真记录每次参加培训的内容。

③ 进入实际工作能力培训阶段后,每轮转一专科,须及时认真做好手术配合笔记,出科前进行小结,重点小结专科理论及操作技术掌握程度,手术配合技能掌握程度,存在问题及

今后努力方向,于轮转结束后一周内完成。

④ 每个专科轮转结束前,必须通过出科考核,成绩合格才能进入下一个专科轮转培训。

⑤ 护理部年中和年终的操作考核、三基理论考核、临床实际能力考核成绩不合格者,当年不晋级。

【考核要求】

① 手术室入职培训考核:完成手术室护士入职培训后,进行理论和操作考试。理论考核优秀:90~100分,合格:80~89分,不合格:79分及以下;操作考核:优秀:90~100分,合格:85~89分,不合格:84分及以下。

② 上岗后培训考核:按照轮转计划进入各专科轮转培训,出科前由轮转专科组长、教学组长负责进行理论、技能、临床能力考核,进行评价并作出鉴定,记录于《规范化培训考核手册》中。

③ 分阶段分目标考核:每月对专科基础操作项目、专项内容及项目进行考核,考核结果与导师绩效挂钩。

④ 独立工作能力评估考核:护士完成为期一年的《手术室护士规范化培训》后,由教学护士长、教学组长、专科组长、导师组成的考核组,对培训对象进行工作表现、知识、技能、临床实践能力四方面的综合考评,具体包括专业素质、手术室基础及专业理论知识和技术操作、护理制度及应急预案、护理文件书写、常见手术配合护理常规及沟通交流技能等。考核合格,可以独立参加手术室值班、夜班、加班等工作,未通过考核者,继续进行临床工作能力培训,直至考核合格。

⑤ 考核组织:专科导师、教学组长对规范化培训阶段护士每月综合评价一次,护士长每季度进行一次综合评价,科护士长每半年进行一次综合评价,护理部每年进行一次综合评价。

⑥ 考核结果:日常工作质量检查考核结果,计入个人绩效考核。导师、教学组长、护士长经常与护士沟通,并帮助其分析原因,明确努力方向。对多次培训效果不佳者,及时提报护理部。考核结果与奖金、年终考核、定级、晋级等挂钩。

2. 手术室各能级护士的培训方案

【培训目标】手术室各能级护士培训率、达标率达100%。

【培训对象】手术室N1—N4级的护理人员。

【培训方法】根据培训要求和内容不同,实行分层次分级培训,培训形式不限,读书报告、集体授课、小组讨论、情境演练、操作示范、案例实践、护理查房、早会提问等形式均可。

【培训内容】手术室专科理论及操作,各专科手术相关理论及知识,护理管理、护理教育、护理科研、手术室护理进展等。

【培训要求】

① 护理人员培训要求全员参与,人人达标。

② 培训应结合岗位需求和岗位特点,采取多种形式,建立以岗位培训为主、集中授课和自学为辅的培训体系,按能级体现分层次分级培训的原则,注重实效,注重护理人员综合素质和实际工作能力的培养,以提高专业技术队伍整体素质。

③ 三基培训:重点对象为工作10年内的护士,围绕临床工作与优质护理相关的重点内容进行培训,以核心制度、应急预案、急救技能、护理管理制度作为全年常规培训内容;对参

加三基理论及操作薄弱的护士重点监控。

④ 继续教育:重点是参与院护理部、大科组织的专科进展、优质护理内涵建设相关内容培训。其次可以拟定计划有计划的派遣护士外出参加专科的继续教育学习班的理论与实践的学习。相关学习培训内容记录在护士培训手册中。

3. 各能级护士培养计划

层级	目　标	要　求
N4	1. 能对各类护理人员进行专业培训; 2. 能指导下级护理人员解决本科护理工作中的疑难问题,并指导科研论文写作; 3. 熟练掌握专科护理评估与沟通交流技巧; 4. 每年Ⅰ类学分达到10分,Ⅱ类学分达到15分; 5. 每年在核心期刊发表专业论文1篇以上。	1. 主持护理查房2~3次; 2. 主持疑难、重大、新开展手术讨论; 3. 继续教育讲座授课2~3次; 4. 负责进修护士带教; 5. 开展新技术新业务1项; 6. 参与手术室护理科研,3年内争取立项1~2个; 7. 参加院护理各专业学组并在科室发挥相应作用。
N3	1. 能对N2、N1、N0护士进行专业培训; 2. 能进行实习生带教; 3. 熟练掌握专科理论及技术; 4. 能指导下级护理人员解决本科室护理工作中的一般问题; 5. 熟练掌握专科护理评估与沟通交流技巧; 6. 每年Ⅰ类学分达到10分,Ⅱ类学分达到15分; 7. 每年投稿1篇,每2年在护理期刊发表专业论文1篇以上。	1. 主持护理查房1次; 2. 主持疑难、重大、新开展手术讨论1次; 3. 科室继续教育讲座授课1~2次; 4. 参与进修护士带教; 5. 配合开展新技术新业务1项; 6. 参与手术室护理科研,5年内争取立项1个; 7. 鼓励参加院护理各专业学组并在科室发挥相应作用。
N2	1. 能对实习生进行带教; 2. 能指导N1、N0护士进行工作; 3. 掌握专科理论及技术; 4. 熟悉专科用药知识; 5. 掌握专科护理流程及专科护理进展; 6. 掌握专科护理评估与沟通交流技巧; 7. 每2年投稿1篇,争取每3年在护理期刊上发表论文1篇。 8. 每年Ⅱ类学分达到15分。	1. 参与或主持护理查房1次; 2. 实习生讲座授课1~2次; 3. 每月文献学习1次(早会或业务学习汇报)。
N0—N1	1. 熟悉专科理论; 2. 掌握专科操作; 3. 完成规范化培训,考核合格; 4. 熟练掌握工作流程、三基理论、核心制度等; 5. 指导实习护士工作; 6. 熟悉专科护理评估与沟通交流技巧; 7. 每年Ⅱ类学分达到15分。	1. 参与护理查房1次; 2. 临床护理实践体会交流1次; 3. 及时完成规范化培训手册; 4. 读书报告1次; 5. 参加学习型小组活动并在科室以PPT形式进行汇报。

4. 各能级护士具体培训内容及要求

（1）讲师在讲课前一周需将准备的课件交给教学组审核；

（2）规范化培训人员要准时参加培训，培训时间为每个月第一周的周五；

（3）规范化培训人员参与率达到100%；

（4）每个月完成操作和理论考核。

第二章　科室各能级人员专科培训学分认定

第一节　Ⅰ类学分获得范围

1. 参加院级各类继续护理教育学习班。

2. 参加急诊专科的医疗及护理的各类继续医学教育学习班。

3. 参加国家级、省市级的护理及手术室的有关学术会议及交流。

第二节　Ⅱ类学分获得范围

1. 学习"护理继续教育园地"（全年10分）。

2. 护理部、大科组织的业务学习与护理查房（每次0.5分）。

3. 手术室组织的科室业务学习、护理查房、病例讨论及专科讲座（每次0.1～0.2分）。

4. 参与新项目与新技术的开展，发表的护理论文（每篇按级别排名可得5、3、1分）。

第三节　学分登记与认定

1. Ⅰ类学分获得必须参加国家、省、市级相关继续护理教育学习班的学习，并获得学分证书。

2. Ⅱ类学分获得必须有原始资料作为凭证，"护理继续教育园地"的每次练习，护理部、大科组织的业务学习与护理查房的参加以网上报名、会时签到及记录内容为据；手术室组织的业务学习、护理查房、病例讨论也是以签到和笔记为据；发表学术论文的复印件；讲座的邀请函或其他凭证。

3. 经过培训后获得的学分及时到护理系统继续教育学分登记平台进行登记。病区层面由护士长在护理系统中进行培训计划的维护、审核；大科及护理部层面由科护士长及护理部进行培训计划的维护和学分审核；本科室继续教育项目及外出学习所获学分（须与护理相关或与本专科内容相关），在学习结束一周内带学分证书及学习小结到培训科登记，参加人员在一个月内进行"用户确认"，由培训科审核；发表论文由个人在护理人员技术档案中登记，并上交复印件1份至护理部留存审核。

4. 年度年终学分认定一律以护理管理系统记录为准。

第六篇

手术室应急预案

第一章 手术室突发事件应急处置预案

1. 总则

（1）组织目的和依据：手术部是医院水、电、气、各种医用气体、各种设备、仪器数量和使用集中的主要场所，它承担着全院繁重、复杂的手术治疗工作，任务艰巨，出现紧急情况的几率高，问题严重，经常遇到特殊事件或急、危、重病人的抢救，为了提升护理服务品质，增强护理人员的急救意识与应急能力，规范急救护理行为，争分夺秒地挽救病人生命，保障医疗安全和病人安全、提高对突发性医疗事件的应对和处理能力，根据手术室工作性质和相关管理规范的要求，结合手术室实际工作情况，制定本预案。

（2）适用范围：在手术室各项护理工作中可能遇到的各种突发事件以及意外紧急情况时的处置应对。

（3）工作原则：任何时间发生紧急、特殊情况时，在岗人员便是当然的第一组抢救成员。需要大量人员参与或有要解决的问题，及时与护士长联络并采取相应的紧急措施。

（4）突发事件的种类

① 群伤群发事件，大批伤员手术。

② 患者意外情况的发生：麻醉意外；手术中患者突然呼吸或心跳骤停；术中大出血；手术部位错误；手术患者错误；坠床；电灼伤等。

③ 仪器、设备意外情况的发生：接错气体、电线短路、仪器、吸引器故障等。

④ 停电、火灾、泛水等意外情况的发生。

⑤ 物品清点有误、给药、输液、输血有误。

⑥ 医护人员意外的发生：锐器伤；遭遇暴徒等。

2. 应急组织体系和职责

（1）应急处置工作领导小组：手术室成立由护士长及护理骨干组成的突发事件应急处置工作领导小组，负责手术室相关事件的应急处理工作。

（2）职责：由手术室突发事件应急处置工作领导小组负责制定手术室突发紧急事件应急处理预案；并组织对手术室护士进行有关应急处理知识和技术的培训；按规定报告事件的有关信息。统一组织、指挥应急处理工作；手术室每位护士在工作中遇有突发事件及紧急情况，按照手术室突发事件及紧急情况的响应原则，启动应急预案。

3. 运行机制

（1）应急处理流程

① 遇有工作中发生意外或紧急抢救者，手术室护士立即采取应对处理及配合抢救，并认真记录。

② 及时向护士长汇报，协助成立抢救小组，保证各项抢救措施尽快到位。

③ 护士长根据了解的实际情况，向科主任汇报。

④ 根据突发事件性质及需要,立即通知相应数量及资质的护士到岗。按技术程度、能力大小来组织配备相应的力量。

(2) 预警:手术室护士发现有关情况后及时向护士长报告并提出预警;达到预案规定情形的,启动相应级别的应急响应。

(3) 应急保障:人员、物资、通讯。

① 人员:手术室每天安排不同年资备班护士 2 名,根据急诊应急需要,首先通知第一备班护士到位,仍不能满足应急需求时,再通知第 2 备班护士到位。还不能满足应急需求时,由护士长通知相应数量及资质的护士到位。

② 物资:手术室负责手术所需各种器械、敷料及耗材的供应,如库存物资不能满足手术所需,由护士长通知相关部门及人员到位,保证手术及抢救需要。

③ 通讯:见科室人员通信一览表。

4. 监督管理

(1) 宣传与培训:制定手术室各种突发事件及紧急情况应急预案,手术室护士人手一册,对新入职护士要求自学,并在科室组织学习和培训,要求每位护士熟悉内容并掌握。

(2) 演练:对常见突发事件及紧急情况开展情境培训及护理查房,开展相关演练,提高手术室护士应急能力及水平。

本预案自发布之日起实施。

第二章　重大突发公共卫生事件护理应急预案及流程

【应急预案】

1. 凡遇引发 10 人以上创伤,需要紧急手术救援的灾害性事件应立即报告。

2. 值班护士详细了解伤员人数、创伤部位、病情及拟施手术。

3. 报告麻醉医师、护士长,节假日及晚夜间还应报告总值班。

4. 护士长做出应急处理的同时,报告科护士长、科主任。

5. 科护士长报告护理部。

6. 值班护士按病情及手术需要,准备手术物品。

7. 根据创伤危及生命的程度,按照轻重缓急合理安排手术次序。

8. 配合抢救。

【流程】

10 人以上创伤→详细了解伤员人数、病情及拟施手术→逐级上报→根据病情及手术需要备物→根据病情安排手术次序→配合抢救

第三章　术中物品清点不清时应急预案及流程

【应急预案】

1. 台上、台下仔细查找,包括手术台、器械车、脚底、污染敷料、手术衣、垃圾袋、吸引器瓶、房间各个角落。

2. 立即报告术者,暂停手术,协助在术野内查找。通知护士长,再次查找。

3. 可显影物品通知放射科即刻拍片,确认是否遗留术野内,术中无法拍片时,应于手术结束后在手术室拍片,确认无误后,将病人送回病房,如在术野内即行取出。

4. 不显影物品,请术者在术野内仔细查找,确认未在术野内遵医嘱关闭切口。

5. 术后另填手术护理记录单,详细记录并请术者签字后交护士长存档,如有 X 线片一同存档。

【流程】

仔细查找→报告术者→术野内查找→显影物即刻拍片或术后拍片→非显影物术野及室内查找→术者确认术野没有→关闭切口→记录→术者签字→同 X 线片一并存档

第四章　术中吸引器故障的应急预案及流程

【应急预案】

1. 仔细查找各连接处是否脱落,有无堵塞,压力表是否正常,及时处理上述情况。

2. 如仍不能有效吸引,更换吸引接口或使用备用吸引器后继续手术。

3. 通知护士长、设备层协助查找原因。

4. 报告术者暂停手术,如有出血,使用纱布、纱垫、棉条、棉片压迫止血。

5. 折住吸引器管道,防止管道内的液体回流,污染术野。

6. 通知麻醉师做好应急措施,防止病人误吸。

【流程】

找原因→处理→取备用吸引器→通知护士长、设备层→报告术者暂停手术→通知麻醉师→台上备齐止血用物→折住吸引器管道以防回流

第五章　术中输错血的应急预案及流程

【应急预案】

1. 立即停止输血,更换输血器,报告术者及麻醉师。

2. 密切观察病人生命体征及有无输血反应,备好抢救药物及抢救物品。遵医嘱采取相应的急救措施。

3. 保留血袋及输血器,并抽取患者血样一起送输血科。

4. 报告护士长,积极配合抢救,保持清醒、冷静,认真核对,防止乱中出错。

5. 当事人详细记录,再次核对病人姓名、年龄、性别、床号、住院号、血型、献血人血型、交叉配血实验结果、血液有效期,通知血库查找原因。

6. 按护理缺陷上报流程逐级汇报处理。

【流程】

停止输血→报告术者、麻醉师→观察生命体征→备急救药物→参与抢救→保留血袋、抽血送检→报告护士长→详细记录→按流程逐级上报处理

第六章　手术患者发生输血后发热反应时的应急预案及流程

【应急预案】

1. 反应轻者减慢输血速度,报告医生。

2. 反应重者立即停止输血,密切观察生命体征,给予对症处理(发冷者注意保暖、高热者物理降温),并及时通知医生。

3. 必要时遵医嘱给予解热镇痛药和抗过敏药物(异丙嗪或肾上腺素皮质激素等)。

4. 保留血袋,必要时抽取患者血样一起送输血科。

5. 密切观察病情变化,监测体温,做好护理记录。

【流程】

1. 反应轻者减慢输血速度→报告医生

2. 反应重者立即停止输血→密切观察生命体征→遵医嘱给予对症处理→保留血袋,必要时抽血送检→密切观察病情变化→监测体温

第七章　手术患者发生输血后过敏反应时的应急预案及流程

【应急预案】

1. 轻度过敏反应减慢输血速度,报告医生,遵医嘱给予抗过敏药物,如异丙嗪或地塞米松等。

2. 中、重度过敏反应者,立即停止输血,通知医生。遵医嘱皮下注射盐酸肾上腺素0.5～1 mg或静脉滴注氢化可的松、地塞米松等抗过敏药物。

3. 呼吸困难者给予氧气吸入,严重喉头水肿者由医生行气管切开。

4. 循环衰竭者遵医嘱予以抗休克治疗。

5. 保留血袋,必要时抽取患者血样一起送输血科。

6. 密切观察病情变化,做好护理记录。

【流程】

1. 轻度过敏反应减慢输血速度→报告医生→遵医嘱给予抗过敏药物

2. 中、重度过敏反应者立即停止输血→遵医嘱给药→配合抢救→保留血袋,必要时抽血送检→密切观察病情变化

第八章　术中发生电灼伤的应急预案及流程

【应急预案】

1. 如为电击伤立即切断电源,通知术者、麻醉师、护士长,夜班上报主班,观察病人病情,给予对症处理。严重者通知相关科室及时进行抢救。

2. 保护现场仪器状态,通知器械工程师查找原因。

3. 如为皮肤电灼伤,通知术者、麻醉师、护士长,请相关科室会诊,对症处理,采取必要的护理措施。

4. 保护好受伤部位,较小的烧伤涂抹烫伤药物。

5. 在手术记录单上做详细记录,并和病区护士当面交接。

6. 按护理缺陷上报流程逐级汇报处理。

【流程】

切断电源→通知术者、麻醉师、护士长→检查伤情→通知相关科室处理→工程师查原因→手术记录→和病区护士当面交接→按流程逐级上报处理

第九章　术中给错药的应急预案及流程

【应急预案】

1. 立即停止给药,保留好注射器及安瓿,报告术者及麻醉师。

2. 采取急救措施,遵医嘱给予拮抗药。

3. 密切观察病人生命体征,备好抢救药物及物品。

4. 通知护士长,协助抢救病人,保持清醒、冷静,认真核对,防止乱中出错。

5. 按护理缺陷上报流程逐级汇报处理。

【流程】

停止给药→保留安瓿、注射器→报告术者、麻醉师、护士长→观察生命体征→备抢救药品→参与抢救→按流程逐级上报处理

第十章　手术开错部位时的应急预案及流程

【应急预案】

1. 立即停止手术,注意保护性医疗,不慌乱,不在手术间议论。

2. 向护士长及科主任汇报,采取妥善应急措施。

3. 重新核对病历及相关检查资料,确认手术部位后缝合原切口重新开始手术。

4. 按护理缺陷上报流程逐级汇报处理。

【流程】

停止手术→向护士长及科主任汇报→再次核对病历及相关检查资料→确认手术部位→重新开始手术→按流程逐级上报处理

第十一章　接错病人的应急预案及流程

【应急预案】

1. 发现后立即上报护士长,通知手术医师。

2. 妥善处置病人,做好解释安慰工作。

3. 如已经做完静脉穿刺、麻醉、深静脉穿刺等工作,应注意保护性医疗,与护士长、麻醉师、术者协商,做好病人及家属的交待工作。

4. 按护理缺陷流程逐级上报处理。

【流程】

向护士长汇报→通知医师→安慰病人→向家属交待→逐级上报处理

第十二章　病人坠床时的应急预案及流程

【应急预案】

1. 保持镇定,立即通知医师、护士长,洗手护士、巡回护士迅速同手术医师或麻醉师一起将病人抬到手术床上(若为清醒病人,首先要安抚病人)。

2. 检查病人全身情况,准确判断病人头部及身体有无跌伤、四肢有无骨折,进行相应处理。

3. 根据病情需要做好急救准备,遵医嘱进行相应处理。

4. 巡回护士立即检查输液情况,若已脱出,需马上重新进行静脉穿刺。观察病人生命体征,若出现危急情况马上参与抢救并仔细核对抢救用药。

【流程】

通知医师、护士长→检查伤情→抬病人至手术床上→有问题备急救物品实施抢救处理

第十三章　手术患者发生呼吸心搏骤停时的应急预案及流程

【应急预案】

1. 患者进入手术室,在手术开始前发生呼吸心搏骤停时,应立即:

(1) 建立静脉通道,必要时开放两条静脉通道,快速备好急救药物。

(2) 配合手术医师及麻醉师行胸外心脏按压、人工呼吸、气管插管,根据医嘱应用抢救药物。严格查对,保留各种药物安瓿及空瓶,据实记录抢救过程。

(3) 必要时准备开胸器械,行胸内心脏按压术。

2. 术中患者出现呼吸心搏骤停时,应立即:

(1) 配合术者及麻醉师先行胸外心脏按压。

(2) 未行气管插管的患者,应立即行气管插管辅助呼吸,必要时再开放一条静脉通道。

（3）根据医嘱应用抢救药物时严格查对。

（4）保留安瓿及药瓶，据实准确记录抢救过程。

【流程】

开放静脉→备抢救药物→胸外按压→气管插管→遵医嘱用药→密切配合→保留安瓿、药瓶→据实记录

第十四章　发生火灾时的应急预案及流程

【应急预案】

1. 医护人员要保持清醒头脑，冷静面对。如火灾发生在白天，听从护士长指挥；若发生在夜间，由高年资护士负责。有组织、有秩序地将病人转移至安全区域。

2. 火灾初起时火势较小，用灭火器、自来水等灭火工具在第一时间扑灭。

3. 当火势难以控制时，应让病人及时撤离火场，同时上报院有关部门并拨打"119"电话。

4. 报警时要清晰说清火灾发生的准确地点及具体情况，使消防员迅速有备而来。

5. 根据手术病人情况，迅速封闭切口，麻醉科医师迅速接好各种抢救设备如氧气袋、呼吸机、检测仪等。由术者和洗手护士、巡回护士共同将病人从走廊安全门通道有秩序地撤离。

6. 若大火已封锁出口时，应退守房间，用敷料、被子等物堵塞门缝，并泼水降温，等待消防队员前来营救。

【流程】

1. 火势较小：灭火工具扑灭→保护病人离开险区

2. 火势较大：保护病人→报警→为手术病人封切口→备抢救物品→安全通道撤离→如无法撤离时封门、泼水，等待救援

附：防火器材干粉灭火器的使用：拉下铅封拉环→打开喷嘴→一手持喷管，另一手下压手柄→对准火源喷洒干粉灭火；壁式消火栓的使用：打开或打碎玻璃门→按下消火栓报警按钮→接上水袋，接水枪→拉至火源处，两人把持水枪，一人开启水阀门→放水灭火。

第十五章　突然停电的应急预案及流程

【应急预案】

1. 白天突然停电，即刻查找停电原因并上报院有关部门解决，同时注意病人安全，配合

麻醉师做好人工呼吸,5分钟内未恢复供电,准备应急灯并协调好各方面的工作。

2. 根据手术情况,巡回护士迅速将应急灯取来,用于临时照明。

3. 夜间手术突然停电,所有人员不得慌张,禁止来回穿梭走动,避免相互碰撞。

4. 迅速取无菌室备用的应急灯(无菌室应备有应急灯2个),暂时照明。

5. 器械护士应保护好切口,避免感染。

6. 记录停电过程及时间,以及手术进展和病人情况。

【流程】

查找原因→取应急灯→上报→夜间避免来回走动→术中保护切口、避免感染→记录停电过程及时间→记录病人情况

第十六章　突然停水的应急预案及流程

【应急预案】

1. 通知护士长,即刻与维保中心联系解决。

2. 如有手术医师刷手时,协助医师用无菌水刷手。

3. 如预先通知停水,护士长及相关人员负责组织做好水源的储备工作。

【流程】

通知护士长→联系维保中心→提供无菌水刷手→先通知后停水要备水

第十七章　被困电梯时的应急预案及流程

【应急预案】

1. 接送病人时如果被困电梯,应保持镇定,可用电梯内的电话紧急报修,按下警铃报警。

2. 安抚好病人,并同时采取求救措施:可采取叫喊、拍门发求救信号,若无人回应,需镇静等待,观察动静,等待营救。

3. 因电梯内的人无法确认电梯所在位置,因此不要强行扒门,以免带来新的险情。

4. 手术室方面发现接、送病人时间过长,护士长或值班护士应马上予以调查是否被困电梯中。

5. 当接到报告电梯出现故障后,护士长或值班护士应马上上报有关部门予以解决,并组织营救工作。

【流程】

按梯内警铃报警→电话紧急报修→安抚病人→呼叫或拍门→护士长或值班护士组织营救

第十八章　工作中遭遇醉酒或暴徒时的应急预案及流程

【应急预案】

1. 护理人员应保持头脑冷静,正确分析和处理发生的各种情况。
2. 保护现场,设法报告保卫处,夜间通知总值班,或寻求在场其他人员的帮助。
3. 安抚患者及家属,减少在场人员的焦虑、恐惧情绪,尽力保证患者及自身的生命安全,保护国家财产。
4. 肇事者逃走后,注意其去向,为保卫人员提供线索。
5. 主动协助保卫人员的调查工作。
6. 尽快恢复手术室的正常医疗护理工作,保证患者的医疗安全。

【流程】

保持冷静→保护现场→通知保卫处或寻求帮助→安抚患者→保证生命安全→保护财产→注意肇事者逃跑方向→协助调查→恢复正常工作

第十九章　发生失窃的应急预案及流程

【应急预案】

1. 发现失窃,要保护现场。
2. 电话通知保卫处来现场处理,夜间通知院总值班。
3. 协助保卫人员进行调查工作。
4. 维护手术室秩序,保证患者医疗护理安全。

【流程】

发现失窃→通知保卫处或总值班→保护现场→协助保卫人员调查→维持手术室秩序→保证患者医疗护理安全

第二十章　手术中接触感染物或利器伤的应急预案及流程

【应急预案】

1. 手术中工作人员皮肤若意外接触到患者血液或体液,应立即用肥皂水和清水冲洗。

2. 患者体液或血液溅入工作人员的眼睛、口腔,应立即用大量的清水或生理盐水冲洗。

3. 若被感染手术的血液、体液污染的利器刺伤后,立即挤出伤口血液,用肥皂水清洗伤口并在流动水下冲洗至少 5 分钟。

4. 用碘伏消毒,包扎伤口,并立即更换该利器。

5. 上报保健科,在 24 小时内查血清有关抗体,根据不同情况及病种决定是否预防用药及用药方案。

6. 填写"锐器伤登记表"并报感染管理科备案。

7. 按要求定期复查。

8. 保健科根据具体情况对责任做出界定,并按规定报销费用。

【流程】

1. 皮肤接触体液或血液→立即冲洗;

2. 体液或血液溅入眼内→立即冲洗污染;

3. 利器刺伤→更换利器→挤出伤口内血液→冲洗消毒包扎→报保健科→根据化验结果采取措施→填表→定期复查→按规定报销费用

第二十一章　急诊手术安排应急预案及流程

【应急预案】

遇急诊手术不能及时安排,必须一切以病人为重,任何人不得以没有人、没有手术台为由,耽误急诊手术时机。为确保手术及时实施,手术室急诊值班人员有权统一调度安排,其余人员必须服从。

【流程】

1. 病人情况紧急,任何一间手术台均应无条件接受急诊抢救手术。

2. 一般急诊手术,在规定时间内无手术台,原则上本专科择期手术让急诊手术。

3. 缺手术室护士或麻醉医生时,呼叫备班护士或麻醉医生,仍然不能满足急诊需求时,汇报护士长或科主任安排协调。

第二十二章　医疗设备故障应急预案及流程

【应急预案】

1. 手术中发现医疗设备出现异常情况,应及时通知设备维修工程师并根据情况关机或切断电源,保证人员的安全,控制设备的损坏程度。

2. 设备维修工程师在接到医疗设备故障报告后,应在十分钟内携带工具到达现场。

3. 维修工程师到达现场后,应立即协助临床医务人员做好病人安全的相关补救措施,并尽快对设备进行故障的初步分析检查,了解故障发生的原因、性质、范围、严重程度,做出是否立即修复或拖离工作区域维修的判断。

4. 对立即可修复的现场修复使用,对不能立即修复的设备,应将故障设备拖离工作区域。

5. 调用相应的备用机或其他替代方法。

6. 不易搬动的设备,应挂上"故障暂停使用"的禁用标识牌。

【流程】

发现设备异常→及时通知工程师→根据情况关机或切断电源→工程师到达现场→做好病人安全的相关补救措施→尽快对设备进行故障的初步分析检查→可立即修复的现场修复使用→不能立即修复的设备→拖离工作区域→调用相应的备用机或其他替代方法→不易搬动的设备→挂上"故障暂停使用"的禁用标识牌

第七篇

手术配合护理常规

第一章　神经外科手术配合护理常规

第一节　颅脑外科手术配合基本知识

开颅术基本上分为两类,即骨窗开颅和骨瓣开颅。骨窗开颅是咬除部分颅骨入颅,术后留有骨缺损。颅后窝手术、颞肌下减压、开放性损伤清创术属于此类。骨瓣开颅是作一带肌肉骨膜蒂的骨瓣或游离骨瓣,将骨瓣翻开入颅,手术结束后放回骨瓣缝合固定,术后不留骨缺损。大多数小脑幕上手术属于此类。

一、颅脑外科手术体位

开颅病人采取 5 种不同的体位:仰卧位、侧卧位、俯卧位、侧俯卧位和坐位。

1. 仰卧位　适用于额部鞍区等部位的手术,偏一侧的手术可取头转向健侧的仰卧位。

2. 侧卧位　病人侧卧于手术台上,病变侧朝上,患侧手臂自然伸直与躯干平行放置体侧,用布单固定,尾端塞于两侧床垫下,健侧手臂向前伸直,与身体纵轴成 90°。健侧腋下垫一软枕,以免腋动脉及臂下丛长时间受压造成受压侧的肢体功能障碍。健侧下肢微屈,患侧屈曲。此体位适用于一侧顶部、颞部、内囊区和侧脑室后部病变的手术。

3. 俯卧位　病人头部置于头架上,胸部和耻骨联合部垫以软枕,保持腹部悬空,以利于腹式呼吸。两上肢自然伸直,固定在病人体侧。此体位适用于幕上顶枕部、侧脑室后部、颅后窝中线区的病变,也可用于脊柱脊髓手术。

4. 侧俯卧位　这是一种特殊的体位。病人侧卧,头颈部屈曲、下垂并向健侧旋转,用头架固定。这种体位最适合于做桥脑小脑角、侧脑室后部和松果体病变的手术。

5. 坐位　此体位需要一种特制的手术椅,虽然手术野显露较清楚,出血量较少,但是不利之处也较多,可发生静脉空气栓塞,出血严重时容易造成脑缺血。

颅内静脉无静脉瓣,颅内压高低主要取决于头部与右心房水平之间的相对高度和基础脑静脉压。开颅时若头位过高可造成静脉负压,静脉一旦破裂,易形成气栓,头位过低则可造成术中出血增加,一般卧位时常采用轻度头高位(约 15°)。

不论采用何种体位,头部都应由头架或头托支持,以便升降自如,适当倾斜。对于时间较长的手术及显微外科手术,为了避免头部移动和头皮压迫过久而引起损伤,近年来多使用以三钉头颅固定架或多功能头架。

二、颅脑外科手术护理

1. 麻醉全麻＋气管插管　麻醉要求:避免发生和加重脑损害,保持适当的脑血流,维持正常的颅内压和预防脑水肿。对于血管丰富的颅内肿瘤和严重的高血压患者,可采用控制性低血压麻醉。

2. 术中配合要点

(1) 防止消毒液流入外耳道和眼睛,消毒前用棉花堵塞外耳道,用小贴膜保护眼睛。

(2) 控制体温

① 术前有明显体温升高的病人,术中须将体温控制在常温以下,因高温可使机体和脑组织的氧耗量明显增加。

② 防止术中体温过低,特别是需大量输血的病人术中易发生低体温,体温过低会延长麻醉苏醒的时间。预防措施:适当给病人保暖,如需大量输血者,需把血液合理加温。

(3) 维持平静而规律的呼吸运动,术中控制呼吸,$PaCO_2$ 保持在 25～30 mmHg 最理想。

(4) 合理输液,纠正低血容量,预防血流动力学的不稳定。但需预防水分过多,特别是晶体量不能过多,以防发生脑水肿。失血较多者需开放两条以上的静脉,及时均匀等量的输血和输液以防止低血压和休克(出血 30 ml 以下、血红蛋白正常的患者不主张输血)。

(5) 维持颅内稳定,如果术中出现颅内压增高,脑组织从切口膨出明显,可采取以下措施:过度通气;静脉滴注 20% 甘露醇等。

3. 术中监测要点 颅内手术触及生命中枢、牵拉脑神经、大量出血等原因,均可使呼吸、循环突然发生变化,监测可及时发现,及早处理,确保术中安全。

主要监测项目有以下几项:

(1) 动脉血压:分有创和无创监测方法,后颅凹及脑干手术和术中需要进行控制降压的患者,选用有创测压更为准确。

(2) 呼吸监测:可随时监测呼吸功能的变化和处理效果。

(3) 心电图:可及时发现心律失常等,以便迅速进行处理。

(4) CVP 监测:如病情复杂,术中有大出血的可能,需监测 CVP。

(5) 血气分析:为保持较稳定的 PaO_2 和 $PaCO_2$ 提供科学依据;为计算出血量和输血量提供指导性依据;了解 pH 值,以便及时纠正。

(6) 尿量:对预测和判断术中循环状态以及输血和输液的容量具有一定的意义。

4. 术中常用的止血方法

(1) 骨蜡止血:用于颅骨止血。

(2) 电凝止血:用于头皮、肌肉、脑膜、脑组织等手术全过程止血。

(3) 银夹及细线缝合结扎止血:用于硬脑膜动脉止血。

(4) 明胶海绵压迫止血:用于硬脑膜静脉及静脉窦出血、蛛网膜粒出血、脑组织出血。

(5) 脑棉压迫止血:对脑组织小的渗血有效。

(6) 过氧化氢(双氧水):多用于垂体瘤手术的冲洗、杀菌及止血。

5. 术中特殊装置的使用及注意事项

(1) 头架:适用于神经外科手术的各种体位。

① 使用前必须检查头架的各部分零件是否齐全,功能是否良好。

② 麻醉好后摆好体位,如是钉子头架,头钉的位置应尽量避开大血管,头钉与颅骨垂直进入,尽量选择颅骨较厚的部位上头钉。

(2) 电刀

① 使用前检查其功能是否良好,配件是否齐全,电刀头必须清洁无污。

② 功率选择,从小到大调节,使用完毕,所有的输出旋钮必须复位。

③ 电极的手柄不用时妥善保管,避免漏电灼伤病人。

④ 粘结于电凝镊镊尖端的组织焦痂,不要用锐器刮除,可用湿纱布擦去。

⑤ 禁止与易燃易爆物品接触。

（3）显微镜

① 接通电源,亮度调节由弱到强,使用完毕将亮度开关调节至最弱的位置。

② 使用显微镜前,要调节好放大倍数、焦距、瞳距、平衡等。

③ 在显微镜下切除病变组织需用长枪状显微无齿镊、取瘤钳、显微剪刀、剥离子、小吸引头等,将病变组织与脑组织分离,边分离边用双极电凝、明胶海绵、棉片止血。

6. 术中配合注意事项

（1）术前备齐所需用物,提前15分钟洗手,整理器械,清点棉片、缝针、纱布等。

（2）打开硬脑膜前备好棉片。更换小吸引器头,装好自动拉钩等待用,术者洗手或更换手套。

（3）术中严格遵守无菌操作,了解手术步骤并敏捷配合。

（4）根据病情随时调节输液速度,及时输血,输液一般不用葡萄糖液(防止脑水肿)。

（5）深部操作时棉片的尾线要长,关闭切口前要认真清点所有物品,切勿残留在切口内。

（6）术中定时用生理盐水湿润脑组织,手术台上切下的标本妥善保存,手术结束后交术者送病检。

（7）颅骨钻孔时用生理盐水冲骨屑,同时根据医嘱静脉快速滴注20%的甘露醇,剂量为 0.5～1 g/kg,15～20 分钟内滴完。

（8）术中密切观察病人病情变化,如血压、心电图、尿量、出血量等。

（9）颅内高压的病人需采用头部较高的体位,颈部不能扭曲,切忌突然改变体位,以防止脑疝的形成。

第二节　颅脑外科手术基本配合流程

颅脑外科常用手术切口有:前额切口、额颞切口、额顶部切口、颞部开颅切口、顶部开颅切口、枕部开颅切口、颅中窝开颅切口、幕上和幕下联合切口及经蝶鞍切口。

手术步骤	手术配合
1. 消毒,铺单,贴手术粘贴巾,固定吸引管、双极电凝镊	提前15分钟洗手,与巡回护士共同清点器械、纱布、棉片、缝针等。递 0.5%碘伏消毒垫,铺无菌单,手术粘贴巾,固定吸引器、双极电凝镊
2. 切开皮肤、皮下组织及帽状腱膜	递23号手术刀、爱迪森氏镊、干纱布、头皮夹及头皮夹钳、双极电凝镊
3. 游离皮瓣、止血,上翻皮瓣,将皮瓣固定于无菌巾上	游离皮瓣,电凝止血,递生理盐水纱布包裹游离的皮瓣,递9×24 三角针、2/0 丝线
4. 切开并剥离骨膜	递神经剥离子及骨膜剥离器分离骨膜

手术步骤	手术配合
5. 颅骨钻孔	递电钻或磨钻或手摇钻钻孔,将骨屑保存于小药杯中,冲洗器冲水,用骨蜡、盐水棉片和明胶海绵止血
6. 锯骨瓣	递线锯导板、线锯条、线锯柄或铣刀、神经剥离子
7. 撬开骨瓣,咬骨钳咬除不整齐骨缘,骨蜡止血	递骨撬撬开骨瓣,湿纱布包裹,妥善保留待用,递骨蜡止血
8. 清理切口	冲洗切口,更换手套,更换细吸引器头,盐水棉片保护脑组织
9. 切开、固定硬脑膜	递 11 号刀片切开硬脑膜,组织剪扩大切口,双极电凝止血,棉片保护脑组织。用 3/0 丝线、5×12 圆针将硬脑膜固定于皮瓣的帽状腱膜上
10. 切除病变组织或夹闭畸形的血管、动脉瘤	根据病变部位的大小、深浅、性质等准备相应的器械,如安装自动牵开器,更换细吸引器头,备好取瘤钳、取瘤镊、枪状镊、弹簧剪等
11. 妥善保存标本	将病变组织放置于小杯中,手术结束后送检
12. 关颅:冲洗切口,彻底止血	备好止血纱布、明胶海绵、生物胶;清点棉片、缝针、小纱布等
13. 缝合硬脑膜	递 5×12 圆针、3/0 丝线间断缝合,缝合后再次清点用物
14. 冲洗切口	递生理盐水冲洗切口,更换粗吸引器头
15. 放置引流管	递 14 号硅胶引流管
16. 骨瓣复位、固定	备好连接片或颅骨锁固定器械等
17. 分层缝合帽状腱膜、皮下组织、皮肤	递 9×4 三角针、2/0 丝线缝合
18. 覆盖切口	递小纱布、绷带

第三节　小脑幕上开颅手术配合护理常规

【应用解剖】小脑幕为硬脑膜幕状突起,呈半月形,位于大脑半球与小脑之间,将颅腔组织分为幕上和幕下两部分,幕下组织主要包括小脑、脑干和间脑。

【适应证】前颅底肿瘤,中窝病变,三脑室肿瘤,侧脑室前交通支动脉瘤,鞍区肿瘤,额颞部颅脑损伤、血肿手术,额颞部肿瘤,顶枕部肿瘤、血肿及血管性病变等手术。

【麻醉与体位】全麻＋气管插管。根据病变部位而定,有仰卧、侧卧、俯卧、侧俯卧等。

【物品准备】

1. 器械　开颅器械包,大碗;双极电凝镊,电钻,磨钻,铣刀,显微器械,蛇形自动牵开器,取瘤镊,取瘤钳,枪状镊,银夹,钛夹,多功能头架或三钉头架。

2. 敷料　开颅敷料包,手术衣,体位垫。

3. 一次性物品　脑膜补片,颅骨连接片或颅骨锁及相应的器械,骨蜡,吸收性止血纱布,明胶海绵,生物蛋白胶,冲洗球,脑外手术粘贴巾,头皮夹,脑棉片,丝线,脑外套针,显微镜套,吸引管,引流管,引流袋,大小纱布,生理盐水 2 000～3 000 ml、手套。

4. 仪器、设备　高频电刀,显微镜。

5. 其他　依据体位备齐各种体位垫。

【手术步骤及配合】

手术步骤	手术配合
1. 手术前准备	提前 15 分钟洗手,与巡回护士共同清点器械、纱布、棉片、缝针等
2. 消毒:0.5％碘伏消毒垫消毒手术野	递 0.5％碘伏消毒垫、消毒钳、消毒盘
3. 铺无菌单、手术野贴手术粘贴巾,固定吸引管、双极电凝线	递无菌单、手术粘贴巾、吸引器管和双极电凝镊、橡皮筋、艾力斯钳
4. 分段切开皮肤、皮下组织及帽状腱膜,用头皮夹、电凝止血	递 23 号手术刀、大纱布 2 块、无齿爱迪森氏镊、头皮夹,双极电凝
5. 游离皮瓣:用 23 号刀片锐性分离或骨膜剥离器钝性分离皮瓣,电凝止血	递骨膜剥离器、23 号刀片、双极电凝镊
6. 皮瓣翻向颅底侧:用头皮拉钩牵开并固定皮瓣,表面止血后用生理盐水纱布覆盖	递头皮拉钩、纱布
7. 骨窗形成 钻孔: (1) 用电钻或手摇钻钻孔 (2) 将骨屑保存于小药杯中 (3) 在钻孔过程中,持续用冲洗球滴注生理盐水,以达到局部降温的作用 (4) 用神经剥离子清理骨残片,显露硬脑膜 (5) 用骨蜡、棉片和明胶海绵止血	(1) 递电钻或手摇钻 (2) 递小药杯 (3) 递冲洗球滴注生理盐水 (4) 递神经剥离子 (5) 根据需要递骨蜡、棉片或明胶海绵
8. 锯开或铣开颅骨:将线锯导板由一孔紧贴骨面经另一孔导出,然后再将线锯导入,锯开或用铣刀铣开颅骨,铣开颅骨时应防止棉片、纱布缠绕到铣刀上,以免铣刀头折断	递线锯、线锯导板、线锯柄;或递铣刀、冲洗球滴注生理盐水
9. 撬起骨瓣:用骨撬撬起骨瓣,用神经剥离子分离硬脑膜与颅骨,取下的颅骨用生理盐水纱布包裹,妥善保存	递骨撬、神经剥离子、生理盐水纱布
10. 修整骨窗:用咬骨钳修整不整齐的骨缘	递咬骨钳
11. 止血 (1) 取下骨瓣后,骨断端出血可用骨蜡止血 (2) 较大的动脉出血可缝扎或用银夹、钛夹夹闭血管 (3) 小出血点可电凝止血 (4) 静脉渗血可用明胶海绵和脑棉片压迫止血 (5) 骨窗周缘硬膜外渗血,可先填一明胶海绵,然后再将硬脑膜与骨膜缝合悬吊止血	(1) 递骨蜡 (2) 递 5×12 圆针穿 4/0 丝线,钛夹、钛夹钳 (3) 递双极电凝和脑棉片 (4) 递明胶海绵、棉片 (5) 递明胶海绵、5×12 圆针穿 4/0 丝线、线剪
12. 降低颅内压:取下骨瓣后,若见颅内压偏高,可静脉滴注 20％甘露醇 250 ml 脱水	静脉滴注 20％甘露醇 250 ml 脱水

续　表

手术步骤	手术配合
13. 清理切口:用生理盐水冲洗切口,骨窗周缘用棉片覆盖,洗手或更换手套,更换吸引器头	递冲洗球、手套、3 mm 吸引器头、棉片
14. 于骨窗缘四周悬吊硬脑膜	递 5×12 圆针穿 3/0 或 4/0 丝线、线剪
15. 切开硬脑膜 (1) 用 11 号刀片切开硬脑膜 (2) 用有齿尖镊提起硬脑膜,并用脑膜剪扩大切口,双极电凝止血 (3) 将硬脑膜翻向四周并用 3/0 或 4/0 丝线、5×12 圆针悬吊固定于皮瓣的帽状腱膜上 (4) 用生理棉片覆盖保护脑组织,防止干燥	(1) 递 11 号尖刀片 (2) 递脑膜剪、有齿爱迪森氏镊、窄脑压板和双极电凝镊 (3) 递 5×12 圆针穿 3/0 或 4/0 丝线 (4) 递大生理盐水棉片
16. 颅内操作:因手术不同而异	
17. 准备关颅 (1) 彻底止血:双极电凝镊、明胶海绵止血、可吸收性止血纱布覆盖创面 (2) 冲洗切口:用生理盐水反复冲洗切口,直至清亮,查无活动性出血 (3) 清点用物	(1) 递止血纱布、明胶海绵 (2) 递冲洗球、滴注生理盐水 (3) 清点棉片、缝针等
18. 关闭硬脑膜 (1) 用 5×12 圆针、3/0 或 4/0 丝线间断缝合硬脑膜 (2) 若硬脑膜有缺损,可用帽状脑膜人工脑膜修补	(1) 递 5×12 圆针穿 3/0 或 4/0 丝线,缝合之后再次清点用物 (2) 递人工硬脑膜
19. 放置引流管:消毒皮肤,用 11 号尖刀片做一小切口,弯血管钳扩大切口并将引流管引出,再用丝线缝合固定	递 0.5%碘伏消毒垫、尖刀片、弯血管钳、引流管、8×20三角针穿 2/0 丝线
20. 骨瓣复位、固定,将骨屑填塞到颅骨孔内	递连接片、固定器械和骨屑
21. 去除头皮夹,电凝止血,碘伏消毒皮肤	递弯血管钳、双极电凝镊、0.5%碘伏消毒垫
22. 分层缝合肌肉、帽状腱膜、皮肤	递 8×20 圆针、2/0 丝线间断缝合肌肉;递 8×20 三角针、2/0 丝线间断缝合帽状腱膜、皮下和皮肤
23. 覆盖切口	递小纱布、粘性绷带

第四节　小脑幕下病变开颅手术配合护理常规

　　【应用解剖】小脑幕为硬脑膜幕状突起,呈半月形,位于大脑半球与小脑之间,将颅腔组织分为幕上和幕下两部分,幕下组织主要包括小脑、脑干和间脑。

　　【适应证】小脑、脑干等病变。

　　【麻醉与体位】全麻＋气管插管。俯卧、侧卧位或侧俯卧。

【物品准备】

1. 器械　开颅器械包,大碗;双极电凝器,电钻,磨钻,铣刀,显微器械,蛇形自动牵开器,取瘤镊,取瘤钳,枪状镊,马蹄形头架或三钉头架。

2. 敷料　开颅敷料包,手术衣。

3. 一次性物品　脑膜补片,颅骨连接片或颅骨锁及相应的器械,骨蜡,吸收性止血纱布,明胶海绵,生物蛋白胶,灌洗器,脑外手术贴膜,头皮夹,脑棉片,丝线,脑外套针,显微镜套,吸引管,引流管,引流袋,大小纱布,生理盐水 2 000～3 000 ml。

4. 仪器、设备　高频电刀,显微镜。

5. 其他　依据体位备齐各种体位垫。

【手术步骤及配合】

以正中线切口为例

手术步骤	手术配合
1. 手术前准备	提前 15 分钟洗手,与巡回护士共同清点器械、纱布、棉片、缝针等
2. 消毒:0.5%碘伏消毒垫消毒手术野	递 0.5%碘伏消毒垫、消毒钳、消毒盘
3. 铺无菌单,手术野贴手术粘贴巾,固定吸引管、双极电凝镊	递无菌单、手术粘贴巾、吸引器管和双极电凝镊、橡皮筋、艾力斯钳
4. 切开皮肤、皮下组织,并用头皮夹和双极电凝镊止血	递大纱布 2 块、23 号刀片、头皮夹和双极电凝镊
5. 切开中线项韧带,沿骨膜下向两侧用骨膜剥离器	递 23 号刀片、双极电凝和骨膜剥离器
6. 用自动牵开器牵开两侧肌肉及皮肤,显露枕骨鳞部、寰椎后弓及枢椎棘突	递后颅凹自动牵开器
7. 颅骨开窗 (1) 在暴露的枕鳞部钻一个或多个骨孔,用咬骨钳扩大成窗 (2) 在钻孔过程中,持续用冲洗球滴注生理盐水,以降低局部温度 (3) 用骨蜡、棉片和明胶海绵止血	(1) 递电钻、递后颅凹咬骨钳、枪状咬骨钳 (2) 递冲洗球,滴注生理盐水 (3) 递骨蜡、棉片和明胶海绵
8. 清理切口:用生理盐水冲洗切口,骨窗周缘用棉片覆盖,洗手或更换手套,更换吸引器头	递冲洗球、手套、3 mm 吸引器头、棉片
9. 于骨窗缘四周悬吊硬脑膜	递 5×12 圆针穿 3/0 或 4/0 丝线
10. 切开硬脑膜 (1) 用 11 号刀片"Y"形切开硬脑膜 (2) 再用有齿爱迪森氏镊提起硬脑膜,并用脑膜剪扩大切口,双极电凝镊止血 (3) 缝扎并切断横窦,将硬脑膜翻向横窦,用丝线悬吊固定于皮瓣上 (4) 用棉片覆盖保护脑组织	(1) 递 11 号刀片 (2) 递脑膜剪、有齿爱迪森氏镊、窄脑压板和双极电凝镊 (3) 递 5×12 圆针穿 3/0 或 4/0 丝线 (4) 递棉片
11. 颅内操作因手术不同而异	

手术步骤	手术配合
12. 关颅 （1）彻底止血：双极电凝镊、明胶海绵止血、可吸收性止血纱布覆盖创面 （2）冲洗切口：用生理盐水反复冲洗切口，直至清亮，查无活动性出血 （3）清点用物	（1）递止血纱布、明胶海绵 （2）递生理盐水 （3）清点棉片、缝针等
13. 关闭硬脑膜 （1）用 5×12 圆针、3/0 或 4/0 丝线间断缝合硬脑膜 （2）若硬脑膜有缺损，可用人工脑膜修补	（1）递 5×12 圆针穿 3/0 或 4/0 丝线，缝合之后再次清点用物 （2）递人工硬脑膜
14. 放置引流管	递 0.5% 碘伏消毒垫、弯血管钳、14 号硅胶引流管
15. 去除头皮夹，电凝止血，碘伏消毒皮肤	递弯血管钳、双极电凝、0.5% 碘伏消毒垫
16. 用丝线间断缝合肌层	递 8×20 圆针穿 0 丝线
17. 分层间断缝合项筋膜、皮下组织及皮肤	递 8×20 圆针穿 2/0 丝线
18. 覆盖切口	递伤口敷料或小纱布

第五节　大脑凸面脑膜瘤切除手术配合护理常规

【应用解剖】大脑半球有左右两个，大致对称。半球底面承托于颅前窝、颅中窝及小脑幕上。两半球间以深在的半球间裂，裂内含有大脑镰、裂中部下方有胼胝体跨越中线。每侧半球均由皮质和白质构成，深部含有基底神经节、内囊、丘脑及侧脑室。根据部位及沟回标志，将大脑半球表面分为额叶、顶叶、颞叶和枕叶，在外侧裂中隐藏着岛叶（脑岛）。额叶多关系运动功能，其余叶多属接受区。

【适应证】大脑凸面脑膜瘤。

【麻醉与体位】全麻＋气管插管。体位根据病变部位而定。

【物品准备】

1. 器械　开颅器械包，大碗；双极电凝镊，电钻，磨钻，铣刀，超声吸引器，显微器械，蛇形牵开器，取瘤镊，取瘤钳，枪状镊，银夹，钛夹，马蹄形头架或三钉头架。

2. 敷料　开颅敷料包，手术衣。

3. 一次性物品　脑膜补片，颅骨连接片或颅骨锁及相应的器械，骨蜡，吸收性止血纱布，明胶海绵，生物蛋白胶，灌洗器，脑外手术贴膜，头皮夹，脑棉片，丝线（2/0、3/0、4/0），脑外套针，显微镜套，吸引管，引流管，引流袋，大小纱布，生理盐水 2 000～3 000 ml。

4. 仪器、设备　高频电刀。

5. 其他　依据体位备齐各种体位垫。

【手术步骤及配合】

手术步骤	手术配合
1. 手术前准备	提前 15 分钟洗手,与巡回护士共同清点器械、纱布、棉片、缝针等
2. 消毒:0.5%碘伏消毒垫消毒手术野	递 0.5%碘伏消毒垫、消毒钳、消毒盘
3. 铺无菌单,手术野贴手术粘贴巾,固定吸引管、双极电凝线	递无菌单、手术粘贴巾、吸引器管和双极电凝镊、橡皮筋、艾力斯钳
4. 分段切开皮肤、皮下组织及帽状腱膜,用头皮夹、电凝止血	递 23 号手术刀、大纱布、无齿爱迪森氏镊、头皮夹,双极电凝镊
5. 游离皮瓣:用 23 号刀片锐性分离或骨膜剥离器钝性分离皮瓣,电凝止血	递骨膜剥离器、23 号刀片、双极电凝镊
6. 皮瓣翻向颅底侧:用头皮拉钩牵开并固定皮瓣,表面止血后用生理盐水纱布覆盖	递头皮拉钩、盐水纱布
7. 骨窗形成(钻孔) (1) 用电钻或手摇钻或磨钻钻孔 (2) 将骨屑保存于小药杯中 (3) 在钻孔过程中,持续用冲洗球滴注生理盐水,以达到局部降温的作用 (4) 用神经剥离子清理骨残片,显露硬脑膜 (5) 用骨蜡、棉片和明胶海绵止血	(1) 递电钻或手摇钻 (2) 递小药杯 (3) 递冲洗球滴注生理盐水 (4) 递神经剥离子 (5) 根据需要递骨蜡、棉片或明胶海绵
8. 锯开或铣开颅骨:将线锯导板由一孔紧贴骨面经另一孔导出,然后再将线锯导入,锯开颅骨。或用铣刀铣开颅骨,铣开颅骨时应防止棉片、纱布缠绕到铣刀上,以免铣刀头折断	递线锯、线锯导板、线锯柄,或递铣刀,冲洗球滴注生理盐水
9. 撬起骨瓣:用骨撬撬起骨瓣,用神经剥离子分离硬脑膜与颅骨,取下的颅骨用生理盐水纱布包裹,妥善保存	递骨撬、神经剥离子、生理盐水纱布
10. 修整骨窗:用咬骨钳修整不整齐的骨缘	递咬骨钳
11. 止血 (1) 取下骨瓣后,骨断端出血可用骨蜡止血 (2) 较大的动脉出血可缝扎或用银夹、钛夹夹闭血管 (3) 小出血点可电凝止血 (4) 静脉渗血可用明胶海绵和脑面片压迫止血 (5) 骨窗周缘硬膜外渗血,可先填一明胶海绵,然后再将硬脑膜与骨膜缝合悬吊止血	(1) 递骨蜡 (2) 递 5×12 圆针穿 4/0 丝线 (3) 递双极电凝和脑棉片 (4) 递明胶海绵、盐水棉片 (5) 递明胶海绵、5×12 圆针穿 4/0 丝线
12. 降低颅内压:取下骨瓣后,若见颅内压偏高,可脱水	20%甘露醇 250 ml 或 3%氯化钠 150 ml 静脉滴注

续　表

手术步骤	手术配合
13. 清理切口:用生理盐水冲洗切口,骨窗周缘用棉片覆盖,洗手或更换手套,更换吸引器头	递冲洗球、手套、3 mm 吸引器头、棉片
14. 于骨窗缘四周悬吊硬脑膜	递 5×12 圆针穿 4/0 丝线
15. 切开硬脑膜 (1) 用 11 号刀片切开硬脑膜 (2) 再用有齿爱迪森氏镊提起硬脑膜,并用脑膜剪扩大切口,双极电凝镊止血 (3) 将硬脑膜翻向四周并用 3/0 或 4/0 丝线,5×12 圆针悬吊固定于皮瓣的帽状腱膜上 (4) 用棉片覆盖保护脑组织,防止干燥	(1) 递 11 号尖刀片 (2) 递脑膜剪、有齿爱迪森氏镊、窄脑压板和双极电凝镊 (3) 递 5×12 圆针穿 3/0 或 4/0 丝线 (4) 递棉片
16. 分离、切除肿瘤 (1) 电凝并剪开蛛网膜,从四周分离肿瘤,用脑压板轻轻牵开暴露肿瘤组织,双极电凝电灼肿瘤粘着处,弹簧剪剪断,用棉片保护正常脑组织 (2) 若肿瘤较小可完整摘除 (3) 若肿瘤较大,应先向包膜内分块切除肿瘤组织,减少肿瘤体积,待肿瘤缩小后,再慢慢从四周组织剥离包膜 (4) 也可用超声吸引器将瘤内逐渐吸空,然后再从瘤表面分离	(1) 备好 3 mm 吸引器头、双极电凝、棉片、弹簧剪、神经剥离子、取瘤镊、脑压板 (2) 用物同上 (3) 递吸引器、神经剥离子分离肿瘤,双极电凝镊电灼小血管,弹簧剪剪断,取瘤钳或取瘤镊取出肿瘤放入标本杯中,如此反复,直至肿瘤全切;小血管出血,根据需要递双极电凝、明胶海绵、止血纱布或棉片止血,较大血管出血可用银夹或钛夹夹闭血管;递灌洗器滴注生理盐水,以保持手术野清晰 (4) 递超声吸引器头
17. 颅内操作:因手术不同而异	
18. 准备关颅 (1) 彻底止血:双极电凝镊、明胶海绵止血、可吸收性止血纱布覆盖创面 (2) 冲洗切口:用生理盐水反复冲洗切口,直至清亮,查无活动性出血 (3) 清点用物	(1) 递止血纱布、明胶海绵 (2) 递冲洗球 (3) 清点棉片、缝针等
19. 关闭硬脑膜 (1) 用 5×12 圆针,3/0 或 4/0 丝线间断缝合硬脑膜 (2) 若硬脑膜有缺损,可用帽状脑膜人工脑膜修补	(1) 递 5×12 圆针穿 3/0 或 4/0 丝线,缝合后再次清点用物 (2) 递人工硬脑膜
20. 放置引流管:消毒皮肤,用 11 号刀片做一小切口,弯血管钳扩大切口并将引流管引出	递 0.5%碘伏消毒垫、11 号刀片、弯血管钳、引流管,8×20 三角针 2/0 丝线缝合固定
21. 骨瓣复位、固定,将骨屑填塞到颅骨孔内	递连接片、固定器械和骨屑、颅骨锁
22. 去除头皮夹,电凝止血,碘伏消毒皮肤	递弯血管钳、双极电凝、0.5%碘伏消毒垫

续 表

手术步骤	手术配合
23. 分层缝合肌层、帽状腱膜、皮肤	递 8×20 圆针 2/0 丝线间断缝合肌肉;递 8×20 三角针 2/0 丝线间断缝合帽状腱膜、皮下和皮肤
24. 覆盖切口	递小纱布、粘性绷带

【注意事项】

1. 静脉通道的选择 选择上肢粗直的血管,尽量选用 16 号留置针。

2. 注意患者体温 液体、血液加温后输注;冲洗液的温度在 35℃ 左右;减少患者身体的暴露等。

第六节 颅内动脉瘤夹闭手术配合护理常规

以翼点入路前交通动脉瘤夹闭术为例。

【应用解剖】大脑血液的血管有两对:一对是颈内动脉,组成颈内动脉系统;一对是椎动脉,组成椎基底动脉系统。

1. 颈内动脉系统 在颈部左右两侧各有一条粗大的动脉,为颈总动脉。由颈总动脉分支通往颅内的一条动脉叫做颈内动脉,进入颅内后,分出五大分支,即大脑前动脉、大脑中动脉、眼动脉、后交通动脉及脉络膜前动脉,它们供应眼部及大脑半球前 3/5 的血液,包括额叶、颞叶、顶叶和基底节区等。

2. 椎基底动脉系统 椎动脉由锁骨下动脉发出,左右各一,穿过颈椎两侧五个横突孔,经枕骨大孔上升到颅内后,两条椎动脉在脑桥下缘汇合在一起,形成一条粗大的基底动脉,即椎基底动脉系统。基底动脉至中脑又分成两条大脑后动脉,供应大脑后 2/5 的血液,包括枕叶、颞叶的基底面及丘脑等。椎基底动脉在小脑和桥脑的分支,供应小脑和桥脑的血液。两条大脑前动脉之间有前交通支连接起来,两侧颈内动脉与大脑后动脉之间,有后交通支连接起来,构成脑底动脉环。当此环的某处血液障碍时,可互相调节供应。此外,颈内动脉通过眼动脉,还可以与面、上颌、颞浅等动脉吻合。椎动脉还有许多途径与大脑表面的动脉吻合,侧支循环非常丰富。因此,有时某一动脉发生阻塞时,可由侧支循环代偿,临床上可不出现症状。

颅内动脉瘤是由于局部血管异常改变产生的血管瘤样突起。

【适应证】前交通动脉瘤。

【麻醉方式】全身麻醉＋气管插管。仰卧位,头稍偏向对侧略后仰,固定于多功能头架上。

【手术切口】翼点入路。

【物品准备】

1. 器械 开颅器械包,大碗。动脉瘤夹及相应的夹持钳,无损伤性临时血管阻断夹,显微神经剥离子,枪状显微剪,枪状显微镊,各种型号吸引器,蛇形牵开器,罂粟碱,双极电凝镊,电钻,铣刀,显微器械,蛇形自动牵开器,枪状镊。

2. 敷料 开颅敷料包,手术衣。

3. 一次性物品 脑膜补片,颅骨连接片或颅骨锁及相应的器械,骨蜡,吸收性止血纱布,明胶海绵,生物蛋白胶,灌洗器,脑外手术粘贴巾,头皮夹,脑棉片,显微镜保护套,丝线,脑外套针,吸引管,引流管,引流袋,大小纱布,生理盐水 2 000～3 000 ml、手套。

4. 仪器、设备　高频电刀、显微镜。

5. 其他　多功能头架或三钉头架。

【手术步骤及配合】

手术步骤	手术配合
1. 手术前准备	提前 15 分钟洗手,与巡回护士共同清点器械、纱布、棉片、缝针等
2. 消毒:0.5%碘伏消毒垫消毒手术野	递 0.5%碘伏消毒垫、消毒钳、消毒盘
3. 铺无菌单、手术野贴手术粘贴巾、固定吸引管、双极电凝镊	递无菌单、手术粘贴巾、吸引器管和双极电凝镊、橡皮筋、艾力斯钳
4. 分段切开皮肤、皮下组织及帽状腱膜,用头皮夹、电凝止血	递 23 号手术刀、大纱布 2 块、无齿尖镊、头皮夹、双极电凝镊
5. 游离皮瓣:用 23 号刀片锐性分离,或骨膜剥离器钝性分离皮瓣,电凝止血	递骨膜剥离器、23 号刀片、双极电凝镊
6. 皮瓣翻向颅底侧:用头皮拉钩牵开并固定皮瓣,表面止血后用生理盐水纱布覆盖	递头皮拉钩、盐水纱布
7. 骨窗形成(钻孔) (1) 用电钻或手摇钻钻孔 (2) 将骨屑保存于小药杯中 (3) 在钻孔过程中,持续用冲洗球滴注生理盐水,以达到局部降温的作用 (4) 用神经剥离子清理骨残片,显露硬脑膜 (5) 用骨蜡、棉片和明胶海绵止血	(1) 递电钻或手摇钻 (2) 递小药杯 (3) 递冲洗球滴注生理盐水 (4) 递神经剥离子 (5) 根据需要递骨蜡、棉片或明胶海绵
8. 锯开或铣开颅骨:将线锯导板由一孔紧贴骨面经另一孔导出,然后再将线锯导入,锯开颅骨。或用铣刀铣开颅骨,铣开颅骨时应防止棉片、纱布缠绕到铣刀上,以免铣刀头折断	递线锯、线锯导板、线锯柄,或递铣刀,冲洗球滴注生理盐水
9. 撬起骨瓣:用骨撬撬起骨瓣,用神经剥离子分离硬脑膜与颅骨,取下的颅骨用生理盐水纱布包裹,妥善保存	递骨撬、神经剥离子、生理盐水纱布
10. 修整骨窗:用咬骨钳修整不整齐的骨缘	递咬骨钳
11. 止血 (1) 取下骨瓣后,骨断端出血可用骨蜡止血 (2) 较大的动脉出血可缝扎或用银夹、钛夹夹闭血管 (3) 小出血点可电凝止血 (4) 静脉渗血可用明胶海绵和脑棉片压迫止血 (5) 骨窗周缘硬膜外渗血,可先填一明胶海绵,然后再将硬脑膜与骨膜缝合悬吊止血	(1) 递骨蜡 (2) 递 5×12 圆针穿 4/0 丝线、钛夹、钛夹钳 (3) 递双极电凝和脑棉片 (4) 递明胶海绵、盐水棉片 (5) 递明胶海绵、5×12 圆针穿 3/0 或 4/0 丝线

手术步骤	手术配合
12. 降低颅内压:取下骨瓣后,若见颅内压偏高,可静脉滴注 20%甘露醇 250 ml 脱水	静脉滴注 20%甘露醇 250 ml 脱水
13. 清理切口:用生理盐水冲洗切口,骨窗周缘用棉片覆盖,洗手或更换手套,更换吸引器头	递冲洗球、手套、3 mm 吸引器头、盐水棉片
14. 于骨窗缘四周悬吊硬脑膜	递 5×12 圆针穿 3/0 或 4/0 丝线
15. 切开硬脑膜 (1) 用 11 号刀片切开硬脑膜 (2) 再用有齿爱迪森氏镊提起硬脑膜,并用脑膜剪扩大切口,双极电凝止血 (3) 将硬脑膜翻向四周并用 3/0 或 4/0 丝线,5×12 圆针悬吊固定于皮瓣的帽状腱膜上 (4) 用生理盐水棉片覆盖保护脑组织,防止干燥	(1) 递 11 号刀片 (2) 递脑膜剪、有齿爱迪森氏镊、窄脑压板和双极电凝镊 (3) 递 5×12 圆针穿 3/0 或 4/0 丝线 (4) 递棉片
16. 上显微镜,以下在显微镜下操作	显微镜套上无菌保护套,巡回护士协助架好
17. 显露瘤体 (1) 降低颅内压:切开硬脑膜后,如发现颅内压较高,应及时采用降低颅内压措施,以减少损伤,利于暴露。方法:放出脑脊液、脱水(快速静脉滴注 20%甘露醇 25 ml)、过度换气等 (2) 在显微镜下,于外侧裂静脉的额叶侧,切开蛛网膜,向内侧分开外侧裂,依次打开外侧裂池、颈动脉池、视交叉池放出脑脊液 (3) 用自动牵开器牵开额叶、颞叶,扩大视野 (4) 寻找动脉瘤:沿颈内动脉至大脑前动脉再到前交通追寻,即可发现动脉瘤	(1) 静脉滴注 20%甘露醇 250 ml (2) 递双极电凝镊、2.5 mm 吸引器、弹簧剪、棉片 (3) 递自动牵开器、窄脑压板、棉片 (4) 递神经剥离子、枪状镊、弹簧剪、棉片
18. 解剖动脉瘤颈:用镊子、显微剥离子分离瘤颈周围粘连和血管周围蛛网膜,遇到粘连增厚处用剪或刀锐性离断,切忌撕拉,以免牵动动脉瘤壁,棉片,电凝止血	(1) 首先备好合适的动脉瘤夹和临时动脉瘤阻断夹,上到动脉瘤钳上备用 (2) 递显微剥离子、显微剪,边游离边剪 (3) 递双极电凝镊、棉片、明胶海绵等止血
19. 夹闭瘤颈:分离周围的血管神经及其他组织,放置动脉瘤夹	递合适的动脉瘤夹,必要时先放置临时动脉瘤夹,以防止动脉瘤破裂引起大出血
20. 解除脑动脉痉挛	用罂粟碱棉片(罂粟碱用生理盐水稀释 10 倍)覆盖瘤动脉数分钟,以解除因手术刺激而引起的局部动脉痉挛
21. 准备关颅 (1) 彻底止血:双极电凝镊、明胶海绵止血、可吸收性止血纱布覆盖创面 (2) 冲洗切口:用生理盐水反复冲洗切口,直至清亮,查无活动性出血 (3) 清点用物	(1) 递止血纱布、明胶海绵 (2) 递冲洗球 (3) 清点棉片、缝针等

续　表

手术步骤	手术配合
22. 关闭硬脑膜 （1）用 5×12 圆针 3/0 或 4/0 丝线间断缝合硬脑膜 （2）若硬脑膜有缺损,可用帽状脑膜人工脑膜修补	（1）递 5×12 圆针穿 3/0 或 4/0 丝线,缝合之后再次清点用物 （2）递人工硬脑膜
23. 放置引流管:消毒皮肤,用 11 号刀片做一小切口,弯血管钳扩大切口并将引流管引出,再用丝线缝合固定	递 0.5% 碘伏消毒垫、11 号刀片、弯血管钳、引流管,8×20 三角针穿 2/0 丝线
24. 骨瓣复位、固定,将骨屑填塞到颅骨孔内	递连接片、固定器械和骨屑
25. 去除头皮夹,电凝止血,碘伏消毒皮肤	递弯血管钳、双极电凝镊、0.5% 碘伏消毒垫
26. 分层缝合肌层、帽状腱膜、皮肤	递 8×20 圆针 2/0 丝线间断缝合肌肉;递 8×20 三角针 2/0 丝线间断缝合帽状腱膜、皮下和皮肤
27. 覆盖切口	递小纱布、粘性绷带

【注意事项】

1. 防止动脉瘤破裂

（1）心理护理:对病人应加强术前的心理护理,以免紧张的情绪使血压升高而致动脉瘤破裂,必要时加大镇静剂的剂量。

（2）控制性降压:对于瘤体大、粘连紧或有破裂可能的应使血压短时间降到 60～90 mmHg,一般 10～15 分钟可满足手术需要。协助麻醉师及时调整降压药的速率和用量,逐渐将血压降至满意范围。

（3）麻醉过程中保持患者血压平稳。

2. 动脉瘤破裂的处理　一旦破裂应冷静、耐心、快速处理。

（1）用临时动脉瘤夹阻断血流,注意记录阻断血流的起始时间,并适时告诉医生。

（2）同时打开备用吸引器,两套吸引器同时使用,以保持手术野的清晰。选取合适的动脉瘤夹夹闭瘤颈,最后松开撤出临时动脉瘤夹。

（3）及时补充血容量,防止血管痉挛。

3. 确保用物齐全,各种仪器性能良好。

第七节　经单鼻腔蝶窦径路垂体腺瘤切除手术配合护理常规

【应用解剖】垂体位于蝶鞍内,约 10 mm×12 mm×50 mm 大小,重 0.5～1 g。分前叶、后叶及柄,柄狭长,通过鞍膈孔向上与第三脑室底和丘脑下部密切联系。垂体周围由硬脑膜覆盖,系颅底硬脑膜的连续,蝶鞍呈椭圆形,上方以硬脑膜与大脑相隔的称为鞍膈,鞍膈中央有 2～5 mm 直径的鞍膈孔,容垂体柄通过,前方有前床突,侧面与视神经交叉相邻;后方有后床突,两侧壁为海绵窦;鞍底与蝶窦相隔。蝶窦居蝶骨体内,居蝶骨体下方,因此,垂体瘤可通过蝶窦达蝶鞍径路手术。垂体前叶由颈内动脉的垂体上动脉供血,静脉回流至丘脑下部的门脉系统,后叶由垂体下动脉供血。

【适应证】

1. 垂体微腺瘤。

2. 突入到蝶窦的肿瘤。

3. 有前置型视交叉或间隙狭窄无法经颅切除的肿瘤。

4. 垂体瘤合并空蝶鞍或已有脑脊液鼻漏者。

5. 虽有中度鞍上伸延,但无哑铃型狭窄,且不向鞍旁扩展的肿瘤。

6. 高龄、体弱不能耐受开颅手术者。

7. 大型腺瘤向鞍上生长,肿瘤质地松软者。

【麻醉与体位】全麻气管插管,气管导管固定在一侧口角处,以免阻挡手术径路和操作。患者取仰卧位,头后仰 15°～20°,以使显微镜光源能直射对准鞍内垂体瘤。

【用物准备】

1. 器械　垂体瘤器械包,大碗;磨钻,双极电凝镊(长),枪状显微剥离子,剪刀,各种角度垂体刮匙,双瓣鼻窥器,取瘤钳,枪状咬骨钳,枪状镊。

2. 敷料　开颅敷料包,手术衣。

3. 一次性物品　吸引器皮条,脑外科手术粘贴巾,冲洗球,骨蜡,凡士林纱条,止血纱布,1 ml 注射器,长针头,11 号刀片,明胶海绵,显微镜保护套,眼贴,肾上腺素,生理盐水等。

4. 仪器设备　高频电刀、显微镜＋电视录像监视系统。

【手术步骤及配合】

手术步骤	手术配合
1. 手术前准备	提前 15 分钟洗手,与巡回护士共同清点器械、纱布、棉片、缝针等。将显微镜放在手术床旁,与床头呈 45°,套上无菌保护套备用
2. 消毒手术野:经蝶路手术经过口腔及鼻腔黏膜,属于污染手术切口,潜在感染机会大于开颅手术,因此,认真进行口鼻黏膜的消毒对于避免术后感染至关重要	递消毒盘、消毒钳、0.5％碘伏消毒垫、长棉签
3. 常规铺单,贴手术粘贴巾,连接吸引器、双极电凝镊并固定	递手术粘贴巾、艾利斯钳、橡皮筋
4. 用肾上腺素棉片填塞两侧鼻腔,以收缩鼻黏膜血管减少出血	递肾上腺素生理棉片(3 ml 生理盐水加 2 支肾上腺素)
5. 去除鼻腔内棉片,将显微镜移至手术野上方	
6. 局部浸润麻醉:切口局部注射肾上腺素生理盐水,以利于黏膜分离和止血	递 2 ml 注射器、7 号针头注射肾上腺素生理盐水(每 1 ml 生理盐水,用 7 号针头加肾上腺素 1 滴)
7. 切口:于蝶筛隐窝寻找蝶窦开口位置,在蝶窦开口上缘 10 mm 做一弧形黏膜切口长约 15 mm,切开、分离黏膜,切断筛骨垂直板,分离对侧黏膜	递 11 号刀片、枪状刀柄、骨膜剥离器、枪状镊、双极电凝镊、吸引器、棉片、骨蜡
8. 置入双瓣鼻窥器达蝶窦前壁,撑开两侧鼻中隔黏膜瓣及蝶窦前壁黏膜,暴露两侧蝶窦骨性开口	递鼻窥镜、枪状镊、双极电凝镊、吸引器、棉片

续　表

手术步骤	手术配合
9. 开骨窗:在显微镜下用骨凿或磨钻在两侧蝶窦开口之间、连线下方开放蝶窦前壁至骨窗大小约2.0 cm×2.0 cm,磨除鞍底骨质至骨窗达1.0 cm×1.0 cm大小	递磨钻或骨凿、金属锤、枪状咬骨钳、骨蜡、棉片、吸引器
10. 穿刺:细长针穿刺确定有无血液或脑脊液	递7号长针头、1 ml注射器
11. 电凝硬脑膜,"+"字切开	递双极电凝镊、11号刀片、吸引器
12. 显露并切除肿瘤	递取瘤镊、钳,环状刮匙、吸引器,清除瘤组织。用棉片、明胶海绵、双极电凝镊止血
13. 标本留取:取肿瘤组织放入生理盐水小杯内,术后送病理检查	递标本杯
14. 清理瘤床:肿瘤完全切除后彻底止血,用大量生理盐水冲洗	递双极电凝镊、可吸收性止血纱布、明胶海绵止血,递生理盐水冲洗,清点棉片及器械用物等
15. 修复鞍底:如有脑脊液漏或少量渗血,可取自体皮下脂肪填塞漏口和鞍内以及蝶窦腔内	配合取皮下脂肪,一般取下腹壁。递自体脂肪、生物蛋白胶或脑膜补片等
16. 手术结束:自后拆除牵开器,复位黏膜瓣,鼻腔内用凡士林纱条填塞,以利止血和黏膜愈合	递凡士林纱条、弯止血钳
17. 覆盖切口	递小纱布

【注意事项】

1. 体位:平卧头后仰20°～30°,目的是使显微镜光线垂直照进手术野,便于术者操作,提高操作的稳定性并达到节力效果。判断头后仰角度的方法有:目测法、垂体体表定位法。

2. 肾上腺素的使用:目的是减少局部出血、扩大操作空间,使用前要评估病人的血压、心功能状态,高血压患者慎用。

3. 眼睛保护:贴膜要黏贴严密,防止消毒液、冲洗液和血液渗入眼睛内,消毒时要注意观察,如有渗入应立即用生理盐水冲洗眼睛。

4. 尿崩症是手术并发症之一,术中注意观察尿量。

5. 术中配合:该手术过程较短,速度快,洗手护士应熟悉手术步骤及术者习惯,熟练配合手术。

6. 棉片清点3次:鞍底封闭前、后;鼻腔填塞前。

7. 感染管理

(1) 消毒方法:污染切口,术野结构特殊,消毒方法最好用鼻腔灌注碘伏。

(2) 首次消毒鼻腔的碘伏棉签和用于收缩双侧鼻黏膜的肾上腺素棉片应避免再次接触,使用过的器械不再使用。

(3) 显微镜是神经外科手术感染的重要原因之一,在使用过程中应加强管理。

8. 标本管理:垂体瘤标本组织较少,术毕亲自交与医生,并去标本间核对医生登记送检标本的情况,标本是否妥善固定放置,合格后在登记本上签名。

9. 随时做好大出血抢救的准备：术中有损伤颈内动脉的可能、大或巨大垂体瘤因血供丰富也有大出血的可能。

第八节　椎管肿瘤切除手术配合护理常规

【应用解剖】

椎管由24个游离椎骨的椎孔和骶骨的骶管构成，上接枕骨大孔，通向颅腔；下达骶管裂孔。内容脊髓、脊神经根以及脊髓周围的血管和被膜。

脊髓与脊神经根：脊髓为中枢神经的低级部分，为一前后稍扁的圆柱体。上端在枕骨大孔处与脑干的延髓连续，下端在成人平对第1腰椎体下缘，形成脊髓圆锥。从圆锥的尖端向下延伸，形成一条纤维组织的细丝，叫终丝。终丝在第2骶椎处穿过硬脊膜囊，继续向下终止在尾骨背面的骨膜。脊髓各段的直径并不均匀。全长有两个膨大：颈膨大和腰膨大，支配上肢和下肢的神经在这两个膨大处出入。脊髓表面有脊神经根的根丝附着。前外侧沟有前根根丝，为运动纤维；后外侧沟有后根根丝，为感觉纤维。前、后根在椎间孔处会合成脊神经出椎管，后根上有一膨大为脊神经节。腰骶部脊神经根在椎管内先向下行，围绕终丝构成马尾，然后再从相应椎骨下方的椎间孔或骶孔出椎管。

脊髓的被膜：脊髓的表面有三层被膜，对脊髓起着营养、支持和保护作用。最外面一层为硬脊膜，向上附着于枕骨大孔边缘，与颅部硬脑膜相续，向下达第2骶椎，形成硬膜囊。再向尾侧硬膜包绕终丝表面，向下附着于尾骨背面。硬脊膜与椎骨骨膜之间的间隙为硬膜外腔，其中充满富于脂肪的疏松结缔组织，椎内静脉丛位于此腔内。腔内常为负压。

中层为蛛网膜，紧贴于硬脊膜的深面，由结缔组织构成，菲薄透明，无血管，向上直接延续为脑的蛛网膜，向下达第2骶椎平面。蛛网膜与其外面的硬脊膜之间有一潜在的腔隙，为硬膜下腔，内有少量液体。蛛网膜与其深面的软脊膜之间的腔隙叫做蛛网膜下腔。该腔向上经枕骨大孔与脑部的蛛网膜下腔相通，向下达第2骶椎高度。腔内充以脑脊液，脊髓和脊神经根皆浸于脑脊液中。由于脊髓的末端仅达第1腰椎高度，故第1腰椎至第2骶椎之间的蛛网膜下腔相对扩大，称为终池。终池内只有腰骶部脊神经根构成的马列尾和终丝。临床常在此进行腰椎穿刺。

软膜紧贴于脊髓的表面，为一层富于血管的结缔组织膜，故又称血管膜。在脊神经前、后根之间，软脊膜形成齿状韧带，其尖端附着于蛛网膜及硬脊膜，起固定脊髓的作用。脊髓的血管行于软膜内，并随软膜进入脊髓的沟裂中。

椎静脉丛：椎静脉丛可分为椎外和椎内静脉丛。椎外静脉丛位于椎管之外，前组在椎体的前方，后组在椎骨的后方。椎外静脉丛收集椎体和邻近肌的静脉，注入颈深静脉丛、肋间静脉、腰静脉和骶外侧静脉。这些静脉及交通支多无静脉瓣，可容许血液返流。椎内静脉丛位于椎管内，分布于椎骨骨膜与硬脊膜之间。前组在椎体后方和后纵韧带的两侧，大致为两条纵行的静脉丛，收集来自椎体的静脉；后组位于椎弓和黄韧带的深面。两侧之间有吻合支相连。椎内静脉丛收集脊髓、椎骨和韧带的静脉血，向上与颅内的枕窦、乙状窦、基底丛等有吻合，并与椎外静脉丛有广泛的交通。由于椎静脉丛不仅沟通上、下腔静脉系，而且与颅内有直接交通，某些盆腔、腹腔或胸腔的感染、肿瘤或寄生虫卵等，可不经肺循环而直接通过椎静脉丛侵入颅内。当咳嗽或呕吐时，腹内压突然增高，迫使下腔静脉不能如常受纳腹腔和盆腔的静脉血流,在某些瞬间血流可经骶外侧静脉、腰静脉和肋间静脉返流,再经椎内静脉丛而注入上腔静脉。由于椎内静脉丛位于椎管内,环境恒定,因而不受腹压变化的影响。

【适应证】椎管内肿瘤。

【麻醉与体位】全麻+气管插管。俯卧、侧卧位或侧俯卧。

【物品准备】

1. 器械 开颅器械包,大碗;双极电凝器,电钻,磨钻,铣刀,显微器械,蛇形自动牵开器,取瘤镊,取瘤钳,枪状镊。

2. 敷料 开颅敷料包,手术衣。

3. 一次性物品 脑膜补片,骨蜡,吸收性止血纱布,明胶海绵,生物蛋白胶,灌洗器,脑外手术贴膜,头皮夹,脑棉片,丝线,脑外套针,显微镜套,吸引管,引流管,引流袋,大小纱布,生理盐水 2 000～3 000 ml,手套。

4. 仪器、设备 高频电刀,显微镜。

5. 其他 依据体位备齐各种体位垫,马蹄形头架或三钉头架。

【手术步骤及配合】

手术步骤	手术配合
1. 手术前准备	提前 15 分钟洗手,与巡回护士共同清点器械、纱布、棉片、缝针等
2. X线定位,确定椎体位置	将患者安置在合适体位,升高手术床
3. 消毒手术野	递 0.5%碘伏消毒垫、消毒钳、消毒盘
4. 铺无菌单,手术野贴手术粘贴巾,固定吸引管、双极电凝镊	递无菌单、手术粘贴巾、吸引器管和双极电凝镊、橡皮筋、艾力斯钳
5. 切开皮肤、皮下组织,深筋膜,达棘上韧带	递大纱布 2 块、23 号刀片、双极电凝镊、骨膜剥离器、组织剪等
6. 用自动牵开器牵开两侧肌肉及皮肤,显露椎体	递后颅凹自动牵开器
7. 切开棘上韧带,紧贴骨面将椎旁肌从棘突和椎板表面剥离,至两侧关节突	11 号刀片、组织剪、有齿镊交替传递
8. 牵开椎旁肌,剪除棘突	递后颅凹自动牵开器、棘突剪
9. 咬开椎板并扩大,两侧达关节突内侧缘	椎板咬骨钳、鹰嘴咬骨钳、组织剪交替传递
10. 清除硬脊膜外脂肪和黄韧带	组织剪、有齿镊、11 号刀片
11. 清理切口:用生理盐水冲洗切口,骨窗周缘用棉片覆盖,洗手或更换手套,更换吸引器头	递冲洗球、手套、3 mm 吸引器头、棉片
12. 中线两侧硬脊膜上悬吊,切开硬脊膜	递 11 号刀片、递脑膜剪、有齿爱迪森氏镊和双极电凝镊、递 5×12 圆针穿 3/0 或 4/0 丝线
13. 探查、分离肿瘤并彻底切除	双极电凝镊、无齿爱迪森氏镊、弹簧剪等
14. 彻底止血,冲洗切口,清点用物	递双极电凝镊、血纱布、明胶海绵、递生理盐水;清点棉片、缝针等

续　表

手术步骤	手术配合
15. 关闭硬脑膜,若硬脑膜有缺损,可用人工脑膜修补	递 5×12 圆针穿 3/0 或 4/0 丝线,缝合之后再次清点用物,递人工硬脑膜
16. 放置引流管	递 0.5%碘伏消毒垫、弯血管钳、引流管
17. 去除头皮夹,电凝止血,碘伏消毒皮肤	递弯血管钳、双极电凝、0.5%碘伏消毒垫
18. 间断缝合肌层	递 8×20 圆针穿 0 丝线
19. 分层间断缝合皮下组织及皮肤	递 8×20 圆针穿 2/0 丝线
20. 覆盖切口	递伤口敷料或小纱布

【注意事项】

1. 棉片的清点,术前、术后认真清点棉片数量。

2. 体位摆放　注意面颊部、眼部以及男病人的会阴部的保护。

第九节　颅骨修补手术配合护理常规

【应用解剖】

颅骨位于脊柱上方,由 23 块形状和大小不同的扁骨和不规则骨组成(中耳的 3 对听小骨未计入)。除下颌骨及舌骨外,其余各骨彼此借缝或软骨牢固连结,起着保护和支持脑、感觉器官以及消化器和呼吸器的起始部分的作用。颅分脑颅和面颅两部分。脑颅位于颅的后上部,内有颅腔,容纳脑,共 8 块。面颅为颅的前下部分,包含眶、鼻腔、口腔等结构,构成面部的支架,共 15 块。

【适应证】病变、手术后或外伤性致颅骨缺损面积大于 5 cm^2,首次手术愈合 3～6 个月后。

【麻醉与体位】全麻＋气管插管。依手术部位而定(仰卧位、仰卧头侧或侧卧位)。

【切口】在缺损边缘外 1～2 cm 做马蹄形切口。

【物品准备】

1. 器械　开颅器械包,双极电凝镊。

2. 敷料　开颅敷料包,手术衣。

3. 一次性物品　明胶海绵,冲洗球,脑外手术粘贴巾,头皮夹,脑棉片,丝线,脑外套针,吸引管,引流管,引流袋,大小纱布,生理盐水 1 000 ml、手套。

4. 仪器、设备　高频电刀。

5. 其他　颅骨修补材料(现多用钛合金),多功能头架。

【手术步骤及配合】

手术步骤	手术配合
1. 手术前准备	提前 15 分钟洗手,与巡回护士共同清点器械、纱布、棉片、缝针等
2. 消毒:0.5%碘伏消毒垫消毒手术野	递 0.5%碘伏消毒垫、消毒钳、消毒盘

手术步骤	手术配合
3. 铺无菌单,手术野贴手术粘贴巾、固定吸引管、双极电凝镊	递无菌单、手术粘贴巾、吸引器管和双极电凝镊、橡皮筋、艾力斯钳
4. 切口:沿缺损边缘外 1～2 cm 做马蹄形切口,上头皮夹,双极电凝止血	递 23 号刀片、大纱布、双极电凝镊、头皮夹及头皮夹钳
5. 游离翻转皮瓣:用 23 号刀片自帽状腱膜下分离并翻转皮瓣,用头皮拉钩将皮瓣牵开并固定于器械托盘上,其下垫以纱布块,表面止血后用生理盐水纱布覆盖,暴露颅骨缺损四周边缘	递 23 号刀片,双极电灼止血,骨膜剥离器、生理盐水纱布
6. 植片塑型:按缺损的大小及形状,将植入片修剪塑形,使其适合颅骨的凹凸度	递钛板和钢丝剪
7. 冲洗切口,清点用物	递冲洗球
8. 修补固定:将植片置于颅骨缺损处,用螺丝钉固定	递螺丝钉和螺丝起子
9. 悬吊硬脑膜:若颅骨缺损较大或硬脑膜凹陷明显,为减少死腔,防止术后血肿或积液,可用丝线将缺损中央的硬脑膜悬吊固定在植入片上	递 5×12 圆针穿 3/0 或 4/0 丝线
10. 放置引流管;放置在植入片外	递 14 号引流管、8×20 三角针穿 2/0 丝线固定
11. 关闭切口:用丝线间断缝合帽状腱膜和皮肤	递 8×20 三角针穿 2/0 丝线,间断缝合帽状腱膜、皮下和皮肤
12. 覆盖切口	递小纱布和粘性绷带

【注意事项】

1. 颅骨修补材料需要提前灭菌,培养合格方可使用。不能用浸泡或快速灭菌器进行灭菌。

2. 严格无菌操作。

第十节 侧脑室腹腔分流手术配合护理常规

【适应证】治疗各种类型梗阻性及交通性脑积水的病人。

【麻醉与体位】全麻气管内插管。仰卧位,头偏向分流对侧,穿刺侧抬高,使头部切口、颈、胸尽量处于同一直线,以利于穿刺皮下隧道。

【切口】头部切口、锁骨上或下切口及剑突下旁正中或下腹腹直肌旁分别作长 2～3 cm 三个切口。

【用物准备】

1. 器械 开颅器械包,大碗,颅钻;甲状腺拉钩,脑室腹腔分流管一套,金属通条,双极电凝。

2. 敷料 开颅敷料包,手术衣。

3. 一次性物品 骨蜡,明胶海绵,灌洗器,脑外手术贴膜,脑棉片,丝线(2/0、3/0、4/0),

脑外套针,吸引管,大、小纱布,生理盐水 50 ml、手套。

 4. 仪器、设备 高频电刀。

 5. 其他 静脉用抗生素。

【手术步骤及配合】

手术步骤	手术配合
1. 手术前准备	提前 15 分钟洗手,与巡回护士共同清点器械、纱布、棉片、缝针等
2. 消毒:0.5%碘伏消毒垫消毒手术野	递 0.5%碘伏消毒垫、消毒钳、消毒盘
3. 铺无菌单,手术野贴手术粘贴巾,固定吸引管、双极电凝镊	递无菌单、手术粘贴巾粘贴、吸引器管和双极电凝镊、橡皮筋、艾力斯钳
4. 头部切口 (1) 于外耳孔向上向后 4 cm 处切开皮肤、皮下组织、帽状腱膜,双极电凝止血,乳突牵开器牵开 (2) 分离耳后帽状腱膜下层,使之成耳后皮下腔隙,此处放置脑室－腹腔分流球阀囊 (3) 用 11 号刀片切开骨膜,骨膜剥离器剥离骨膜	(1) 递 23 号刀片、大纱布两块、双极电凝、乳突牵开器 (2) 递组织剪、弯血管钳分离,双击电凝止血 (3) 递骨膜剥离器
5. 钻孔、开骨窗:颅钻钻孔并于其下缘用咬骨钳咬成一斜坡骨槽,骨蜡止血	递颅钻、咬骨钳、骨蜡
6. 冲洗切口:用生理盐水冲洗切口	递冲洗球滴注生理盐水
7. "＋"字切开硬脑膜,电凝止血	递 11 号刀片、棉片、双极电凝镊
8. 穿刺侧脑室:用脑针作侧脑室穿刺,拔出针芯见脑脊液流出,若需做脑脊液生化检查或培养,此时可用无菌试管接取,标记穿刺深度,退出脑针,根据深度裁剪脑室分流管脑室段长度	递脑针、无菌试管
9. 脑室内置管:脑室管沿脑针穿刺孔轻轻插入脑室内,成功后,脑室端分流管与分流阀门的脑室端连接,用丝线结扎固定	递脑室管、阀门、无齿爱迪森氏镊、剪刀、2/0 丝线
10. 锁骨上或下切口(有时这一切口不需要):自上而下切开皮肤、皮下组织 2～3 cm,电凝止血	递 23 号刀片、干纱布 2 块、双极电凝镊
11. 剑突下正中切口:长 2～3 cm,逐层切开,进腹	递 23 号刀片切皮,干纱布拭血,电凝止血,2 把弯血管钳牵起腹膜,组织剪扩大切口,甲状腺拉钩牵拉暴露腹腔
12. 打通皮下隧道:用金属通条自头皮切口于皮瓣下端,经头皮帽状腱膜下层,沿头、颈、胸作一皮下隧道,直达剑突切口	递金属通条

续　表

手术步骤	手术配合
13. 放置脑室腹腔分流管的腹腔段:分流管腹腔段的近端与阀门出口端相连,远端通过皮下隧道从剑突下切口引出,按压分流管阀门,见分流管远端有脑脊液流出,证明流出通畅。用无齿卵圆钳将分流管远端置入腹腔,用丝线固定分流管于腹壁上	(1)递甲状腺拉钩牵开暴露脑室腹腔,用无齿卵圆钳将腹腔导管置入腹腔约20～30 cm (2)递8×20圆针、2/0丝线将导管固定于腹壁上
14. 固定阀门:用8×20圆针2/0丝线将阀门固定帽状腱膜下	递8×20圆针穿2/0丝线,有齿短镊
15. 清点用物	清点棉片、缝针、纱布等
16. 关闭切口 （1）头部切口 （2）腹部切口 （3）颈部切口	(1)递8×20三角针穿2/0丝线、8×20三角针穿2/0丝线 (2)递8×20圆针穿0号丝线、8×20三角针穿3/0丝线 (3)递8×20三角针穿3/0线
17. 分别覆盖各切口	递伤口敷料、小纱布、粘性绷带

【注意事项】

1. 抗生素的使用　一是常规术前用药;二是浸泡分流管。
2. 严格无菌操作,减少人为因素导致的污染。

第二章　普外科手术配合护理常规

第一节　甲状腺癌根治手术配合护理常规

【应用解剖】

甲状腺分左、右两叶,位于甲状软骨下方,气管的两旁。甲状腺由两层被膜包裹:内层为甲状腺固有被膜,很薄,紧贴腺体;外层为甲状腺外科被膜,包绕并固定甲状腺于气管和环状软骨上。手术时分离甲状腺应在此两层被膜之间进行。

甲状腺血液循环丰富,主要由两侧的甲状腺上、下动脉供应,甲状腺有3根主要静脉,即甲状腺上、中、下静脉。

喉返神经来自迷走神经,行走在气管、食管之间的沟内,并多在甲状腺下动脉的分支间穿过。喉返神经损伤可引起失音或严重的呼吸困难。喉上神经亦来自迷走神经,分内支和外支,内支(感觉支)分布在喉黏膜上;外支(运动支)与甲状腺上动脉贴近,同行,支配环甲肌,使声带紧张。喉上神经外支损伤会引起声带松弛,音调降低;外口内支损伤,则喉部黏膜感觉丧失,进食时易发生误咽。

【适应证】甲状腺癌。

【麻醉与体位】静脉复合麻醉＋气管插管。颈仰伸卧位,即头后仰,垫高肩部。

【用物准备】

1. 器械　甲亢包,大碗。

2. 敷料　剖腹包,手术衣,甲状腺单,开刀巾,甲状腺专用超声刀连接线。

3. 一次性物品　一次性电刀头,甲状腺专用超声刀,吸引管,一次性负压引流球,2/0、3/0、4/0、5/0 丝线,4/0W9918 薇乔,4/0VCP771D 可吸收缝线。

【手术步骤及配合】

手术步骤	手术配合
1. 放置体位	暴露面颈部及上胸部,肩下垫三角垫和长圆垫,头枕头圈,颈部两侧用小沙袋固定,头部上方放置升降托盘
2. 消毒、铺单、连接电刀、超声刀	手术野皮肤常规消毒,以开刀巾做成布球塞于颈部两侧,然后切口再盖治疗巾 4 块,2 个托盘,2 条甲状腺单、连接超声刀线、操作头到主机
3. 在胸锁关节上 2 cm 处,按皮纹方向作弧形切口,切开皮肤和颈阔肌,用电刀止血,细线结扎	连接电刀线到主机,5×12 圆针 4/0 号缝线备用,递23 号刀片切开皮肤,电刀切开皮下
4. 分离皮瓣,上至甲状软骨,下至胸骨切迹,内至颈中线,外至斜方肌前缘	递 3 把艾利斯钳提起皮缘,递手术刀分离皮瓣
5. 皮瓣牵引,充分暴露手术野甲状腺组织	7×17 圆针 2/0 丝线缝上下皮缘与上下无菌敷料,牵引皮缘,以充分暴露手术部位
6. 在颈部中线上切开筋膜,分离两侧胸骨舌骨肌和胸骨甲状肌。切开颈动脉鞘,确认颈内静脉、迷走神经和颈总动脉	超声刀分离止血,必要时递弯血管钳止血,3/0 丝线结扎或电刀止血
7. 解剖颌下区、颏下三角区,分离颌下腺周围包膜连同附近淋巴结脂肪组织	超声刀分离止血,必要时 3/0 丝线结扎或电凝止血
8. 清除迷走神经和颈动脉周围的脂肪淋巴组织,切断带状肌,结扎甲状腺上、下动脉,切除癌肿及周围组织	超声刀分离、止血
9. 冲洗切口,检查有无出血后,于颏下锁骨内上侧置引流管,清点用物,移走肩下垫子	缝合切口,递 4/0VCP771D 缝线间断缝合颈前肌,颈阔肌,4/0W9918 或 5/0VCP433 缝合皮肤
10. 切口覆盖无菌敷料	递伤口敷料

【注意事项】

1. 术中变动体位时注意身体不触及金属托盘,以免电灼伤。

2. 放置体位时动作轻稳,避免颈部过伸。

第二节 大隐静脉高位结扎抽剥手术配合护理常规

【应用解剖】

下肢静脉分为深静脉与浅静脉两组。深静脉在肌肉之间与同名动脉伴行；浅静脉在筋膜浅面，分大隐静脉与小隐静脉。大隐静脉起源于足背静脉网内侧，经内踝前方、下肢内侧上行，穿过卵圆窝，汇入股静脉。在入股静脉之前 5～7 cm 一段中，有 3～7 个分支，而以 5 支最为多见，其分别为腹壁浅静脉、旋髂浅静脉、阴部外静脉、股外侧静脉和股内侧静脉。小隐静脉起自足背静脉网的外侧，经外踝后沿小腿后外侧上行，在腘窝穿过深筋膜汇入腘静脉。在深、浅静脉之间，以及大、小隐静脉之间，有许多交通支静脉相互沟通。大腿部深浅静脉的交通支，主要有位于缝匠肌下、内收肌管和膝部三处；小腿部以内踝交通静脉与外踝交通静脉最为重要。内踝交通静脉有 3 支，引流小腿下 1/3 内侧面的静脉血，直接进入胫后静脉。外踝交通静脉较粗大，引流小腿下 1/3 外侧面的静脉血，直接进入腓静脉。其瓣膜功能不全，与大、小隐静脉曲张的发生和静脉淤积性溃疡的形成有密切关系。

【适应证】下肢静脉曲张。

【麻醉与体位】硬膜外麻醉。仰卧位，髋、膝关节略屈曲，大腿稍外展、外旋。

【用物准备】

1. 器械　中包，大隐静脉剥脱器械。

2. 敷料　剖腹包，剖腹被，手术衣，中单，绷带，弹力绷带，平纱布。

3. 一次性物品　一次性电刀头，吸引管，中包套针，3/0、2/0 丝线。

【手术步骤及配合】

手术步骤	手术配合
1. 消毒、铺单	递海绵钳夹、碘伏消毒垫，消毒自下腹部起至整个下肢范围内的皮肤。患肢下铺 2 块中单，肢端以手套包裹，腹股沟处铺上、左、右 3 块小开刀巾
2. 腹股沟韧带下方 3～4 cm 作斜切口，切开皮下脂肪层后于卵圆窝下缘找到大隐静脉主干	递手术刀，递 2/0 号丝线结扎止血或电刀止血
3. 分离并结扎大隐静脉主干：分离大隐静脉近端各分支，逐一结扎、切断，再向上游离大隐静脉至股静脉交接处，在静脉的远心侧夹一血管钳，在结扎线与血管钳之间剪断大隐静脉近端结扎并缝扎，远端放入剥脱器	递直角血管钳、2/0 号丝线结扎大隐静脉主干，递剥脱器放入大隐静脉
4. 剥脱大隐静脉：用 2/0 号丝线将远端静脉结扎在剥脱器上，将剥脱器向小腿方向徐徐推进，在剥脱器尖端处切一小口，抽出剥脱器，静脉随之抽出	递 2/0 号丝线结扎大隐静脉上端，递刀片切开剥脱器尖端处皮肤
5. 分段结扎小腿各曲张静脉	递血管钳、2/0 丝线结扎血管
6. 腹股沟处切口逐层缝合	清点用物，递缝针、丝线等逐层缝合腹股沟处切口
7. 术毕用平纱布、弹力绷带加压包扎下肢	递平纱布、弹力绷带加压包扎下肢

【注意事项】

1. 大隐静脉高位结扎及抽脱术的消毒、铺单同下肢手术消毒铺单法。

2. 术毕应加压包扎,下肢抬高防止水肿。

第三节 阑尾切除手术配合护理常规

【应用解剖】阑尾位于右髂窝部。外形呈蚯蚓状,长5~1 cm,直径0.5~0.7 cm。阑尾起于盲肠根部,附于盲肠后内侧壁,3条结肠带的会合点。因此,沿盲肠的3条结肠带向顶端追踪可寻找到阑尾基底部。其体表投影约在脐与右髂前上棘连线中外1/3交界处,称为麦氏点。麦氏点是选择阑尾手术切口的标记点。

【适应证】急、慢性阑尾炎,阑尾脓肿,阑尾类肿瘤。

【麻醉与体位】硬膜外麻醉或全麻;仰卧位。

【用物准备】

1. 器械 中包。

2. 敷料 剖腹包,剖腹被,手术衣。

3. 一次性物品 一次性电刀头,吸引器皮条及头,中包套针,3/0、2/0、0丝钱。

【手术步骤及配合】

手术步骤	手术配合
1. 常规消毒,依次切开皮肤、皮下组织,保护切口	协助铺单,递23号刀片,切开皮肤、皮下组织,递电刀止血,换2块纱布,4把直血管钳固定
2. 切开腹膜,探查腹腔,寻找阑尾	递阑尾钳或无齿卵圆钳寻找阑尾
3. 用阑尾钳夹住阑尾末端部系膜,将其提至切口外	递阑尾钳
4. 弯血管钳分离阑尾系膜并依次切断,用2/0丝线结扎	递弯血管钳,23号刀片,2/0丝线
5. 用5×12小圆针,3/0丝线在阑尾根部做一荷包缝合	递5×12小圆针,3/0丝线
6. 用血管钳夹住阑尾根部,再用0丝线结扎,在距离结扎线0.3~0.5 cm处夹一血管钳,在靠近钳子下端处将阑尾切断	递血管钳,0丝线,23号刀片
7. 用电刀烧灼阑尾残端后将残端翻入盲肠内,拉紧荷包线结扎,再用邻近系膜组织覆盖	递电刀
8. 检查腹腔有无活动性出血,冲洗、缝合	清点器械、纱布、缝针无误后逐层缝合切口

【注意事项】

1. 在腹膜切开前,留2把血管钳,剪刀、镊子、针持各1把,待腹膜缝合后使用。

2. 凡与阑尾残端接触过的器械、敷料等一律不再使用,防止污染手术区。

第四节 胆囊切除、胆总管切开取石＋T管引流手术配合护理常规

【应用解剖】胆管系统是肝向十二指肠内排泄胆汁的管道,起于肝内毛细血管,止于Vater 壶腹,分为肝内胆系和肝外胆系两部分。肝内胆系包括毛细肝管、小叶间肝管、肝段和肝叶肝管及左、右肝管的肝内部分。肝外胆系包括左、右肝管的肝部分,肝总管,胆囊,胆囊管和胆总管。

【适应证】

1. 有发作性腹痛、寒战、发热和黄疸病史。
2. 梗阻性黄疸。
3. 胆总管内扪及胆结石。
4. 术中造影发现胆管内有结石或造影剂,不能进入十二指肠。

【麻醉与体位】全麻;平卧位。

【用物准备】

1. 器械 大包,胆囊包,大碗。
2. 敷料 剖腹包,部腹被,手术衣。
3. 一次性物品 一次性电刀头、T管,腹腔引流管,吸引管,延长电极(中长),0 号 PDSⅡ,皮肤缝合器或 3/0 可吸收缝线,造影剂。

【手术步骤及配合】

手术步骤	手术配合
1. 消毒皮肤	递 2 把卵圆钳,碘伏消毒垫消毒皮肤
2. 取肋缘下切口依次切开皮肤、皮下组织	递 23 号刀、干纱布拭血,电凝止血;递甲状腺拉钩,牵开显露手术野
3. 依次切开腹外斜肌、腹内斜肌	电刀切开,递弯钳止血,2/0 丝线结扎
4. 切开腹膜	递 2 把弯钳提起后鞘,递刀切开,组织剪扩大切口或电刀扩大切口,递 2 块生理盐水纱垫,保护切口,腹部牵开,显露手术野
5. 腹腔探查	递生理盐水湿手探查,备深部手术器械
6. 切开胆囊颈前腹膜,解剖胆囊三角	递刀切开,递血管钳止血,2/0 丝线结扎
7. 分离结扎胆囊动脉	递扁桃钳夹动脉,递刀切断 2/0 丝线结扎,近端 5×12圆针 3/0 丝线贯穿缝扎
8. 游离结扎胆囊管	递弯钳分离,递直角钳游离胆囊管,2/0 丝线结扎
9. 切开胆囊底浆膜,游离胆囊	递刀切开,递扁桃钳、扁桃剪游离,止血,2/0 丝线结扎
10. 切断胆囊管	递直角钳夹结扎过的胆囊管,递 10 号刀片切断,5×12圆针、3/0 丝线贯穿缝扎近端,标本放于弯盘内

续　表

手术步骤	手术配合
11. 分离胆总管	递扁桃钳分离,递 5×12 圆针、3/0 丝线在胆总管上缝两针牵引线,2 把蚊钳牵引
12. 切开胆总管,探查取结石冲洗	递 10 号刀片切开胆总管,递胆道取石钳取石,将结石放弯盘内,用 5 ml 空针或冲洗球冲洗,冲出的结石放弯盘内
13. 放置"T"管,缝合胆总管	递 T 管,3/0 可吸收线间断缝合,递注射器注入生理盐水,检查缝合处有无漏水
14. 胆囊床止血	使用电刀或者使用 3/0 可吸收线缝扎止血
15. 关腹	清点器械、纱布、缝针、1/0PDSⅡ缝线
16. 缝合腹膜、肌层	递 9×24 圆针、1/0 丝线、组织剪
17. 缝合皮下组织、皮肤	递 9×24 三角针、3/0 丝线或皮肤缝合器缝合皮肤

【注意事项】

1. 取出结石应妥善保管,培养胆汁应及时送检。
2. 各种引流管、导尿管先用盐水冲洗。
3. 做好隔离,预防感染,胆道用过的器械不再与其他手术部位接触,应定位放置。

第五节　疝修补手术配合护理常规

【应用解剖】腹外疝由疝囊、疝内容物和疝外被盖等组成。疝囊是壁层腹膜的憩室样突出部,由疝囊颈和疝囊体组成。疝囊颈是疝囊比较狭窄的部分,是疝环所在的部位,是疝突向体表的门户,又称疝门,亦即腹壁薄弱区或缺损所在。各种疝通常以病门部位作为命名依据,例如腹股沟疝、股疝、脐疝、切口疝等。疝内容物是进入疝囊的腹内脏器或组织,以小肠为最多见,大网膜次之。此外如盲肠、阑尾、乙状结肠、横结肠、膀胱等均可作为疝内容物进入疝囊,但较少见。疝外被盖是指疝囊以外的各层组织。

【适应证】腹股沟斜疝、直疝等。

【麻醉与体位】硬膜外麻醉或全麻;仰卧位。

【用物准备】

1. 器械　中包。
2. 敷料　剖腹包,剖腹被,手术衣。
3. 一次性物品　一次性电刀头,3/0、4/0 可吸收线,硅胶导尿管(8 号),手套。
4. 仪器、设备　高频电刀。

【手术步骤及配合】

手术步骤	手术配合
1. 常规消毒,依次切开皮肤、皮下组织	协助消毒铺单,23 号刀切开皮肤,电刀切开皮下
2. 显露并切开腹外斜肌腱膜,游离并牵拉精索	递弯血管钳、直血管钳,硅胶导尿管等

手术步骤	手术配合
3. 寻找疝囊,分离疝外被盖至疝囊颈部	递弯血管钳、无齿镊
4. 修复疝囊	递弯血管钳,疝补片,3/0VCP311 可吸收线固定
5. 仔细止血后关闭切口	递电刀,弯血管钳,3/0VCP311 可吸收线缝合皮下组织
6. 缝合皮肤	递 4/0W9918 可吸收线,皮内缝合
7. 覆盖伤口	递伤口敷料

【注意事项】

1. 认真清点手术用物。

2. 严禁剪下纱布的蓝带子。

第六节 乳癌根治手术配合护理常规

【应用解剖】女性乳房一般呈半球形,体积有很大差异,位于前胸第 2 或第 3 肋骨下至第 6 肋间,内界胸骨旁,外界腋前线。乳头在乳房前方中央突起,周围有色素沉着,称为乳晕。乳房由腺体、脂肪和纤维组织构成。乳房腺体有 15~20 个腺叶,分许多腺小叶,腺叶以乳头为中心,每个腺叶有单独的腺管,呈放射状排列,分别开口于乳头。整个乳房腺体由一层脂肪包围。乳房的深面是胸大肌,覆盖于胸廓前面上部,起于锁骨内半侧胸骨、第 2~6 或第 7 肋骨和腹直肌鞘到肱骨大结节。胸小肌位于胸大肌的深面,起于第 2~5 肋骨至肩胛骨的喙突。乳房的血液供应来自降主动脉、胸廓内动脉和腋动脉的 3 个分支。神经主要是肋间神经的分支,称肋间臂神经。乳房的淋巴网很丰富,乳房腺体内各小叶间都有微细的淋巴网。

【适应证】非浸润性乳癌;Ⅰ期浸润性乳癌;Ⅱ期乳癌临床无明显腋淋巴结肿大。

【麻醉与体位】全麻。仰卧位,患侧上肢外展 90°,肩下用小方垫垫高 30°,手术床稍偏向健侧。

【用物准备】

1. 器械 中包,乳癌根治包。

2. 敷料 剖腹包,剖腹被,手术衣,中单,绷带,平纱布。

3. 一次性物品 手套,刀片,吸引管,一次性电刀头,电刀清洁片,扁形引流管,皮肤缝合器,4/0 可吸收缝线,3/0、2/0、0 号丝线。

【手术步骤及配合】

手术步骤	手术配合
1. 常规消毒皮肤,距离癌肿边缘 4~5 cm 作一棱形切口,切开皮肤、皮下组织,干纱布拭血,电凝止血	递海绵钳夹持碘伏消毒垫依次消毒皮肤,铺单,包裹患侧手臂并用绷带固定;递 23 号刀片

续　表

手术步骤	手术配合
2. 分离皮瓣	上界为锁骨下缘,下界达肋弓处,内侧界近胸骨,外侧界背阔肌前缘,将乳腺及胸大肌筋膜从胸大肌表面分离,更换刀片,递 10 把巾钳提夹皮缘,电刀分离皮瓣,干纱布压迫止血,递 2 把腹腔拉钩暴露术野
3. 清除胸小肌筋膜和胸肌间淋巴结	递组织钳将乳腺组织向外牵拉,递血管钳,电刀分离,2/0 丝线结扎出血点或电凝止血,干纱布覆盖创面
4. 分离腋静脉、周围的脂肪及淋巴组织	解剖腋窝,递带状拉钩牵开显露,弯血管钳、组织剪分离腋静脉,钳夹向下的分支血管,2/0 丝线结扎或 6×14 圆针 3/0 丝线缝扎血管
5. 切除乳腺、胸肌间淋巴结、腋淋巴结	递电刀切除,弯血管钳钳夹出血点,电刀止血或 4/0 可吸收缝线结扎止血
6. 冲洗切口	递温灭菌水冲洗,更换纱布;清点器械、缝针、纱布等数目
7. 于切口外侧下方做一小切口,放置扁形引流管	递 23 号刀切开,弯血管钳放置扁形引流管和硅胶管各 1 根,2/0 丝线固定引流管于皮肤上
8. 缝合皮瓣	递有齿镊、8×20 三角针、4/0 可吸收缝线间断缝合
9. 缝合皮肤	递皮肤钉缝合或 8×20 三角针 3/0 丝线间断缝合
10. 覆盖伤口	递碘伏消毒垫消毒皮肤,递纱布覆盖伤口,腋窝用棉垫数块覆盖,绷带或弹力绷带加压包扎

【注意事项】

1. 冲洗伤口使用温灭菌水。

2. 术中切除的淋巴结应分别做好标记,妥善保存。

第七节　乳腺良性肿物切除手术配合护理常规

【应用解剖】

1. 女性乳房一般呈半球形,体积有很大差异,位于前胸第 2 或第 3 肋骨下至第 6 肋间,内界胸骨旁,外界腋前线。乳头在乳房前方中央突起,周围有色素沉着,称乳晕。

2. 乳房由腺体、脂肪和纤维组织构成。乳房腺体有 15～20 个腺叶,分许多腺小叶,腺叶以乳头为中心,每个腺叶有单独的腺管,以储藏乳汁,腺管呈放射状排列,分别开口于乳头。

3. 整个乳房腺体有一层脂肪包围。乳房的深面是胸大肌,覆盖于胸廓前面上部,起于锁骨内半侧胸骨,第 2～6 或 7 肋骨和腹直肌鞘到肱骨大结节。胸小肌位于胸大肌的深面,起于第 2～5 肋骨至肩胛骨的喙突。

4. 乳房的血液供应来自降主动脉,胸廓内动脉和腋动脉的 3 个分支。

5. 神经主要是肋间神经的分支,称肋间臂神经。

6. 乳房的淋巴网很丰富,乳房腺体内各小叶间都有微细的淋巴网。

【适应证】

1. 乳腺纤维瘤。

2. 乳腺囊性增生病(包括乳头溢液)。

3. 乳腺导管乳头状瘤。

4. 脂肪瘤。

5. 乳房平滑肌瘤。

【用物准备】

1. 器械 乳房肿块包。

2. 敷料 手术衣、小开刀巾。

3. 一次性用物 手套、23 号刀片、吸引皮条及头、慕丝线、4/0 可吸收缝线、6/0 普理灵、伤口敷料、绷带或多头带。

4. 仪器 沪通电刀。

【麻醉与体位】局部浸润麻醉(必要时全身麻醉);仰卧位,患侧胸部适度垫高。

【手术步骤与配合】

手术步骤	手术配合
1. 常规消毒、铺单	递海绵钳夹持碘伏棉球依次消毒皮肤,小开刀巾铺于切口四周并用巾钳固定
2. 麻醉切皮	根据肿块的部位,用含 2~5 μg/ml 肾上腺素的 0.5% 的利多卡因向肿块所在区域作扇形皮下局部浸润麻醉(包括切口线与肿块之间皮下组织)。递 23 号刀片,切开,干纱布拭血,电凝止血
3. 剥离肿块	沿乳腺表面分离皮瓣,显露需要切除的乳腺肿物,在腺体包膜外沿皮下层分离达肿块处,作常规肿块切除
4. 标本送检	切下的肿块,进行快速病检,及时准确地查看病理报告
5. 缝合	彻底止血,切口用细丝线或 4/0 可吸收缝线作皮内缝合,用 6/0 普理灵间断缝合皮肤
6. 覆盖伤口	递碘伏棉球消毒皮肤,递纱布覆盖伤口,用绷带或多头带加压包扎

【注意事项】

1. 术中切除的标本应分清部位,妥善保存。

2. 双侧乳房肿块者,术中变动体位时应缓慢,注意患者安全。

第八节 乳房肿块切除手术配合护理常规

【应用解剖】

1. 女性乳房一般呈半球形,体积有很大差异,位于前胸第 2 或第 3 肋骨下至第 6 肋间,内界胸骨旁,外界腋前线。乳头在乳房前方中央突起,周围有色素沉着,称乳晕。

2. 乳房由腺体、脂肪和纤维组织构成。乳房腺体有 15～20 个腺叶,分许多腺小叶,腺叶以乳头为中心,每个腺叶有单独的腺管,以储藏乳汁,腺管呈放射状排列,分别开口于乳头。

3. 整个乳房腺体有一层脂肪包围。乳房的深面是胸大肌,覆盖于胸廓前面上部,起于锁骨内半侧胸骨,第 2～6 或 7 肋骨和腹直肌鞘到肱骨大结节。胸小肌位于胸大肌的深面,起于第 2～5 肋骨至肩胛骨的喙突。

4. 乳房的血液供应来自降主动脉,胸廓内动脉和腋动脉的 3 个分支。

5. 神经主要是肋间神经的分支,称肋间臂神经。

6. 乳房的淋巴网很丰富,乳腺腺体内各小叶间都有微细的淋巴网。

【适应证】

1. 纤维腺瘤。

2. 乳腺结节。

3. 微小钙化。

4. 不对称密度乳腺活检、良性病灶的切除。

【用物准备】

1. 器械　乳房肿块包。

2. 敷料　手术衣、中单、小开刀巾、真空辅助活检旋切系统。

3. 一次性用物　中包套针、10 号刀片、电刀、3/0 慕丝线、保护套×2、美敷(100×90)石蜡油、10 ml 注射器、利多卡因 20 ml、生理盐水 100 ml、肾上腺素 1 ml。单乔、6/0 普里灵、真空辅助活检旋切系统。

4. 仪器　真空辅助活检旋切机、沪通电刀。

【麻醉与体位】局麻;仰卧位,患侧胸部适度垫高,术侧上肢外展前臂下垂,或抬高术侧上肢将手放于头下。必要时可采用侧卧位。

【手术步骤与配合】

术　程	配　合
术前	1. 熟悉手术操作的基本过程 2. 向患者讲解手术方法及机理,交代手术过程中的配合要点,告知有可能出现的不适反应,尽可能消除患者的恐惧、紧张心理 3. 检查各管道是否正常,避免漏气
术中	1. 摆好病人体位。按以上体位要求摆好病人体位,良好的体位能够充分暴露患侧乳房,利于手术操作 2. 协助超声定位并实时监控。备好药品用物,协助抽吸药液进行局部麻醉。配合术者按键操作仪器,完成肿物切割和标本的取出,注明部位,及时送检 3. 与病人适当交流,进行心理安慰,注意言词的使用,控制操作过程的声响,避免引起病人紧张。同时注意观察有无不良反应
术后	纱布局部压迫 10 分钟,弹力绷带加压包扎 24～28 小时。向患者讲解加压包扎的重要性及可能带来的不适,嘱病人勿大幅度进行患侧上肢的抬举动作。24～48 小时后解除加压包扎,检查伤口有无出血,局部敷料包扎。嘱患者 1 周内保持伤口干燥

【注意事项】

1. 麦默通术的常见并发症有出血及感染,因此要求术者及配合手术的护士严格按规范操作,严格执行无菌操作及强调无瘤原则,及时正确处理术中出现的各种情况,以尽量避免相关并发症的发生。

2. 送检标本时必须明确标本所在部位,当肿块数量较多时需标明方位,防止差错发生。

3. 术中缝针较小,洗手护士应仔细保管,严格清点。

第九节　乳腺癌保乳手术配合护理常规

【应用解剖】

1. 女性乳房一般呈半球形,体积有很大差异,位于前胸第 2 或第 3 肋骨下至第 6 肋间,内界胸骨旁,外界腋前线。乳头在乳房前方中央突起,周围有色素沉着,称乳晕。

2. 乳房由腺体、脂肪和纤维组织构成。乳房腺体有 15~20 个腺叶,分许多腺小叶,腺叶以乳头为中心,每个腺叶有单独的腺管,以储藏乳汁,腺体呈放射状排列,分别开口于乳头。

3. 整个乳房腺体有一层脂肪包围。乳房的深面是胸大肌,覆盖于胸廓前面上部,起于锁骨内半侧胸骨,第 2~6 或 7 肋骨和腹直肌鞘到肱骨大结节。胸小肌位于胸大肌的深面,起于第 2~5 肋骨至肩胛骨的喙突。

4. 乳房的血液供应来自降主动脉,胸廓内动脉和腋动脉的 3 个分支。

5. 神经主要是肋间神经的分支,称肋间臂神经。

6. 乳房的淋巴网很丰富,乳房腺体内各小叶间都有微细的淋巴网。

【适应证】

1. 肿瘤生物学行为低度恶性;局部晚期癌治疗后降至Ⅰ、Ⅱ期者。

2. 肿瘤最大直径≤3 cm,并且肿瘤距乳晕≥2 cm。单发肿瘤,无皮肤和胸壁受累征象;肿瘤/乳房比例适当,估计保留乳房术后能保持较好外形。

3. 钼靶 X 线提示乳房无广泛沙粒样钙化。

4. 临床检查及 B 超和钼靶片未发现腋窝淋巴结肿大。

【用物准备】

1. 器械　中包、乳癌根治包、超声刀头、钛夹钳。

2. 敷料　剖腹包、剖腹被、手术衣、中单、绷带、平纱布。

3. 一次性用物　手套,刀片、吸引皮条及头、电刀笔、碳烧清洁片、扁形引流管 2 根、皮肤缝合器、伤口敷料、4/0 可吸收缝线,2/0、3/0 丝线,无菌水、钛夹。

4. 仪器　超声刀、电刀。

【麻醉与体位】全麻;仰卧位、患侧胸部抬高、头高足低。

【手术步骤及配合】

手术步骤	手术配合
1. 常规消毒皮肤	切开皮肤,皮下组织,递海绵钳夹持碘伏棉球依次消毒皮肤,铺单,包裹患侧手臂并用绷带固定;递 23 号刀片,切开,干纱布拭血,电凝止血

手术步骤	手术配合
2. 切除肿块(乳腺切口)	切缘至瘤缘的距离:切缘距瘤缘 2～3 cm,主要是肿瘤标本全方位切缘的病理学检查。并标注送快速病理
3. 钛夹标志	快速病理各切缘均为阴性者,肿瘤切缘做标志
4. 缝合肿块切口	4/0 单乔缝合皮下,6/0 普里灵缝合皮肤
5. 清扫腋窝淋巴结(腋窝切口)	解剖腋窝,递甲状腺拉钩牵开显露,弯血管钳,组织剪分离腋静脉,钳夹向下的分支血管,4 号线结扎或 6×14 圆针 1 号线缝扎血管。或用超声刀止血
6. 冲洗切口	递温无菌水冲洗,更换干净纱布。清点器械、缝针、纱布等数目
7. 于乳腺切口外侧下方做一小切口,放置扁形引流管	递23号刀切开,弯血管钳放置扁形引流管,4 号线固定引流管于皮肤上
8. 缝合皮下和皮肤	4/0 可吸收缝线缝合皮下,皮肤缝合器订皮
9. 切口覆盖无菌敷料	递大小合适的美敷

【注意事项】
1. 冲洗伤口使用低渗温无菌水。
2. 术中切除的淋巴结应分别作好标记,妥善保存。注意切缘的快速结果。
3. 严格执行无菌、无瘤原则。

第十节　直肠癌根治手术配合护理常规

【应用解剖】直肠上接乙状结肠,下接肛管,长 12～15 cm。直肠上 1/3 前面和两侧有腹膜覆盖;中 1/3 仅在前面有腹膜,并反折成为直肠膀胱陷凹或直肠子宫陷凹;下 1/3 全部位于腹膜外,使直肠成为腹腔内外各半的器官。直肠肌层分为外层纵肌、内层环肌两层。肛管长约 3 cm,上接直肠,下接肛门。肛提肌是直肠周围形成盆底的一层肌肉,由耻骨直肠肌、耻骨尾骨肌和髂骨尾骨肌三部分组成,左右各一,其耻骨直肠肌部分与肛外括约肌后部合并,共起肛管括约肌功能。直肠肛管的供应动脉有 4 支,即直肠上动脉、直肠下动脉、肛管动脉和骶中动脉。直肠肛管的淋巴引流分为上、中、下三组,上组引流耻骨直肠肌附着部以上部分直肠。

【术式及适应证】
1. 经腹会阴直肠癌根治术(Miles)　适应于腹膜返折以下的直肠肿瘤。
2. 前方切除术(Dixon)　适应于距齿状线 5 cm 以上的直肠肿瘤、血吸虫肉芽肿及乙状结肠下段肿瘤。

【麻醉与体位】硬膜外麻醉或全身麻醉;膀胱截石位,头低。

【用物准备】
1. 器械　大包,直肠癌根治包,大碗,超声刀连接线。
2. 敷料　剖腹包,剖腹被,手术衣,中单,小开刀巾。

3. 一次性物品　一次性电刀头、延长电极(中长)，超声刀、吸引皮条及头，1/0 号 PDS Ⅱ，2/0 荷包线，4/0VCP771D 薇乔线，吻合器，闭合器，各种丝线。

【手术步骤及配合】

以 Mile's 术为例

手术步骤	手术配合
1. 消毒皮肤	递 2 把卵圆钳，碘伏消毒垫消毒皮肤
2. 取下腹部正中切口一次切开皮肤、皮下组织	递 23 号刀切开，递干纱布拭血，电凝止血；递甲状腺拉钩，牵开显露手术野
3. 依次切开腹外斜肌、腹内斜肌	电刀切开，递弯钳止血，2/0 丝线结扎
4. 切开腹膜	递 2 把弯钳提起后鞘，递刀切开，组织剪扩大切口或电刀扩大切口，递 2 块生理盐水纱垫，保护切口，腹部牵开，显露手术野
5. 腹腔探查	递生理盐水湿手探查，备深部手术器械
6. 切开乙状结肠系膜及两侧腹膜，分离直肠	递组织剪剪开，递弯血管钳止血，2/0 丝线结扎
7. 游离乙状结肠，无齿镊提起乙状结肠，剪开其外侧腹膜，用长弯钳分离腹膜内疏松组织，提起乙状结肠直肠交界处，分离直肠上动脉	递无齿镊，递弯血管钳止血，2/0 丝线结扎，或 6×14 圆针 2/0 丝线缝扎
8. 结扎、切断肠系膜下动、静脉，游离乙状结肠系膜	递直角钳分离，2 把弯血管钳钳夹动脉，递刀切断，递 6×14 圆针 2/0 丝线贯穿缝扎。以同法处理静脉
9. 沿直肠周围筋膜锐性分离，游离直肠	递电刀或超声刀分离，必要时 2/0 丝线结扎、缝扎
10. 切断乙状结肠，处理残端	递 2 把肠钳钳夹乙状结肠，递刀切断两端，以碘伏消毒棉球(以下按污染手术处理)。结肠近端用盐水垫包裹放在一侧。远端用 0 号丝线结扎，残端套无菌手套，递线扎紧
11. 会阴部手术，切除肛门，以肛门为中心，距肛门 2~3 cm 作椭圆形切口，分离肛尾韧带、肛门周围脂肪组织，切断肛提肌	碘伏消毒垫消毒会阴部，递组织剪，用弯血管钳夹住，以 2/0 丝线结扎或用电刀切断肛提肌，电凝止血
12. 取出切除之部分乙状结肠和直肠，彻底止血	4/0VCP771D 薇乔线缝合盆底筋膜
13. 结肠造瘘：待游离的乙状结肠和直肠从会阴取出后，在切口外侧作结肠造口。切开腹壁，取出乙状结肠近侧断端。做腹壁造口	用 6×14 圆针 3/0 丝线或 3/0 可吸收线固定于腹膜，并分层次缝合于腹壁切口
14. 检查盆腔：取出盐水垫，清除盆腔内脂肪组织，彻底止血，由腹腔向盆腔灌洗	用稀碘伏盐水或用温盐水冲洗腹腔
15. 放置引流，在骶前放橡胶引流管 1 根，从会阴部作切口引出并固定	用 9×24 三角针 3/0 丝线间断缝合会阴切口
16. 常规关腹	清点器械、敷料

【注意事项】

1. 固定好体位,使病人舒适,同时防止周围神经损伤。

2. 采用头低足高位,头部降低 10°～20°,使肠曲移向上腹部,以便暴露乙状结肠。

3. 注意调节好灯光。

4. 操作时两组手术器械分开放置,做好肠道隔离,腹腔冲洗可用 1：10 碘伏盐水,备好热盐水。

第十一节　结肠癌根治手术配合护理常规

【应用解剖】结肠分为升结肠、横结肠、降结肠和乙状结肠四部分。升结肠始于盲肠,沿腹后壁右侧上升到肝右叶下方,弯向左形成结肠右曲而移行于横结肠。横结肠充气被腹膜包裹,以系膜悬于腹后壁,横结肠在左季肋区、脾的下方形成结肠脾曲移行于降结肠。降结肠始于结肠左曲,在腹后壁左侧下降至左髂嵴处接乙状结肠。乙状结肠向下到第三骶椎平面处与直肠相续。

【适应证】

1. 回盲部、盲肠、升结肠及结肠肝曲的恶性肿瘤。

2. 回盲部及右侧结肠结核。

3. 右侧结肠多发息肉等。

【麻醉与体位】全麻;仰卧位。

【用物准备】

1. 器械　大包,直肠癌根治包,大碗,框架拉钩 2 副,超声刀连接线。

2. 敷料　剖腹包,剖腹被,手术衣。

3. 一次性物品　一次性电刀头、延长电极(中长及长),超声刀,凡士林纱布,1/0PDS Ⅱ,2/0 荷包线,4/0VCP771D 薇乔线,吸引器皮条及头,吻合器,闭合器,各种丝线、套针、刀片、手套、皮肤缝合器等。

【手术步骤及配合】

以右半结肠切除术为例

手术步骤	手术配合
1. 消毒皮肤,切开皮肤、皮下组织,开腹探查	配合同胆囊 1～5,并协助固定两侧框架拉钩
2. 切开升结肠外侧腹膜,游离右侧结肠及回肠末端 20～30 cm	递组织剪剪开外侧腹膜,超声刀分离系膜,必要时 2/0 丝线结扎,或 6×14 圆针 2/0 丝线缝扎
3. 在结肠后面保护右输尿管等脏器及血管,提起结肠系膜,将供应右半结肠的血管用弯钳夹住,切断	分别用 2/0 丝线结扎,或用 6×14 圆针 2/0 丝线缝扎
4. 于横结肠近肝曲 10～20 cm 及回肠末端距盲肠 15～20 cm 处,分别用两把肠钳夹住肠管,周围用纱布包好,以防肠内容物污染切口,切断肠管,将所属系膜一并切除	递 2 把肠钳夹肠管,递 11 号刀切断,切除的肠管连刀一并放在弯盘内,(以下按污染手术处理)递碘伏棉球消毒肠管残端,电凝止血,2/0 丝线结扎,递 3/0 丝线结扎

续　表

手术步骤	手术配合
5. 横结肠断端与回肠断端行端端吻合,除去肠钳,开放肠管后,以弯钳止血。吸净肠腔内容物,间断缝合后侧浆肌层,再缝合肠壁全层,最后缝合前侧面浆膜与肌层	25~28 号吻合器,吻合肠管 递 6×14 圆针 3/0 丝线或吻合器端端吻合,吻合口 4/0VCP771D 薇乔加强浆肌层
6. 吻合完毕,洗手,清理手术野	协助洗手换手套
7. 缝合肠系膜空隙	递 4/0VCP771D 薇乔缝合
8. 放置腹腔引流	递腹腔引流管
9. 关腹	清点器械、敷料、缝针

第十二节　胃癌根治手术配合护理常规

【应用解剖】胃位于腹腔左上方,上连食管部分为贲门,下接十二指肠部分为幽门,左侧凹形为胃小弯,右侧凸形为胃大弯。胃分三部分:胃底部、幽门窦部、胃体部。胃壁为四层:黏膜层、黏膜下层、肌层、浆膜层。

【适应证】胃底贲门癌、胃体癌、胃窦癌已侵及胃体者、皮革样胃癌、多发性胃癌、胃部分切除术后的残胃癌。

【麻醉与体位】全麻;仰卧位或半侧卧位。

【用物准备】

1. 器械　大手术器械包,胃癌根治包及大碗,框架拉钩 2 副。

2. 敷料　剖腹包,剖腹被,手术衣。

3. 一次性物品　一次性电刀、延长电极(中长),吸引器皮条及头,石蜡油球,1/0 号 PDSⅡ,2/0 荷包线,4/0VCP771D 薇乔线,吻合器,闭合器,皮肤缝合器,各种丝线、刀片、手套等。

【手术步骤及配合】

以胃癌根治、全胃切除术为例

手术步骤	手术配合
1. 常规消毒皮肤及铺巾	递卵圆钳夹碘伏消毒垫消毒皮肤,递 4 块小开刀巾,2 块剖腹被
2. 上腹正中切口	递 23 号圆刀,2 块干纱布,递甲状腺拉钩牵开手术视野
3. 常规进腹,探查病变,确定手术方案	递湿纱布,递腹腔拉钩或"S"拉钩等,协助固定两侧框架拉钩
4. 分离大网膜及横结肠系膜前页、胰被膜	超声刀分离,必要时递弯血管钳,递 2/0 丝线结扎,较粗的血管可用 6×14 圆针 2/0 丝线贯穿缝扎
5. 游离十二指肠降部	超声刀分离,必要时递直角钳、中弯血管钳,组织剪切断,递 3/0 丝线结扎,递 5×2 圆针贯穿缝扎

续　表

手术步骤	手术配合
6. 清除胰头后胆总管、肝动脉及周围淋巴组织	递直角钳、中弯钳、扁桃钳,2/0 丝线结扎
7. 处理胃右动、静脉	递中弯血管钳,组织剪切断,2/0 丝线结扎,6×14 圆针 2/0 丝线贯穿缝扎
8. 清除胃左动脉根部和腹腔动脉附近淋巴组织	超声刀切割,必要时递直角钳、扁桃钳分离,2/0 丝线结扎
9. 处理胃左动、静脉	递直角钳、大弯钳,2/0 丝线结扎,6×14 圆针贯穿缝扎
10. 离断胃网膜左、右动、静脉	超声刀分离、切割,必要时递直角钳、大弯钳、组织剪,0 号丝线结扎,6×14 圆针贯穿缝扎
11. 分离脾胃韧带,切断胃短血管	配合同第 10 步
12. 于肝脏附着处断离小网膜	超声刀分离、切割,必要时递直角钳、中弯钳,2/0 丝线结扎
13. 分离食管下段,切断迷走神经	配合同第 12 步
14. 取下胃和附着组织	递胃钳、大弯钳、大直角钳夹住食管、贲门,递小圆刀切断,碘伏棉球消毒
15. 食道残端作荷包	递 2/0 荷包线
16. 消化道重建 　(1) 于空肠近端距屈氏韧带 15～20 cm 处切断空肠 　(2) 从空肠远端插入吻合器,将食管与空肠吻合 　(3) 用 60 mm 闭合器将空肠残端闭合 　(4) 将空肠近端距食道空肠吻合口处 50～60 cm 的空肠作端端吻合 　(5) 间断缝合两空肠间隙系膜裂孔处	(1) 递直角钳、血管钳,2/0 丝线结扎 (2) 递吻合器、石蜡油棉球,4/0VCP771D 薇乔线浆肌层加强 (3) 递 6 mm 闭合器、小圆刀,4/0VCP771D 薇乔线加强缝扎 (4) 递 4/0VCP771D 薇乔线,缝合空肠后壁、全层、前壁 (5) 递 4/0VCP771D 薇乔线,间断缝合
17. 冲洗腹腔	递温生理盐水、"S"拉钩、干纱布
18. 关腹	清点器械、纱布、缝针
19. 缝合腹膜、白线	递 0 号 PDSⅡ
20. 缝合皮下组织、皮肤	4/0VCP771D 薇乔线缝合皮下,皮肤缝合器缝合皮肤

【注意事项】

1. 术者手套上的滑石粉要用生理盐水冲洗干净,防止肠粘连。

2. 胃肠手术切开胃肠时,要进行隔离。

3. 正确使用吻合器、闭合器。

4. 此处介绍术式为全胃切除＋Roux-en-Y 重建。胃癌根治术还包括近端胃部分切除术及远端胃部分切除术,各有不同特点,应注意配合。

第十三节　胰十二指肠切除手术配合护理常规

【应用解剖】胰腺横卧于第1～2腰椎前方,前面被后腹膜所覆盖,固定于腹后壁,全长15～20 cm,宽3～4 cm,厚1.5～2.5 cm,分头、颈、体、尾四部。胰头部右侧被十二指肠包绕,前面有胃、胃结肠韧带和横结肠及其系膜,主胰管直径2～3 mm,约85%的人由胰尾部直到胰头部与胆总管配合形成共同通路,开口于十二指肠乳头。

胰头部血液由发自胃十二指肠动脉的胰十二指肠上动脉和发自肠系膜上动脉的胰十二指肠下动脉所供应;胰体、胰尾的血液由腹腔动脉发出的胰背动脉及其分支胰横动脉以及由脾动脉发出的胰大动脉、胰尾动脉所供应。

胰腺的静脉分别汇入脾静脉、肠系膜上静脉和门静脉。胰头的静脉淋巴注入十二指肠上、下静脉淋巴结,胰体的静脉淋巴向上和向下分别注入胰上静脉淋巴结和胰下静脉淋巴结,胰尾淋巴汇入脾门静脉淋巴结,以上各静脉淋巴结最后注入腹腔静脉淋巴结和肠系膜上静脉淋巴结。

【适应证】标准胰十二指肠切除术的范围包括:远端胃,胆囊,胆总管(下段),十二指肠,胰腺的头、颈、钩突部和空肠上段,切除后将胆、胰、胃肠重建。常见于胰头癌、壶腹癌、十二指肠癌及胆总管下段癌的手术治疗。

【麻醉与体位】静脉复合麻醉,气管内插管;常规仰卧位。

【用物准备】

1. 器械　大碗,腹腔自动拉钩,框架拉钩,大手术器械包,胰腺切除包,框架拉钩2副,超声刀连接线。

2. 敷料　剖腹包,剖腹被,手术衣,纱垫,大纱布。

3. 一次性物品　60 mm闭合器,25号吻合器,棉球,石蜡油,双腔导尿管,鼻肠管,吸引管,一次性电刀头,电刀延长头(中、长),超声刀,导尿管,引流管及袋,2.5～3 mm硅胶管,止血用物(明胶海绵、止血纱布、皮肤缝合器、止血胶),1/0号PDSⅡ,4/0VCP771D薇乔线,3/0VCP311薇乔线。

【手术步骤及配合】

手术步骤	手术配合
1. 安置体位,消毒,铺单	置常规仰卧位,留置鼻肠营养管,递消毒钳夹取碘伏消毒垫消毒皮肤,予双腔导尿管留置导尿;铺开刀巾、粘贴巾及剖腹单
2. 切口进腹,由远及近行初步探查并判断肿瘤有无远处转移及局部活动度	予切皮刀、干纱布、电刀依层次进腹,予盐水冲洗双手,探查盆腔、肝脏及腹腔淋巴结等部位有无肿大淋巴结及肿瘤侵犯
3. 分离暴露十二指肠、胆总管及胰头部,对可疑肿块、淋巴结取活组织送冰冻快速病理检查	递盐水纱布、纱垫、腹腔自动拉钩或框架拉钩、带状拉钩,充分暴露手术野;予止血钳、无齿镊、直角钳、组织剪,分离目标器官;予电刀和合适丝线,结扎止血;递胰腺活检穿刺针,取可疑组织送病检

续　表

手术步骤	手术配合
4. 游离、暴露十二指肠降部及胰头部	超声刀分离,必要时递止血钳、无齿镊、直角钳及组织剪分离探查;予电刀和合适丝线结扎止血
5. 显露肠系膜上静脉:于胰缘靠近胰头部切开后腹膜,切断结扎走向胰头部的肠系膜上静脉的分支	超声刀分离、切割,必要时递止血钳、无齿镊、直角钳及组织剪分离探查;2/0、3/0丝线结扎止血
6. 分离探查下腔静脉和腹主动脉并解除粘连	递直角钳、止血钳、无齿镊及组织剪分离探查;予电刀和合适丝线结扎止血
7. 游离胆总管、肝动脉、门静脉	递直角钳、止血钳、无齿镊及组织剪分离探查
8. 进一步分离探查癌肿是否侵犯了胰后的门静脉等重要血管	递直角钳、止血钳、无齿镊及组织剪分离探查;予电刀和合适丝线结扎止血
9. 在胆囊管上方切断胆总管,将胆囊切除	手术配合同胆囊切除术
10. 游离胃的大小弯侧网膜,切除 1/3～1/2 远端胃	超声刀分离、切割,必要时递直角钳、止血钳、无齿镊及组织剪分离;予电刀和合适丝线结扎止血;递胃钳、闭合器及切割缝合器将胃部分切除
11. 切断胰腺	予 6×14 圆针、2/0丝线,缝扎拟切除胰腺部分的近远侧上下缘各一针,递小圆刀于腹主动脉左缘切断胰腺,予 4/0VCP771D 薇乔线缝扎止血,避免缝闭胰管
12. 切断部分空肠:提起横结肠,剪开屈氏韧带并于其下约 1 cm 处空肠上 2 把肠钳,切断、消毒断端,以大纱布包裹,继续分离空肠增加其游离度,递闭合器闭合空肠	递小圆刀切断,予碘伏棉球消毒空肠残端并予大纱布包裹;超声刀分离,必要时递止血钳、直角钳及组织剪分离空肠段
13. 切断胰腺钩突:将胰头与肠系膜间的小血管支以血管钳钳夹后缝扎,切断钩突	递 3/0、2/0丝线结扎或以 5×12 圆针、3/0丝线缝扎胰头与肠系膜间的小血管支及钩突断端
14. Child 法重建消化道:残胰与空肠端套入式吻合,胰管内放置直径 2.5～3.0 mm 的硅胶管;胆总管与空肠端侧吻合;胃与空肠端侧吻合,鼻胃管送入空肠,缝合结肠系膜裂孔	4/0VCP771D 薇乔线间断缝合空肠后壁浆肌层与胰腺,行胰肠吻合;予直径 2.5～3.0 mm 的硅胶管引流胰液,继续间断缝合空肠前壁浆肌层与胰腺前膜;4/0VCP771D 薇乔线胰腺空肠吻合口 6～10 cm 处间断缝合胆总管与空肠;递 25 号吻合器距胆管空肠吻合口下方 40～60 cm 处吻合胃与空肠,予 4/0VCP771D 薇乔线加强缝合;并缝合结肠系膜裂孔
15. 温盐水冲洗腹腔,于胰肠、胆肠吻合口附近放置引流管一根,由右侧腹壁戳孔引出;关闭腹腔、切口并覆盖敷料	递温盐水冲洗,予引流管、剪刀、切皮刀、三角针、2/0丝线放置并固定引流管;清点器械、敷料,予 1/0PDSⅡ关腹,皮肤缝合器缝合皮肤

【注意事项】

1. 进腹切口常用右上腹经腹直肌切口或右肋缘下切口。

2. 根据手术步骤给予合适的手术器械,随时提供精细器械,如小直角钳、扁桃钳等。

3. 准备各种止血用物及修补缝合、血管吻合的器械、缝线等。

第十四节 腹主动脉瘤切除手术配合护理常规

腹主动脉局限或者呈弥漫性膨出称为腹主动脉瘤。瘤壁包括动脉壁的全层,即所谓真性动脉瘤,动脉瘤易破裂;假性动脉瘤指形成动脉周围搏动性血肿由非血管壁的结缔组织包裹。

【适应证】

1. 腹主动脉瘤直径≥6 cm。

2. 动脉瘤伴有疼痛或压痛。

3. 动脉瘤在继续增大。

4. 动脉瘤引起远端血管栓塞。

5. 动脉瘤压迫胃肠道。

6. 动脉直径虽小于 6 cm,但局部瘤壁有破裂倾向。

【麻醉与体位】静脉复合麻醉及气管插管;平卧位,双下肢自然放置。

【用物准备】

1. 器械 大包,血管吻合包,腹腔自动牵开器。

2. 敷料 剖腹包,剖腹单,手术衣,治疗巾,纱布,中单等。

3. 一次性物品 一次性电刀头、延长电极(中长),3/0、5/0 普理灵,1/0PDSⅡ,人造血管,止血纱布,皮肤缝合器,明胶海绵等。

4. 其他 血液回收机及用物。

5. 药品准备 乳林格、贺斯、肝素及病房带入抗生素等。

【手术步骤及配合】

手术步骤	手术配合
1. 开放静脉,放置体位	选择上肢用粗细合适的针头穿刺,以保证术中液体的供给,必要时可备颈内静脉或锁骨下静脉穿刺。麻醉插管后置平卧位,留置导尿
2. 消毒、铺单	手术野皮肤常规消毒,切口上铺 4 块小开刀巾,暴露手术野,以合适大小手术粘贴巾覆盖,铺剖腹被和大开刀巾
3. 上腹部正中切口向下绕脐至耻骨联合	递手术刀、电刀,逐层切开皮肤、皮下、肌层及腹膜
4. 进腹探查腹腔,暴露动脉瘤	递腹腔自动牵开器撑开腹腔,纱垫保护肠管,血管钳游离周围组织,必要时 3/0 丝线结扎游离处血管
5. 阻断血管瘤两端的腹主动脉	递阻断钳阻断动脉瘤近端,递髂血管阻断钳阻断动脉瘤远端
6. 纵行切开瘤体,递组织剪剪开瘤体,血管钳取出瘤体内的血栓及硬化斑块,肝素生理盐水溶液冲洗血管,清除血凝块,缝合腰动脉	备肝素生理盐水溶液及注射器冲洗血管,6×14 圆针 3/0 丝线缝合动脉瘤内壁的腰动脉开口

手术步骤	手术配合
7. 近端人造血管吻合:将人造血管作为内衬与正常的动脉血管吻合	递合适型号人造血管及 3/0 普理灵缝线
8. 远端人造血管吻合	远端人造血管与髂内(总)动脉以 5/0 普理灵缝线吻合
9. 松开阻断钳恢复血流	松开阻断钳
10. 温盐水清洗腹腔,检查无出血后,置腹腔引流管固定,逐层缝合腹腔,切口覆盖无菌敷料	递温盐水冲洗腹腔,递湿纱布吸尽残余水,与巡回护士清点纱布、缝针等,递 1/0PDSⅡ关腹,皮肤缝合器缝合皮肤,递干净敷料覆盖伤口

【注意事项】

1. 随时注意术中进展,及时供应术中用物,严密观察出血情况,必要时启用血液回收机,开通两条静脉通道行输血、输液。

2. 人工血管与大的动脉吻合方式常有以下几种情况:与胸主动脉端端吻合;与腹主动脉端端吻合;腹主动脉开侧孔经人工血管与1~2腰椎动脉或肠系膜上动脉或双肾动脉开侧孔吻合。

第十五节　脾切除、门奇静脉断流手术配合护理常规

【应用解剖】门静脉系和上、下腔静脉系的属支之间存在重要的交通,由于门静脉系统的静脉均无瓣膜,因此,当门静脉发生障碍时,门静脉血流可逆,形成侧支循环,其交通支代偿性扩大,血液最后经上、下腔静脉返回心脏。门静脉系和腔静脉存在的交通支有 4 支,特别重要的是胃冠状静脉、胃短静脉与奇静脉分支之间的交通支,此交通支离门脉主干最近,离腔静脉主干也较近,压力差最大,受门脉高压影响最早,较易导致静脉破裂大出血。必须手术阻断门奇静脉间的反流。

【适应证】

1. 门脉高压合并严重食管、胃底静脉曲张和脾肿大、脾功能亢进。

2. 门脉高压合并食管、胃底静脉曲张破裂大出血。

3. 肝炎非活动期,病人肝功能属Ⅰ级或Ⅱ级,凝血酶原时间不超过正常值的 50%。

4. 病人门静脉系统无海绵样癌变和血栓存在。

5. 分流术后再出血。

【用物准备】

1. 器械　大包,肝脾包,大包、框架拉钩,超声刀连接线。

2. 敷料　剖腹包,剖腹被,手术衣,纱布,纱垫等。

3. 一次性物品　一次性电刀头、延长电极(中长)、超声刀、腹腔引流管及引流袋,导尿管,0、2/0、3/0 普理灵,3/0 丝线,止血纱布等。

4. 仪器、设备　高频电刀、备血液回收机。

【麻醉与体位】全麻;仰卧位。

【手术步骤及配合】

手术步骤	手术配合
1. 常规消毒铺巾	递消毒钳夹碘伏消毒垫消毒,常规铺单
2. 常规左上腹直肌切口或左肋骨缘下斜切口,也可选左肋缘下斜切口	递刀及 2 块大干纱布、弯血管钳,协助固定框架拉钩
3. 进腹探查后,决定切脾时,先结扎脾动脉	递超声刀分离,必要时递直角钳、2/0 丝线结扎
4. 将脾脏拉向左上方,分离、结扎和切断脾结肠韧带	递直角钳、扁桃钳,分离 2/0 丝线结扎
5. 分离结扎脾肾韧带	递直角钳、扁桃钳,分离 2/0 丝线结扎
6. 分别用 2 把以上的血管钳钳夹脾动脉及脾静脉	递血管钳,2/0 号丝线结扎
7. 在近脾门处切断脾蒂、移去脾脏	递血管钳,0 号丝线结扎
8. 脾动脉常在近侧结扎、远侧缝扎;脾静脉则双重结扎	3/0 普理灵线缝扎
9. 检查脾窝中有无出血,冲洗放置引流管	备温盐水及橡皮引流管
10. 常规关腹	配合同前

【注意事项】
1. 断流手术需大量丝线、缝扎、器械,护士应动作敏捷,主动配合,一针一线,穿针要快。
2. 脾切除时需备热盐水纱垫压迫止血。

第十六节　肝叶切除手术配合护理常规

【应用解剖】根据肝门管道系统的分布并结合肝的外形来划分肝叶和肝段。各肝段均可以单独被手术切除而不影响余下肝段功能的完整。

肝脏有 3 个肝门:肝蒂出入的第一肝门;主要有肝静脉离肝汇至下腔静脉的第二肝门,数目不等的肝短静脉汇至肝后段下腔静脉的第三肝门。

肝蒂:为出入肝门的肝管、肝固有动脉、门静脉、淋巴管和神经等的总称。

第二肝门:简单说来,就是肝静脉离开肝脏汇至下腔静脉的区域。

第三肝门:除了左、中、右 3 支主要肝静脉外,尚有直接汇入下腔静脉的分散的小静脉,一般总称肝短静脉或肝背静脉系统。

【适应证】肝癌局限于肝段,无门静脉癌栓及转移,一般情况尚可。肝包虫病、肝脓肿、肝血管瘤、肝肉瘤、肝脏良性肿瘤等。

【用物准备】
1. 器械　大包,肝脾包,大碗、框架拉钩 2 副、钛夹钳。
2. 敷料　剖腹包,剖腹被,手术衣。
3. 一次性物品　一次性电刀头、延长电极(中长)、吸引器皮条及头、3/0、4/0、5/0 普理灵缝线、4/0VCP771D 薇乔线、皮肤缝合器,止血纱布,1/0 号 PDS Ⅱ,各种缝线,刀片、手套等。
4. 仪器、设备　高频电刀、氩气刀,超声吸引器等。

【麻醉与体位】全麻仰卧位。术中根据手术要求旋转手术床的角度。

【手术步骤及配合】

手术步骤	手术配合
1. 开放静脉	静脉常规开放于左上肢
2. 消毒铺巾	递消毒钳、消毒棉球消毒,常规铺巾
3. 手术切口常规为右侧肋缘下切口	递手术刀、有齿镊,2块干纱布
4. 电刀切开肌层	换手术刀及有齿镊,更换湿纱布
5. 进腹,探查腹腔	递生理盐水湿润手套,探查腹腔,同时递腹腔挂钩
6. 充分暴露手术野	于患者的右侧上框架拉钩(必要时左侧上框架挂钩)
7. 游离手术区周围组织	递分离钳、手术剪、2/0丝线结扎
8. 阻断肝门	递阻断带、阻断管、阻断钳,并由巡回护士记录阻断时间
9. 切除病变肝叶	递血管钳,分离钳夹,钛夹夹闭微小血管及微小胆管,必要时4/0VCP771D薇乔线或5/0普理灵缝扎,手术剪剪断,切下标本放入弯盘内
10. 肝脏创面止血	止血纱布、生物蛋白胶配合电凝止血
11. 腹腔止血,放置引流管,关腹	递引流管,清点用物
12. 逐层关腹、缝合切口	再次清点,1/0号PDSⅡ关腹,皮肤缝合器缝合皮肤

【注意事项】肝门阻断时注意记录阻断时间,时间不超过15～20分钟,撤除肝门阻断时,要注意清点肝阻断特殊用物。

第十七节　同种异体供肝切取手术配合护理常规

【用物准备】
1. 外出取肝盆。
2. 灌注管　自制18F或20F双腔气囊导尿管,18F或20F腔静脉插管,3升袋。
3. 外出用物一套。
4. 药物准备　4℃ uw灌注液,肾灌注液,利多卡因,肝素。

【手术步骤及配合】

手术步骤	手术配合
1. 在腹部扩大"+"字切口,进入腹腔	递手术刀全层切开
2. 将横结肠翻向头侧,小肠向下拨开,显露腹主动脉前壁,行腹主动脉插管灌注	助手牵开肠管暴露术野,递无齿镊、长弯钳分离,中弯钳带线绳法扎远端,近端插入18F或20F双腔气囊导尿管,线绳固定气囊内注气20～30 ml,第一步灌注4℃肾灌注液100 ml,第二步灌注uw液,灌注高度100 cm
3. 门静脉插管灌注	配合同腹主动脉插管,灌注管为18下腔静脉插管,0号丝线结扎固定

手术步骤	手术配合
4. 在膈肌水平剪开胸腔,阻断胸主动脉	递组织剪剪开,长弯钳阻断
5. 取血标本	递 20 ml 注射器
6. 处理胆囊	递组织剪剪开胆囊,50 ml 灌注液反复冲洗
7. 待肝颜色变为黄白色,依次离断食管及腹主动脉,于双肾静脉水平剪断肝下下腔静脉	递组织剪剪断
8. 于肠条膜上静脉与脾静脉交界处切断门静脉	组织剪剪断
9. 近十二指肠切断肝十二指肠韧带及肝周围韧带,确认肝动脉无畸形后剥离肝总动脉至腹腔干根部	组织剪剪断
10. 游离胆总管,靠近远端结扎后切断	组织剪剪断,长弯钳分离,0 号丝线结扎
11. 移出肝脏	肝灌注盆内盛碎冰,无菌保护袋内装 uw 液密封后再套 2～3 层无菌保护袋,放置冰桶内备用

第十八节　供肝修整手术配合护理常规

【要求】室温<20℃,取出供肝,置于盛满 4℃平衡液的修肝盆内,盆内放有冰块,保持低温。

【物品准备】4/0 丝线,输血器 1 副,冰盆保护套,无菌冰,5/0 普理灵、修肝盆。

【手术步骤及配合】

手术步骤	手术配合
1. 取出供肝,置于修肝盆内	无菌冰块置于修肝盆内,倒入无菌冰水,于修肝盆上套上无菌冰盆保护套。巡回护士打开塑料袋外两层,外翻袋口,由手术者取出内层盛供肝的塑料袋,将供肝及 uw 液一并倒入准备好的修肝盆内
2. 找出肝动脉、门静脉、下腔静脉和肝总管	递蚊钳分离,4/0 丝线结扎,爱迪森氏镊协助
3. 结扎门静脉侧支,肝下下腔静脉腰支等残端	递蚊钳分离,4/0 丝线结扎,爱迪森氏镊协助
4. 沿左、右肝冠状韧带附着的膈肌边缘剪去其余肌肉,保留其腱部	递弯血管钳提夹,组织剪修剪,必要时 6×14 圆针,4/0 丝线缝扎
5. 修整吻合端血管壁	递爱迪森氏镊、组织剪修整,必要时 5/0 普理灵缝合
6. 检查肝上下腔及肝下下腔有无漏血	递桑氏钳阻断,冲洗球打气,拉直下腔静脉
7. 灌注肝脏巡回护士接过手术者	递输血器,先排气后持续灌注 4℃血浆 20 ml
8. 修整完毕,置于低温 uw 液中,等待植入	检查冰盆内冰块,保持低温

第十九节　同种异体肝移植手术配合护理常规

【适应证】

1. 良性肝病　肝炎后肝硬化,急性肝衰竭,酒精性肝硬化,胆汁淤积性疾病,先天性代谢性疾病,肝脏良性肿瘤等。

2. 恶性肝病　原发性肝癌、肝门部胆管癌、肝母细胞瘤、肝转移癌。

【用物准备】

1. 器械　肝移植器械包,肝动脉吻合包,静脉切开包,框架拉勾,胆囊切除包(必要时)。

2. 敷料　剖腹包,剖腹被,手术衣。

3. 仪器　高频电刀,变温毯,氩气刀,自体血液回收机(肿瘤病人除外)

4. 一次性用物　常规进腹手术准备物品外,另备中长电刀头,4/0 丝线,3/0 丝线带针,3/0、4/0、5/0、7/0 普理灵数根,6/0 PDSⅡ,冲洗球,8F 硅胶导尿管、20 ml 注射器、止血纱布、明胶海绵、生物蛋白胶、扁形引流管、乳胶引流管等。

5. 药品　病房带药,遵医嘱执行,另备肝素冲洗液(肝素 200 mg 加入 500 ml 林格液中)。

【麻醉与体位】全麻。平卧位,足跟置软垫。

【手术步骤及配合】

手术步骤	手术配合
1. 取上腹部双侧肋缘下切口,正中向剑突延伸,右侧至腋中线,左侧至腹直肌外缘,切开皮肤至腹膜,进入腹腔	递 2 块干纱布置于切口两侧,23 号刀切皮,电刀逐层打开,电凝止血
2. 探查腹腔	递盐水湿润术者双手,腹腔拉钩暴露,协助固定两侧框架拉钩
3. 切断肝十二指肠韧带	递中弯钳分离,钳夹,组织剪剪断,2/0 丝线结扎
4. 分离第一肝门,游离切断胆总管	递精细直角钳,扁桃钳分离,钳夹,组织剪剪断,1/0 号丝线结扎
5. 游离门静脉后壁	递精细直角钳,扁桃钳分离,蓝色血管牵引带牵引标识
6. 游离肝动脉	递精细直角钳,扁桃钳分离
7. 切断肝胃和十二指肠间韧带和粘连	递组织剪锐性分离,长弯钳钳夹,组织剪剪断,3/0 丝线结扎
8. 剪开后腹膜,显露肝下下腔静脉	递长镊,长剪刀剪开,S 拉钩牵开暴露
9. 剪开镰状韧带至左、右冠状韧带处	递长镊,中长电刀头切开
10. 游离左肝外叶,切断左三角韧带	递长弯钳钳夹,组织剪剪断,2/0 丝线结扎
11. 游离左冠状韧带至第二肝门	递长镊,长弯钳分离,钳夹,剪断,3/0 丝线结扎

手术步骤	手术配合
12. 游离右半肝,切断右冠状韧带至第二肝门上、下腔静脉起缘,显露肝上、下腔静脉,仔细分离出肝右、肝中、肝左静脉	递长血管钳,长直角钳分离,钳夹,剪断,3/0 丝线结扎
13. 自下而上分离第三肝门,结扎切断肝短静脉分支	递长直角钳,长弯钳钳夹,剪断,3/0 丝线结扎
14. 结扎、切断肝固有动脉	递精细直角钳,扁桃钳钳夹,血管剪剪断,0 号丝线结扎
15. 结扎,切断门静脉	门静脉阻断钳阻断
16. 近膈处钳夹阻断肝上下腔静脉,于肾静脉平面上方阻断肝下下腔静脉	递克氏无创阻断钳阻断肝上下腔静脉,髂血管阻断钳阻断肝下下腔静脉
17. 移出病肝	组织剪剪开,将病肝放入大碗内
18. 创面彻底止血,仔细检查有无活动性出血	3/0 丝线结扎或 3/0 带针丝线缝合止血,氩气刀膈面止血
19. 肝静脉成形	递血管剪将肝静脉之间的分隔剪开,4/0 普理灵缝线作肝静脉成形,使受体肝静脉与供肝的肝上下腔静脉口径匹配
20. 供肝置入右膈下原位	冰纱垫敷于肝脏表面
21. 肝静脉流出道重建,行肝静脉与肝上下腔静脉端侧吻合	肝素冲洗液冲洗吻合口,3/0 普理灵连续外翻吻合
22. 门静脉重建,行门静脉端端吻合	递肝素冲洗液冲洗吻合口,停止门静脉灌注,递血管剪修整门静脉残端,4/0 普理灵连续外翻吻合
23. 阻断供肝肝下下腔静脉	递桑氏钳阻断
24. 开放门静脉,松开阻断钳,并自供肝肝下下腔静脉放出150～300 ml 血	递 0 号丝线结扎肝下下腔静脉
25. 开放受体肝上下腔静脉、肝下下腔静脉,恢复肝静脉回流,检查吻合口,并予修补	松开肝上、下下腔阻断钳,备 3/0 普理灵或 4/0 普理灵修补吻合口
26. 肝总动脉端端吻合	递血管夹夹近端血管,肝素冲洗液冲洗吻合口,微血管器械,7/0 普理灵端端吻合肝动脉
27. 胆道重建,胆总管端端吻合	微血管器械,6/0 PDSⅡ连续吻合胆管
28. 创面止血,双膈下置扁形引流管,肝下置乳胶引流管,观察供肝血运	递长镊,电刀止血,生物蛋白胶喷洒吻合口,止血纱布覆盖,备引流管
29. 关腹	清点手术用物,9×24 圆针,1/0 号 PDSⅡ关闭腹腔,皮肤缝合器缝合皮肤。

第二十节　活体肝移植供肝切取手术配合护理常规

【用物准备】

1. 器械　肝移植包,钛夹钳,框架拉钩,修肝盆,胆道扩张器(必要时)。

2. 敷料　剖腹包,剖腹被,手术衣。

3. 一次性物品　常规进腹用物外,另备 3/0、4/0、5/0 普理灵数根,4/0VCP771D 薇乔线,皮肤缝合器,无菌保护套,2 ml 注射器,8F 导尿管,钛夹,硬膜外导管,台秤,引流管,止血纱布。

4. 仪器　电凝器(威利 Fx 系列),CusA 超声刀,血液回收机,氩气刀(必要时),X 光机,B 超。

5. 药物准备　病房带药,遵医嘱执行,备肝素冲洗液(肝素 20 mg 加入 50 ml 林格液中)、泛影葡胺,生物蛋白胶。

【麻醉与体位】全麻;平卧位。

【手术步骤及配合】

手术步骤	手术配合
1. 常规消毒铺单。右侧肋缘下斜切口向上延至剑突,切开皮肤至腹膜,进入腹腔	递干纱布 2 块置于切口两侧,23 号刀切皮,电刀逐层打开,电凝止血,协助固定两侧框架拉钩
2. 探查腹腔,检查肝脏质地,有无包块及脂肪肝等	递盐水湿润术者双手,必要时可取肝活检
3. 术中 B 超检查肝血管结构	B 超探头套上无菌保护套,肝脏表面滴生理盐水
4. 解剖第一肝门,切除胆囊,胆囊管插管,行胆道造影	递精细直角钳、扁桃钳分离,2/0 丝线结扎胆囊动脉,经胆囊管插硬膜外导管行胆道造影
5. 解剖左肝管、肝动脉左支、门静脉左支	递精细直角钳、扁桃钳分离,并用 8F 导尿管作牵引标识,切断并结扎左肝管及肝动脉左支
6. 游离左肝周围韧带,及第三肝门解剖,直至肝左静脉,完全游离肝左静脉	递长直角钳、扁桃钳分离,解剖下腔静脉与左肝之间的韧带和肝短静脉,4/0 丝线或钛夹夹闭分支
7. 肝实质的离断,左半肝切取	用电刀在肝脏表面沿切除线作标记,3/0 普理灵悬吊牵引肝脏边缘,CusA 超声刀边切割边吸引,分支用钛夹夹闭,较粗分支用 4/0VCP771D 薇乔缝扎
8. 门静脉左支灌注	递肝灌注头插入门静脉左支,0 号丝线结扎
9. 切取供肝,充分灌注并称重	近端 4/0 普理灵或 5/0 普理灵缝扎门静脉残端;台秤套无菌保护套,称取供肝的重量
10. 创面彻底止血,检查各管道残端及有无活动性出血	氩气刀肝脏切缘止血,5/0 普理灵缝扎残端,生物蛋白胶喷洒切缘
11. 放置引流管,逐层关腹	清点用物,9×24 圆针 0 号丝线间断关腹或 1/0 号 PDSⅡ连续关腹,皮肤缝合器缝合皮肤

第二十一节　活体肝移植(受体)手术配合护理常规

【适应证】

1. 良性肝病　肝炎后肝硬化、急性肝衰竭、酒精性肝硬化、胆汁淤积性疾病、先天性代谢性疾病,肝脏良性肿瘤等。

2. 恶性肝病　原发性肝癌、肝门部胆管癌、肝母细胞瘤、肝转移癌。

【用物准备】同异体肝移植术,另备 8/0、7/0 普理灵,显微镜,显微镜保护套。

【麻醉与体位】全麻;平卧位,足跟置软垫。

【手术步骤及配合】

手术步骤	手术配合
1. 常规消毒铺单。取上腹部双侧肋缘下切口,正中向剑突延伸,右侧至腋中线,左侧至腹直肌外缘(梅塞德斯切口),切开皮肤至腹膜,进入腹腔	递干纱布 2 块置于切口两侧,23 号刀切皮,电刀逐层打开,电凝止血
2. 探查腹腔	递盐水湿润术者双手,腹腔拉钩暴露,协助固定两侧框架拉钩
3. 切断肝十二指肠韧带	双侧框架拉钩暴露,递弯钳分离,钳夹,组织剪剪断,2/0 丝线结扎
4. 分离第一肝门,游离切断胆总管	递精细直角钳、扁桃钳分离,钳夹,组织剪剪断,0 号丝线结扎
5. 游离门静脉后壁	递精细直角钳、扁桃钳分离,蓝色血管牵引带牵引标识
6. 游离肝动脉	递精细直角钳、扁桃钳分离
7. 切断肝、胃和十二指肠间韧带和粘连	递组织剪锐性分离,弯钳钳夹,组织剪剪断,2/0 丝线结扎
8. 剪开后腹膜,显露肝下下腔静脉	递无齿组织镊,组织剪剪开,S 拉钩牵开暴露
9. 剪开镰状韧带至左、右冠状韧带处	递无齿组织镊,延长电极(中)切开
10. 游离左肝外叶,切断左三角韧带	递弯钳钳夹,组织剪剪断,2/0 丝线结扎
11. 游离左冠状韧带至第二肝门	递无齿组织镊、弯钳分离,钳夹,剪断,3/0 丝线结扎
12. 游离右半肝,切断右冠状韧带至第二肝门上、下腔静脉起缘。显露肝上、下腔静脉,仔细分离出肝右、肝中、肝左静脉	递血管钳,直角钳分离,钳夹,剪断,3/0 丝线结扎
13. 自下而上分离第三肝门、结扎切断肝短静脉分支	递直角钳,弯钳钳夹,剪断,3/0 丝线结扎
14. 结扎、切断肝固有动脉	递精细直角钳、扁桃钳钳夹,血管剪剪断,0 号丝线结扎

手术步骤	手术配合
15. 切断门静脉	门静脉阻断钳阻断,血管剪剪断
16. 近膈处钳夹阻断肝上下腔静脉,于肾静脉平面上方阻断肝下下腔静脉	递克氏无创阻断钳阻断肝上下腔静脉,髂血管阻断钳阻断肝下下腔静脉
17. 移出病肝	组织剪剪开,将病肝放入大碗内
18. 创面彻底止血,仔细检查有无活动性出血	3/0 丝线结扎或 3/0 带针丝线缝合止血,必要时氩气刀膈面止血
19. 受体下腔静脉修整	递组织剪,无齿组织镊修整,4/0 普理灵缝合
20. 供肝置入右膈下原位	冰纱垫敷于肝脏表面
21. 肝静脉流出道重建,行肝静脉左支与受者肝上、下腔吻合	肝素冲洗液冲洗吻合口,4/0 普理灵连续外翻吻合
22. 门静脉重建,行门静脉左支与门静脉端端吻合	递肝素冲洗液冲洗吻合口,停止门静脉灌注,递血管剪修整门静脉残端,5/0 普理灵连续吻合,缝合最后一针时放 100 ml 血再行结扎
23. 开放门静脉、肝上下腔静脉、肝下下腔静脉,恢复肝门静脉血流,检查吻合口出血,并予以修补	松开阻断钳
24. 供肝动脉左支与受体肝总动脉端端吻合	准备显微镜,肝素冲洗液冲洗吻合口,8/0 普理灵连续吻合肝动脉
25. 胆道重建,左肝管与胆总管端端吻合	递无齿组织镊,6/0PDSⅡ连续吻合胆管
26. 创面止血,双膈下置扁形引流管,肝下置乳胶引流管,观察肝脏血运	递无齿组织镊,电刀止血,生物蛋白胶喷洒吻合口,止血纱布覆盖,备引流管
27. 关腹	清点手术用物,1/0PDSⅡ关闭腹腔,皮肤缝合器缝合皮肤

【肝移植手术配合注意事项】

1. 手术过程复杂、所用物品器械多,护士必须熟悉手术步骤,熟练掌握各种器械的性能、用途、各手术者的习惯。将器械分类按序放置,根据手术步骤提供。

2. 新肝植入时使用冰水,应注意保持无菌单的干燥。

3. 新肝植入时从门静脉灌入 4℃血浆,应注意保持血浆的温度。

4. 门静脉开放时,注意观察患者生命体征的变化,防止发生高血钾。

5. 手术时间长,纱布用量大,注意清点核对,及时记录。

6. 在肝移植过程中因病肝切除后产热减少,同时植入冰冻的新肝,手术创面大,散热多,易导致患者的体温下降,应采取保温措施。如变温毯宜保持在 37~38℃,库血加温后输入,同时室内温度保持在 25℃,湿度保持在 60%~70%。

7. 准确记录出入量,依据尿量、中心静脉压、血压、肺动脉压,控制液体补充量。

第二十二节　腹腔镜下胆囊切除手术配合护理常规

【应用解剖】胆囊位于肝脏的胆囊窝内,为一倒置梨形的囊状器官,长 8～10 cm,宽 3～5 cm,容积 30～50 ml。可分为底、体、颈三部分。胆囊壁由黏膜层、肌层和浆膜层构成。胆囊底部下方与十二指肠和横结肠相贴近,向前可越过肝前缘与腹前壁相贴。胆囊体呈漏斗状,向左后上方逐渐变细,紧贴在胆囊窝内,约在肝门右端续为胆囊颈。胆囊颈较细,位于胆囊窝的最深处。

【适应证】除胆囊癌以外的其他所有胆囊良性疾病均为腹腔镜下胆囊切除的适应证。

【麻醉与体位】全麻;仰卧位。

【用物准备】

1. 器械　腹腔镜包,腹腔镜器械包。
2. 敷料　腹腔镜剖腹包、手术衣。
3. 一次性物品　组织胶水,可吸收钛夹、保护套、手套等。
4. 仪器　腹腔镜设备系统一套,高频电刀。

【手术步骤及配合】

手术步骤	手术配合
1. 常规消毒、铺巾,尤其是脐部消毒	连接气腹机、冷光源、摄像系统、电视显示屏幕、电凝线、吸引皮条等,将气腹机的预设压力调为 15 mmHg,流速为"3"档 递刀、纱布 2 块、巾钳 2 把、气腹针
2. 建立 CO_2 气腹:用尖刀片在脐缘作 10 mm 的弧形或纵形小切口,用巾钳提起两侧腹壁,将气腹针穿入腹腔,接上注气管	打开气腹机充气建立 CO_2 气腹,观察腹腔内压力变化及气体流量情况,当腹压升至 15 mmHg 时,可拔除气腹针
3. 四孔穿刺法:脐孔和剑突下用 10 mm 套管锥进行穿刺,右锁骨中线肋缘下和右腋前线肋缘下用 5 mm 套管锥穿刺,内窥镜置于脐孔套管内,电钩或分离钳置于剑突下套管内(又称为操作孔),2 把抓钳分别置于 5 mm 的套管内	递刀,依次递 10 mm 套管 2 枚、5 mm 套管 2 枚建立操作孔,递分离钳、转换帽、电凝钩给主刀,递 2 把抓钳给助手
4. 切除胆囊步骤:显露并解剖胆囊三角区、分离出胆囊管,钳闭切断(远端钳闭钛夹 2 枚,近端钳闭钛夹 1 枚),分离钳闭胆囊动脉,分离胆囊床间隙,用胆囊抓钳从剑突下戳孔取出胆囊,如胆囊较大需扩大切口或用胆囊扩张钳。检查胆囊床、肝膈面间隙、戳孔处有无出血,必要时止血、冲洗或在 Winslows 孔放置引流,解除气腹,放尽腹腔内气体	准备适宜型号的钛夹、剪刀,必要时准备扁形引流管或 16 号硅胶引流管
5. 缝合切口	递 8×20 三角针,3/0 丝线缝合或组织胶水黏合切口

【注意事项】

1. 做好仪器、设备、器械的维护和保养。

2. 器械应用等离子灭菌,如用 2% 的戊二醛溶液浸泡,需浸泡 10 小时以上,使用前应先彻底冲净器械上残留的戊二醛。

3. 应根据病人的病情调节气腹压力,最高不超过 15 mmHg。手术结束后应排尽腹腔内残留的 CO_2 气体。

4. 术中应严密观察病人的病情,并根据需要调整适宜的体位。

第二十三节　腹腔镜下胆总管切开取石手术配合护理常规

【应用解剖】胆总管由胆囊管和肝总管在肝十二指肠韧带右缘内汇合而成,长约 7 cm,直径 0.4～0.8 cm。管壁富弹力纤维,有较大的伸缩性。当有胆结石或蛔虫进入引起阻塞,胆总管可随之扩张而不破裂。

【适应证】胆总管结石。应具有下列条件:① 少量结石,经胆道镜能取净;② 无肝内结石;③ 无胆总管下端括约肌狭窄;④ 无需作内引流。

【麻醉与体位】全麻;仰卧位。

【用物准备】

1. 器械　腹腔镜包、腹腔镜器械包、纤维胆道镜、取石网。

2. 敷料　腹腔镜剖腹包。

3. 一次性物品　组织胶水、可吸收钛夹、保护套等。

4. 仪器　腹腔镜设备系统一套,高频电刀,术中 X 光机。

【手术步骤及配合】

手术步骤	手术配合
1. 按胆囊切除术常规置入器械,显露胆总管,同时作胆囊切除	连接气腹机、冷光源、摄像系统、电视显示屏幕、电凝线、吸引皮条等,将气腹机的预设压力调为 15 mmHg,流速为"3"档 递刀、纱布 2 块、巾钳 2 把、气腹针
2. 建立 CO_2 气腹:用尖刀片在脐缘作 10 mm 的弧形或纵形小切口,用巾钳提起两侧腹壁,将气腹针穿入腹腔,接上注气管	递巾钳、11 号手术刀、气腹针,打开气腹机充气建立 CO_2 气腹,观察腹腔内压力变化及气体流量情况,当腹压升至 15 mmHg 时,可拔除气腹针
3. 四孔穿刺法:脐孔和剑突下用 10 mm 套管锥进行穿刺,右锁骨中线肋缘下和右腋前线肋缘下用 5 mm 套管锥穿刺,内窥镜置于脐孔套管内,电钩或分离钳置于剑突下套管内(又称为操作孔),2 把胆囊固定钳分别置于 5 mm 的套管内	递刀,依次递 1 mm 套管 2 枚、5 mm 套管 2 枚,递分离钳、转换帽、电凝钩给主刀,递 2 把抓钳给助手
4. 经胆囊管做术中造影或做术中 B 超探查,以了解胆总管内结石情况	配置造影剂
5. 胆总管前壁用微型手术剪纵行切开,电凝止血	递微型手术剪和电凝钩

手术步骤	手术配合
6. 由上腹正中的操作孔置入胆道镜,进入胆总管,用取石网或分离钳取净结石,生理盐水冲洗胆道	依次递胆道镜、分离钳或取石网,生理盐水冲洗
7. 胆道镜观察十二指肠乳头开口及左右肝管开口,取净胆总管内结石后,放置"T"管,缝合胆总管,将"T"管引出腹腔外	选择合适型号 T 管,T 管尾端 0 号丝线结扎,3/0 可吸收线间断缝合
8. 切除胆囊步骤:显露并解剖胆囊三角区,分离出胆囊管,钳闭切断(远端钳闭钛夹 2 枚,近端钳闭钛夹 1 枚),分离钳闭胆囊动脉,分离胆囊床间隙,用胆囊抓钳从剑突下戳孔取出胆囊,检查胆囊床、肝膈面间隙、戳孔处有无出血	准备适宜型号的钛夹、剪刀,必要时准备扁形引流管或 16 号硅胶引流管
9. 疑为胆总管缝合后有胆汁渗漏可能,在胆囊窝放置扁形引流管一根,引出体外。停止充气,放尽腹腔内气体解除气腹	引流袋 2 个,妥善固定引流管
10. 缝合切口	递 8×20 三角针,3/0 丝线缝合或组织胶水粘合切口

【注意事项】

1. 做好仪器、设备、器械的维护和保养。

2. 器械使用等离子灭菌。

3. 应根据病人的病情调节气腹压力,最高不超过 15 mmHg,手术结束后应排尽腹腔内的 CO_2 气体。

4. 术中应严密观察病人的病情,并根据需要调整适宜的体位。

第二十四节　腹腔镜下直肠癌根治手术配合护理常规

【应用解剖】直肠上接乙状结肠,下接肛管,长 12～15 cm;它起自第三骶椎平面,至尾骨平面与肛管相接,形成肠道末端近 90°的弯曲。直肠上 1/3 前面和两侧有腹膜覆盖;中 1/3 仅在前面有腹膜,并反折成为直肠膀胱陷凹或直肠子宫陷凹;下 1/3 全部位于腹膜外,使直肠成为腹腔内外各半的肠道。直肠下端与口径较小的肛管相接;肛管长约 3 cm,上接直肠,下接肛门。肛管周围有内、外括约肌。肛提肌是直肠周围形成盆底的一层肌肉,由耻骨直肠肌、耻骨尾骨肌和髂骨尾骨肌三部分组成。

直肠肛管的供应动脉有 4 支,即直肠上动脉、直肠下动脉、肛管动脉和骶中动脉。直肠上动脉是直肠供应动脉最重要的一支,来自肠系膜下动脉;直肠下动脉来自髂内动脉,主要供应直肠下端,并与直肠上动脉在齿线上下相吻合;肛管动脉来自阴部内动脉,供应肛管和括约肌,并与直肠上、下动脉吻合;骶中动脉是主动脉的直接分支。

直肠肛管的淋巴引流分为上、中、下三组。上组引流耻骨直肠肌附着部的直肠以上部分。多数经直肠旁淋巴结,一部分直接沿直肠上动脉,注入直肠系膜内直肠上动脉起始部的淋巴结。这是直肠癌转移的主要途径。中组引流上组下缘至齿状线的部分,多数沿直肠下动脉经肛提肌注入直肠下动脉的起始部淋巴。下组引流肛齿线以下肛管,最后注入腹股沟浅淋巴结或髂总旁淋巴结。

【适应证】

1. 经腹会阴直肠癌根治术(Mile's)　适于距肛门 8 cm 以内的直肠肿瘤、直肠狭窄。

2. 前方切除术(Dixon)　适于距肛门 1 cm 以上的直肠肿瘤、多发性直肠息肉、血吸虫肉芽肿、直肠狭窄、乙状结肠下段结肠。

【麻醉与体位】全身麻醉;取头低膀胱截石位。

【用物准备】

1. 器械　大包、腹腔镜器械包、直肠癌根治包、结扎夹施夹钳、无损伤钳、肠钳。

2. 敷料　中单×3,单头剖腹被,LC 剖腹包,手术衣,开刀巾 1 包。

3. 一次性物品　1/4 慕丝线,11 号刀片,30×50 粘贴膜,吸引器皮条,电刀头,生理盐水,灭菌水,腹腔引流管,美敷,气囊导尿管,凡士林纱布,2/0 薇乔线,4/0VCP771D 薇乔线,无损伤钳、肠钳。超刀头,结扎夹施夹钳。

4. 仪器　腹腔镜设备系统一套,高频电刀,吸引器,超声刀。

5. 特殊用物　截石位腿架,备肩托一副。

【手术步骤及配合】

手术步骤	手术配合
1. 常规消毒后铺巾	臀下垫一中单和治疗巾。耻骨联合处盖一条开刀巾,切口四周铺小开刀巾,左、右腿上各铺一中单,托盘上置中单一块
2. 脐下缘作 1 cm 纵形切口	递刀、气腹针(穿刺成功后建立气腹)。
3. 待充气完毕,根据患者体型选择穿刺部位,穿刺建立操作孔	递刀、分别用 12 mm 穿刺器 1 枚,10 mm 穿刺器 2 枚、5 mm 穿刺器 2 枚穿刺建立操作孔
4. 穿刺成功后探查腹腔	递术者超刀或电凝和分离钳,递助手无损伤钳或肠钳
5. 游离乙状结肠	超声刀分离、切割,5 mm 以上血管钛夹夹闭
6. 分离肠系膜下动、静脉,输尿管及髂血管	递适宜型号钛夹或 Hemolok 夹
7. 游离直肠下动脉后,在基底部用钉仓或钛夹结扎	递适宜型号钉仓或钛夹
8. 分离骶前间隙至肛提肌、直肠侧方韧带,最后游离至会阴前方	根据分离部位,交替传递分离钳、抓钳,电凝、超刀、吸引器等进行操作
9. 乙状结肠造口 　(1) 切开皮肤、皮下组织 　(2) 分离肌肉,切开腹膜 　(3) 拉出乙状结肠、断开,远端封闭,无菌手套包住,回纳 　(4) 固定乙状结肠	递刀切开,传递弯血管钳、电凝止血 用无菌塑料袋保护切口 递 4/0VCP771D 薇乔线缝合

手术步骤	手术配合
10. 会阴部手术 　(1) 切开皮肤、皮下组织及筋膜 　(2) 切断肛门尾骨韧带,游离直肠,以手指分离直肠 　(3) 切断肛提肌,游离肛管直肠并将远端拖出,手指钝性分离,将远端结肠拖出 　(4) 分离直肠前壁,切除直肠 　(5) 冲洗创面,会阴部放引流管,缝合盆底腹膜、切口	碘伏消毒垫消毒,递刀切开皮肤,干纱布拭血,3/0、2/0 丝线结扎 递组织剪剪断或电凝切断 递刀,弯血管钳止血,2/0 丝线结扎 组织剪分离,电刀切除直肠,切下组织放于标本袋中 腹膜用 2/0 丝线薇乔间断缝合
11. 检查有无出血	
12. 放尽 CO_2 解除气腹,缝合伤口	递 8×20 三角针 3/0 丝线缝合切口
13. 5×12 的缝针,3/0 丝线固定造瘘口	用凡士林纱布或碘仿纱布覆盖造瘘口

【注意事项】

1. 施行手术时,应采用头低脚高位,头部降低 10°～20°,使肠管推向腹腔,以便暴露乙状结肠。

2. 手术分腹部和会阴部两个手术组进行。操作时两组手术的器械分开放置、使用,做好隔离。

3. 手术过程中注意病人的安全,防止周围神经损伤。注意角膜保护。

4. 腹壁穿刺孔部位:

A. 脐下方 1 cm　　　　　　　　　10 mm 穿刺器

B. 左麦氏点　　　　　　　　　　5 mm 穿刺器

C. 右麦氏点　　　　　　　　　　12 mm 一次性穿刺器

D. 左、右麦氏点上 20～30 cm 处　5 mm 穿刺器

第二十五节　腹腔镜下胃减容手术配合护理常规

【应用解剖】胃位于腹腔左上方,上连食管部分为贲门,下接十二指肠部分为幽门,左侧凹形为胃小弯,右侧凸形为胃大弯。胃分三部分:胃底部、幽门窦部、胃体部。胃壁为四层:黏膜层、黏膜下层、肌层、浆膜层。

【适应证】

1. 病态性肥胖(BMI 超过 40)或是重度肥胖(BMI 超过 35)但已合并有肥胖所导致的内科疾病。

2. 内科疗法尝试减重失败。

3. 年龄为 18～55 岁。

4. 无内分泌系统的问题(主要排除甲状腺低下及库欣综合征)。

5. 无主要精神疾病,无嗜睡或药物滥用。

6. 无主要器官功能严重异常,且能接受手术危险性者。

【麻醉与体位】全麻;仰卧位。

【用物准备】

1. 器械 腹腔镜包、腔镜器械一套、肠钳无损伤钳、五爪拉钩。

2. 敷料 剖腹包,剖腹被,手术衣。

3. 一次性物品 11 号刀片、60×40 粘贴巾、吸引管、保护套 2 个、导尿管 1 套、5 mm 及 12 mm 一次性穿刺器各 1 个、2/0、3/0 可吸收线、扁形引流管 1 根、超声刀头 1 把、切口胶 1 支。

4. 仪器、设备 高频电刀、超声刀、腹腔镜系统。

【手术步骤及配合】

手术步骤	手术配合
1. 常规消毒后铺巾	递卵圆钳、消毒盘、消毒垫等,递 4 块小开刀巾、2 块剖腹单
2. 取脐部切口建立气腹	递刀、气腹针(穿刺成功后建立气腹)
3. 待充气完毕,根据患者体型选择穿刺部位,穿刺建立操作孔	递刀、取脐上 5 cm 偏左侧插入 Trocar 及腹腔镜,于右腹直肌外缘脐上 5 cm 及脐上 15 cm 切口,剑突下切口及左腹直肌外缘脐上 5 cm 切口,直视下置入穿刺器及器械
4. 穿刺成功后探查腹腔	递术者超刀或电凝和分离钳,递助手无损伤钳或肠钳
5. 贴胃后壁充分游离,进入网膜囊	递五爪拉钩,牵开肝脏,递无损伤钳及超声刀进行操作
6. 离断贲门下胃壁	递腔镜下直线切割缝合器
7. 胃空肠吻合:自 Treitz 韧带向远端 100 cm 空肠对系膜缘与近端小胃前壁进行吻合,连续缝合关闭切口	递适宜型号钉仓,3/0 可吸收缝线连续缝合,间断缝合浆肌层加强
8. 吻合口近端离断空肠	递适宜型号钉仓
9. 肠肠吻合:自空肠离断处向远端游离 100 cm,与空肠离断处近端行侧侧吻合,连续缝合关闭切口	递适宜型号钉仓,3/0 可吸收缝线连续缝合,间断缝合浆肌层加强
10. 连续缝合关闭空肠-空肠及空肠-横结肠间的系膜裂孔	2/0 无损伤编织线(线长为整根线长的 1/3)
11. 手术野彻底止血,冲洗腹腔,放置引流管	递 37℃生理盐水、扁型引流管
12. 放尽 CO_2 解除气腹,缝合伤口	递 8×20 三角针 3/0 丝线缝合切口

【注意事项】

1. 手术前要了解患者病情,熟悉手术步骤和医生习惯,及时主动配合,缩短手术时间。

2. 麻醉插管前,将各种抢救仪器、药品准备齐全。

3. 肥胖患者体重较大,手术中压疮发生率远高于正常人群,因此,体位的摆放相当重要。在摆放体位时,应当注意减轻或消除机体各着力点在体位变化后所承受的异常压力,以及体位垫、约束带等对血管、神经等组织造成的压迫。

4. 肥胖患者搬运困难,搬运过程中医护一体通力合作,要尽量避免牵拉、扭转肢体,造成损伤;使用移动板。

5. 患者转运需使用可调节式转运床,便于抬高病人上半身,使膈肌下移,增加胸腔容积,利于病人呼吸。加用床挡,防止坠床。

第三章　胸心外科手术配合护理常规

第一节　心脏外科手术配合护理常规

【基本解剖】心脏是一中空肌性器官,是心血管系统的枢纽,位于胸腔的中部,外裹以心包,在胸骨体和第2~6肋软骨后方,第5~8胸椎前方。从心脏的前面看,右心室接近于三角形,占据心脏前面的绝大部分。右心室的上方为右心房,其上有右心耳附着,包绕于主动脉根部,上腔静脉穿过心包进入右心房,下腔静脉在右心膈面的后部进入右心房,左心室只占心脏前面的小部分,居于右心室的左侧,形成心尖。右心房由两部分构成,为上、下腔静脉的汇合交集处,其壁较薄,冠状窦在此开口。右心室分为近端的流入道和远端的流出道,前者包括三尖瓣及其腱索,后者包括肺动脉的起始部。左心房与右心房相似,左心房也由后部的静脉入口部和前部肌性部分所构成。左心室的室腔形如鸡卵,二尖瓣环位置相当于卵的底部。冠状动脉是心肌的自养血管,其分布形式在解剖学上较心脏其他部分血管分布的变异程度大,左、右两支冠状动脉分别起自左、右主动脉瓣窦。

【手术步骤及配合】

以胸骨正中切口手术步骤与手术配合为例

手术步骤	手术配合
1. 消毒皮肤	递海绵钳,夹持碘伏棉球消毒
2. 铺手术单,术野贴手术贴膜	递开刀巾、手术贴膜
3. 自胸骨切迹起沿前胸中线向下达剑突下方2~3 cm(腹壁白线上段),切开皮肤和皮下组织	递无损伤镊、23号刀切皮,电刀止血,干纱布拭血
4. 剥离胸骨甲状肌的胸骨附着处,紧贴胸骨后全长推开疏松结缔组织	递线剪纵向剪开剑突软骨,递探条游离胸骨后壁
5. 纵向锯开胸骨	递电锯锯开胸骨,甲状腺拉钩牵开胸骨,并递骨蜡涂在胸骨断面
6. 显露胸腺、前纵隔及心包	递胸骨撑开器显露手术野
7. 切开心包,显露心脏	递无损伤镊或血管钳提起心包,组织剪剪开心包,电刀切开心包,并递7×17圆针2/0丝线悬吊心包
8. 心脏手术完成后,在纵隔下方和心包腔下方各放置一根引流管	递23号刀,从腹壁切小口,递纵隔引流管、心包引流管或胸腔引流管各1根,递三角针、0号丝线在皮肤上固定引流管

手术步骤	手术配合
9. 缝合心包	清点器械、敷料等数目,递血管钳提起心包缘,递7×17圆针、2/0号线间断缝合
10. 关闭、缝合胸骨	麻醉医师做气管内加压通气,充分膨肺。关胸骨,递钢丝钳、钢丝剪、5号钢丝
11. 缝合肌肉、皮下组织和皮肤	递0号、2/0号、3/0号丝线缝合肌肉、皮下组织和皮肤
12. 覆盖切口	递海绵钳夹碘伏棉球,消毒切口皮肤,纱布覆盖切口

第二节　房间隔缺损、室间隔缺损修补手术配合护理常规

【应用解剖】心房间隔缺损(atrial septal defect,ASD)(继发孔型)指房间隔发育不良造成左右心房之间异常相通的一种先天性心脏畸形,根据其缺损的部位通常分为中央型(卵圆孔型)、下腔静脉型、上腔静脉型。

心室间隔缺损(ventricular septal defect,VSD)指心室间隔连续性中断。根据缺损部位分为漏斗部室间隔缺损、膜部室间隔缺损和肌部室间隔缺损。

【适应症】先天性心房间隔缺损、先天性心室间隔缺损。

【麻醉与体位】采用体外循环全麻插管;平卧,肩背部抬高,头部垫头圈。

【物品准备】

1. 器械　体外专用器械、体外插管台器械、心室拉钩、体外扩张条、体外大碗、胸骨锯、冰盆、体外穿刺包。

2. 敷料　体外敷料、体外插管台敷料、体外中单、手术衣。

3. 一次性物品　导尿管,除颤器电极,电刀,吸引器皮条,450×600粘贴巾,冲洗球。电刀清洁片,骨蜡,除颤器,保护套2个,电锯保护套1个,11号刀片2个,23号刀片1个,15号刀片1个,体外套针,3/0、2/0、0号丝线各2包,2/0无损伤线3~5根(小儿则用3/0),3/0无损伤线2~3根,4/0普理灵1~2根,心脏补片,橡胶引流管2根,无菌手套、冰盆保护套1个,1 000 ml生理盐水(2~3袋)等。另备止血纱布、明胶海绵、钢丝等。

4. 仪器、设备　高频电刀、除颤仪、制冰机。

5. 药物　抗生素;肝素(3 mg/kg体重)、机器组肝素100 mg;鱼精蛋白与肝素比例约为(1.2~1.5)∶1。

【手术步骤及配合】

手术步骤	手术配合
	建立静脉通道:16号或18号留置针,选择右上肢肘正中静脉穿刺
	术前导尿,插肛温探头

手术步骤	手术配合
1. 碘伏棉球消毒皮肤:上至颈部,下至耻骨联合,两侧至腋中线	递海绵钳,夹持碘伏棉球消毒
2. 胸骨正中切口切开皮肤、皮下组织,剪开剑突,游离胸骨与纵隔胸膜,锯开胸骨	递无损伤镊,23 号刀切皮,电刀止血,干纱布拭血。递线剪纵向剪开剑突软骨,递扩张条游离胸骨后壁,备好电锯、骨蜡
3. 打开心包,心外探查	递胸腔牵开器牵开显露手术野。7×17 号圆针 2/0 号丝线悬吊心包于胸壁,更换心内牵开器牵开显露手术野
4. 游离主动脉及上腔、下腔静脉,并套阻断带	分别递钝头钳、直角钳、大小肾蒂钳,递阻断带。带套主动脉、上腔静脉、下腔静脉
5. 缝主动脉、冷灌注、上腔静脉、下腔静脉、左心引流荷包	用 2/0 无损伤线半根或整根缝主动脉、上下腔静脉荷包,阻断钩,套红管、蚊钳夹线,3/0 带垫片无损伤线缝左心引流管套红管,蚊钳夹线(有时此步骤荷包不缝),另备一小垫片
6. 插管	递尖刀片、扁桃钳依次插主动脉管、上腔静脉管、下腔静脉管、冷灌注针、左心引流管收紧荷包固定,主动脉管插好后,线绳结扎,冷灌注针 0 号丝线结扎
7. 阻断升主动脉,降温,阻断上、下腔静脉	转流降温,主动脉阻断钳阻断主动脉,心脏表面倒冰水,敷冰屑
8. 切开右心房心内探查	3/0 无损伤线 2~3 根,缝牵引线,递蚊钳,递剪刀、眼睑拉钩等
9. 修补缺损	(1) 较小中央型 ASD、边缘有完整的残留房间隔组织,可直接用 3/0 或 4/0 无损伤线带垫片间断缝合 (2) 较大中央型 ASD、下腔型 ASD、上腔型 ASD 一般使用心包或涤纶补片,4/0 普理灵连续缝合 (3) 膜部 VSD、肌部 VSD 均经右房切口—三尖瓣口用 3/0 无损伤线带垫间断直接缝合或用补片以 4/0 普理灵连续缝合 (4) 漏斗部 VSD 经肺动脉切口用补片以 4/0 普理灵带垫连续缝合
10. 缝合心房切口	递 5/0 普理灵双头针连续缝合
11. 开放主动脉,逐步复温,心脏复跳	备好除颤仪,温盐水冲洗
12. 逐渐停机,分别拔除上、下腔插管及左心引管和冷灌注管,给鱼精蛋白中和肝素 1/3 量后拔主动脉管	拔除上腔插管时,先递直角钳,0 号丝线结扎,再用 3/0 丝线无损伤线缝扎。拔除各管道时,如有出血,备 4/0 丝线普理灵修补
13. 充分止血,心包腔与前纵隔放置引流管,关心包	先给 8×20 三角针 0 号丝线固定引流管,清点用物后,7×17 号圆针关心包
14. 钢丝关闭胸骨	再次清点无误后,递 1 号或 5 号钢丝,钢丝钳剪

手术步骤	手术配合
15. 缝合皮下组织、皮肤	清点用物,8×20 号圆针 0 号丝线缝合肌层,8×20 号三角针 3/0 丝线间断缝合皮下组织、皮肤
16. 碘伏消毒、覆盖切口	递海绵钳夹碘伏棉球,消毒切口皮肤,纱布覆盖切口

注:以上手术步骤以心房缺损修补术为例。

【注意事项】

1. 先天性心脏病病人抵抗力差,术前穿刺时间长,注意保暖,提早调节变温毯、室温,防止受凉。

2. 体外循环管道系统使用前,器械护士应检查各连接部位是否牢固。

3. 体外手术时间长,所需物品多,护士应熟悉手术步骤及配合,认真清点物品并记录,严防差错。

第三节　心脏瓣膜置换手术配合护理常规

【应用解剖】二尖瓣有 2 个瓣叶,附在左房室口周围的纤维环上。前瓣较大,位于前内侧,介于左房室口与主动脉口之间;后瓣较小,位于后外侧。

主动脉瓣有 3 个半月形的瓣叶,附在主动脉口周围纤维环上。瓣膜与动脉壁之间有内腔称为动脉窦,左、右窦的动脉壁上分别有左、右冠状动脉的开口。

【适应证】风湿性心脏病伴有瓣膜狭窄和关闭不全;置换瓣膜以二尖瓣和主动脉瓣常见;退行性心脏瓣膜病;先天性心脏瓣膜病等。

【用物准备】

1. 器械　插管台器械,体外大碗,体外穿刺包,体外器械,测瓣器械。

2. 敷料　体外循环敷料包,插管台敷料,体外胸单。

3. 一次性物品　除常规一次性体外物品外,加换瓣线。

4. 仪器、设备　高频电刀、除颤仪、制冰机。

5. 其他　静脉用抗生素,肝素配好,鱼精蛋白备用。

【麻醉与体位】体外全麻插管。平卧位,胸骨下垫小长垫,将病人胸骨抬高,头部枕头圈。

【手术步骤及配合】

手术步骤	手术配合
1. 常规消毒铺巾,胸骨正中切口进胸,打开心包,主动脉、上腔、下腔套带并缝荷包	用 7×17 圆针 2/0 丝线牵引心包,递钝头钳、直角钳、肾蒂钳,套阻断带、缝荷包,主动脉插管缝两针荷包线,冷灌一针,上、下腔各一针,下腔缝荷包时用双头反针,左心引流为双头反针带垫片
2. 插管	递尖刀、扁桃钳、平齿艾力斯钳分别插管,插管的顺序为主动脉、上腔、下腔,冷灌针,左心引流管

续　表

手术步骤	手术配合
3. 开始转流,降温	准备主动脉阻断钳、冰水、冰泥,主动脉阻断后,机器灌停跳液,心跳停,用冰水、冰泥给心脏降温
4. 打开右心房、房间隔,探查二尖瓣,切除并置换二尖瓣	用测瓣器测量瓣环大小,用 2/0 普理灵正针连续缝瓣,或二尖瓣换瓣线间断褥式缝合,用 3/0 普理灵关房间隔,用带软管的球式灌注器打水检查三尖瓣,如有关闭不全,就用 3/0 普理灵带垫片连续或 2/0 带垫无损伤线褥式做三尖瓣成形术
5. 打开主动脉,探查主动脉瓣,切除并置换主动脉瓣	用主动脉换瓣线缝瓣,一般分 3 个象限,每个象限 4～5 针,下瓣之前需用酒精棉球消毒、润滑,心房切口和主动脉切口都用 4/0 或 5/0 普理灵线连续关闭

【注意事项】

1. 根据病人体重配置肝素的量(3 mg/kg)。

2. 抗生素术前 3 分钟、术中各用 1 次。

3. 复跳后要备好除颤仪、温盐水、鱼精蛋白(鱼精蛋白的量为总肝素量的 1.2～1.5 倍,肝素量为静脉用量＋机器用量)。

4. 如置换的瓣膜为生物瓣,需用生理盐水反复冲洗,并泡于生理盐水中备用。

5. 复温后,备好除颤器,以防病人发生室颤。

6. 手术医师要根据不同手术习惯提前做好沟通,以保证手术安全顺利进行。

7. 体外循环手术用物多,缝针多,须注意仔细清点核对。

第四节　法洛四联征根治手术配合护理常规

【应用解剖】法洛四联征是一种常见的先天性心脏病,发病率在紫绀型先天性心脏病中居首位。其原发病理解剖改变,包括肺动脉狭窄、室间隔缺损、主动脉骑跨与右心室肥大。

【物品准备】

1. 器械　体外专用器械、体外插管台器械、心室拉钩、体外扩张条、体外大碗、胸骨锯、冰盆、体外穿刺包,体外扩张条 1 包,漏斗,无菌空瓶。

2. 敷料　体外敷料、体外插管台敷料、体外中单、手术衣。

3. 一次性物品　导尿管,除颤仪电极,电刀,吸引器皮条,450×600 粘贴巾,冲洗球。电刀清洁片,骨蜡,除颤仪,保护套 2 个,电锯保护套 1 个,11 号刀片 2 个,23 号刀片 1 个,15 号刀片 1 个,体外套针,3/0、2/0、0 号丝线各 2 包,2/0 无损伤线 3～5 根(小儿则用 3/0),3/0 无损伤线 2～3 根,4/0 普理灵 1～2 根,心脏补片,橡胶引流管 2 根,无菌手套、冰盆保护套 1 个,1 000 ml 生理盐水(2～3 袋)等。另备止血纱布、明胶海绵、钢丝等。

4. 仪器、设备　高频电刀、除颤仪、制冰机。

5. 药物　抗生素;肝素(3 mg/kg 体重)、机器组肝素 10 mg;鱼精蛋白与肝素比例约为(1.2～1.5)∶1。

【麻醉与体位】体外全麻插管;仰卧,肩背部抬高,头部垫头圈。

【手术步骤及配合】

手术步骤	手术配合
1. 常规消毒、铺单	
2. 胸部正中切口	电锯纵行劈开胸骨,小撑开器暴露
3. 打开心包	7×17 圆针 2/0 丝线悬吊后,换大撑开器,进行心包腔内探查。确定畸形部位有无异常连接,主动脉、上腔静脉、下腔静脉分别套带,解剖肺动脉至左右分叉处
4. 缝主动脉、上腔静脉、下腔静脉以及冷灌注荷包,插管	同房间隔缺损
5. 全身肝素化后插管,分别为主动脉管、上腔静脉管、下腔静脉管、冷灌注管、左心引流管	递尖刀、扁桃钳,插好主动脉管后,线绳结扎,递平齿艾力斯,插上腔、下腔静脉管,线绳结扎,冷灌注针用 0 号粗线结扎
6. 转流、降温	递主动脉阻断钳,备好冰水、冰屑、心内器械
7. 采用右心室流出道纵形切口,打开心腔,探查 VSD 大小、部位及流出道狭窄情况	递 15 号刀,9～20 号探子测量肺动脉狭窄情况及右室流出道
8. 修补室间隔缺损	(准备补片)递心室拉钩充分显露室缺,将涤纶补片剪成与缺损大小相似的小块,用 3/0 丝线加垫无损伤间断缝合及 4/0 丝线普理灵连续缝合
9. 右室流出道加宽	递 4/0、5/0 丝线普理灵连续缝合,自体心包或人工血管作加宽材料
10. 复温,开放主动脉,开放上、下腔静脉	准备好除颤器、温水
11. 拔管	递刀或剪刀,先后拔除冷灌管、上腔静脉管、下腔静脉管、左心引流管。鱼精蛋白中和肝素 1/3 时拔主动脉管
12. 止血,缝合心包,放引流管	递血管钳提起心包缘,递 7×17 圆针 2/0 丝线间断缝合,在心包和纵隔各置一根乳胶引流管。8×24 三角针 0 丝线固定,递血管钳提起心包缘,递 8×20圆针 0 丝线缝合
13. 缝合胸骨	麻醉医师做气管内加压通气,充分膨肺。关胸骨,递钢丝钳、钢丝剪,1号或 5 号钢丝
14. 缝合肌肉、皮肤	递 1/0 号、2/0 号、3/0 号丝线缝合肌肉、皮下组织和皮肤
15. 覆盖切口	递海绵钳夹碘伏棉球,消毒切口皮肤,纱布覆盖切口

【注意事项】

1. 法洛四联征病人一般红细胞压积高,为减少体外转流时红细胞的破坏,根据病人情况转流前适当放血稀释血液,以便体外结束后回输。巡回护士应于手术前备好无菌空瓶、漏斗,并妥善保管血液,注意标好时间、姓名、床号及住院号等。

2. 先天性心脏病病人抵抗力偏低,术前穿刺时间较长并要充分暴露,注意病人保暖,调节好室温。

3. 体外循环的管道系统使用前,器械护士应检查各连接部分是否牢固。

4. 体外循环手术时间长,需要的物品多,巡回护士与器械护士应熟悉手术步骤,认真清点并记录,杜绝差错事故。

第五节　冠状动脉旁路移植手术配合护理常规

【应用解剖】营养心脏的动脉分左、右冠状动脉。左冠状动脉起于主动脉左窦,随即分为前降支和回旋支;右冠状动脉起于主动脉右窦,沿房室沟行走,移行为后降支。

【适应证】心绞痛,特别是不稳定型心绞痛,药物治疗无效者;左冠状动脉主干狭窄及冠状动脉多支病变;急性心肌梗死溶栓术后动脉仍有明显狭窄者;心肌梗死后并发症,如室壁瘤,室间隔穿孔,伴有心绞痛、心力衰竭者,PTCA 失败者等。

【麻醉与体位】全麻;仰卧位。

【手术用物】

1. 器械　体外器械,进口搭桥器械,搭桥大碗,一次性导尿包,搭桥消毒碗,取桡动脉包,搭桥穿刺包。

2. 敷料　搭桥敷料,搭桥插管台,搭桥中单(2 包),手术衣(2 包)。

3. 一次性物品

名　称	数　量	备　注	名　称	数　量	备　注
粘贴巾(60×45 cm)	1		4/0 单乔(△)	3	
电钻保护套 (60×25 cm)	1		5/0 普理灵	1	缝静脉
吸引皮条	1		7/0 普理灵	3~4	根据桥的数量
50 ml 空针	2	冲洗用	6/0 普理灵	1~2	缝动脉
20 ml 空针	2	取大隐脉静脉	0 号丝线	1	
20 ml 空针	1	取桡动脉	钛夹 大 小	4 6~8	
10 号丝线	1				
5 ml 空针	1	取乳内动脉	骨蜡(22 号)	2	
20 号套管针	2		电刀头	1~2	

续　表

名　称	数　量	备　注	名　称	数　量	备　注
清洁片	1		引流管(32号)	6孔：1 2孔：1	
刀片 { 23号(大) 11号(尖) 15号(斧) }	2 1 1		易扣	1	
$4\frac{1}{2}$针头	1		心脏固定器	1	
红管子	4	自制橡胶管	分流栓	1	根据血管直径选择 1.5 mm，2.0 mm， 2.5 mm
2/0涤纶线	3		钝头针	1	
2/0薇乔(0)GL123	1～2		冲洗针头	2	
2/0薇乔(双头针)	1		橄榄头	2	
钢丝	1～2根	小儿1号 成人5号	打孔器	1	根据桥血管直 径选择(3.5，4.0)

4. **仪器、设备**　高频电刀、除颤仪、制冰机、二氧化碳。

5. **其他**　肝素溶液,罂粟碱水(生理盐水 10 ml＋3 ml 罂粟碱)。

术前:肝素用量1～1.5 mg/kg;术后:肝素：鱼精＝1：1,用于不停跳。

【手术步骤及配合】

手术步骤	手术配合
1. 取大隐静脉	7号刀柄1把,无损伤镊2把,蚊钳4把,组织剪2把,0号线1～2根,2/0薇乔、4/0单乔各1根 4/0慕丝线1包,乳突牵开器1把
2. 开胸取乳内动脉	常规开胸。取乳内动脉时,递乳内牵开器给精细镊,电凝调至25 W,给予小钛夹。乳内动脉游离完毕,大钛夹2个,组织剪剪开,带蒂的乳内动脉修好后用动脉血管夹暂夹,并包裹罂粟碱盐水纱布手术中备用
3. 取桡动脉	备23号刀片1个,大、小钛夹钳各1把,黑柄镊2把,3/0无损伤一根,电凝调至20 W,桡动脉包1个,电刀1个
4. 乳内动脉与冠状动脉端侧吻合	把带蒂乳内动脉血管桥移入手术野,递斜角剪把断端剪成45°斜面,给钝头针阻断冠状血管,斧头刀解剖、冠状尖刀切开,给予血管塞放入后,递吻合镊,显微针持7/0普理灵,连续缝合,将乳内动脉与前降支吻合(吻合远端前均给温热盐水纱布,将心脏垫起)
5. 大隐静脉与冠状动脉(旋支,右冠)吻合	将静脉近心端剪成45°斜面,呈鱼口状,吻合前,给予胖圆针,2/0无损伤大半根,反针作深部心包牵引,通过牵引心包,调节手术床,改变病人体位来显露靶血管,用橡皮针阻断血管,斧头刀、尖刀切开后,放入分流栓,递显微吻合镊,显微针持7/0普理灵连续缝合,将大隐静脉与回旋支,或桡动脉与右冠吻合。大隐静脉与回旋支吻合时,备2 ml肝素溶液,在缝合结束之前,将静脉内注满肝素溶液,排尽静脉血管内气体,术中用50ml注射器打道水

手术步骤	手术配合
6. 大隐静脉（桡动脉）与升主动脉吻合	4/0 普理灵在主动脉根部缝一荷包,递易扣,用4.0 mm(或 3.5 mm)打孔器打一圆形吻合孔。备 1 副 20 ml 空针,装满温水,打完孔后冲洗用。递 6/0 普理灵作端侧连续缝合,吻合完后,给 $4\frac{1}{2}$ 号针头排气、小碗内盛生理盐水 250 ml,内放 11 号尖刀、蚊锥、打孔器、20 ml 肝素水

【注意事项】

1. 静脉输液通路不宜选下肢,常规选右上肢,严格控制液体量。

2. 取下的大隐静脉妥善保存在肝素盐水中,取下的桡动脉妥善保存在罂粟碱肝素盐水中。

3. 手术时间长,术中注意观察病情,如心脏不停跳,室内温度不宜过低,以利于病人术后病情恢复。

4. 术中全程备好 30～35℃温盐水冲洗吻合口,防止血管痉挛引起室颤。

5. 在吻合过程中为保持吻合口术野清晰,常规使用二氧化碳吹气装置,术前保证设备完好。

第六节　胸腔镜下肺大泡切除手术配合护理常规

【应用解剖】肺位于胸膜腔内,主要由支气管树及肺泡为基础而构成,表面包以一层脏层胸膜。肺分左、右侧,右肺分上、中、下三叶,左肺分上、下两叶。凡直径大于 1 cm 的空隙,继发于肺气肿,周围可有压缩肺组织阴影,称肺泡。

【适应证】肺大泡破裂伴气胸、巨型肺大泡、肺大泡伴囊内感染。

【麻醉与体位】全麻气管内插管;全侧卧位,患侧向上。

【用物准备】

1. 器械　大包、胸腔镜手术器械。

2. 敷料　剖腹被、胸单、手术衣等。

3. 一次性物品　一次性电刀头、保护套、11 号刀片、8 号导尿管(硅胶)、胸管、胸腔闭式引流瓶、一次性导尿包、伤口敷料、手套等。

4. 仪器　胸腔镜仪器设备一套、高频电刀、冲洗吸引器等。

5. 其他　卧位体位垫一套。

【手术步骤及配合】

手术步骤	手术配合
1. 检查仪器设备	检查电源是否正常,手术器械是否齐全完好,仪器设备是否处于备用状态
2. 连接设备、仪器等装置	将摄像头、冷光源、电凝线及吸引器等装置分别连接好,打开胸腔镜仪器使其处于工作状态,调节监视仪图像及各仪器设备的输出
3. 放置胸腔套管,于第 7 肋间腋中线作一切口,经 10.5 mm 胸壁套管插入 0°胸腔内窥镜检查,再在锁骨中线第 4 肋间及腋后线第 5 肋间分别作一切口,分别插入 10.5 mm 曲卡和 5.5 mm 曲卡,置入分离钳、肺钳	递刀及曲卡穿刺,递分离钳和肺钳分离

手术步骤	手术配合
4. 胸膜腔粘连的分离	用分离钳或电钩分离胸膜粘连,如遇胸腔囊带纤维,递钛夹夹闭
5. 切除肺大泡	较小的肺大泡可用钛夹夹闭,较大的肺大泡则应用钉仓夹闭,切除肺大泡,观察病人呼吸、肺的膨胀情况,有无漏气等
6. 胸膜固定	卵圆钳夹小干纱磨擦全部壁层胸膜至点状出血
7. 止血,放置胸腔引流管	胸壁剥离面用电凝止血,用盐水冲洗胸腔,观察有无水泡、漏气,放置胸腔引流管一根
8. 关闭切口	清点物品无误

【注意事项】

1. 做好胸腔镜仪器、设备、器械等的检查及准备工作。
2. 放置全侧卧位时,防止肢体过伸及受压,置病人于舒适体位。
3. 冲洗胸腔时应用温盐水冲洗。

第七节　肺叶切除手术配合护理常规

【应用解剖】肺位于胸腔内,分左、右两肺,右侧分上、中、下三叶,左侧分上、下两叶。两侧肺的肺叶又分为几个段。段为肺分级的基本单位,各肺叶及段有相应的支气管连通。肺的根部为支气管、血管、淋巴管及神经出入肺的部位,称肺门。

【适应证】肺部良性肿瘤、肺癌等。

【物品准备】

1. 器械　大包,胸包,大碗。
2. 敷料　剖腹包,胸单,手术衣。
3. 一次性物品　胸引管,粘贴巾 30 cm×50 cm,3/0、2/0、0 号慕丝线 3 根,23 号刀片 2 个,10 号刀片 1 个,电刀 1 个,中长或长电刀头 1 个,吸引皮管 1 副,电刀清洁片 1 个,大包套针 1 个,骨蜡 1 个,1/0、4/0 可吸收缝线,止血纱布 1 个等。
4. 仪器、设备　高频电刀、超声刀。
5. 其他　体位垫、静脉用抗生素等。

【麻醉及体位】全身麻醉;全侧卧位,患侧向上。

【手术步骤及配合】

手术步骤	手术配合
1. 消毒皮肤、铺单	递海绵钳夹碘伏棉球,常规铺单,贴粘贴巾
2. 沿肋骨走向切开皮肤、皮下组织	递刀切皮,干纱布拭血
3. 确定肋间,切开胸壁肌层	电刀切开肌层

续　表

手术步骤	手术配合
4. 切开胸膜	递刀切开,递组织剪扩大剪开胸膜
5. 剪断肋骨止血	递肋骨剪剪断肋骨根部,干纱布压迫肋骨断端或涂骨蜡止血。如断端过长,递方头咬骨钳咬断,递圆针 0 号丝线缝扎肋间血管
6. 胸腔内探查	递生理盐水湿手探查;递两块湿纱布保护切口,递胸腔牵开器牵开肋间隙,以暴露手术野
7. 分离、结扎、切断肺血管	递花生米钳钝性分离,小直角、扁桃血管钳分离,2/0 丝线或 0 号丝线结扎。血管残端用 3/0 或 2/0 涤纶线再缝扎 1 次
8. 支气管的处理	用 30 mm 支气管闭合器闭合,递圆刀切断支气管,弯盘接标本,碘伏纱块消毒残端,4/0 普理灵连续或 4/0 薇乔间断缝合
9. 检查残端肺	大量温生理盐水冲洗,检查是否漏气,必要时以 3/0 涤纶线缝合
10. 胸腔冲洗、止血	递大量温生理盐水冲洗胸腔,清点用物
11. 放置胸腔引流管	递碘伏棉球消毒胸壁,递刀切开皮肤、皮下组织,递大弯血管钳分离肌层至胸腔,引出引流管,递 9×24 大三角针 0 号丝线缝合引流处皮肤并固定引流管
12. 关胸	递 9×24 大圆针间断缝合肋间肌肉,递肋骨合拢器,再次清点用物
13. 逐层关闭切口	递 9×24 大圆针逐层缝合肌层,递 9×24 三角针缝合皮下、皮肤切口

【注意事项】

1. 肺上叶切除时,需备两根胸腔引流管。

2. 支气管处理时应视为空腔脏器,注意无菌操作,器械应分开使用和放置。

第八节　食道癌根治手术配合护理常规

【应用解剖】食道上方起自咽食道括约肌,下方止于胃食管连接部,全长约 3 cm。食道全长分为四段:从食道入口至胸骨切迹为颈段;胸骨切迹至主动脉弓水平为上胸段;从主动脉弓至贲门以下肺静脉为界,分为中胸段和下胸段。食道壁全层厚约 4 mm,自内向外分别为黏膜、黏膜下层、肌层和外膜。

【适应证】食道癌、贲门癌。

【物品准备】

1. 器械　大包,胸包,大碗、闭合器,吻合器。

2. 敷料　剖腹包,胸单,手术衣。

3. 一次性物品　胸引管,粘贴巾 30 cm×50 cm,3/0、2/0、1/0 号慕丝线 3 根,23 号刀片 2 个,10 号刀片 1 个,电刀 1 个,中长或长电刀头 1 个,吸引皮管 1 副,电刀清洁片 1 个,大包套针 1 个,骨蜡 1 个,1/0、3/0、4/0 可吸收缝线,止血纱布 1 个等。

4. 仪器、设备　高频电刀、超声刀。

5. 其他 体位垫、静脉用抗生素等。

【麻醉与体位】全身麻醉；右侧卧位。

【手术步骤及配合】

手术步骤	手术配合
1. 消毒皮肤、铺单	递海绵钳夹碘伏棉球，常规铺单，贴粘贴巾
2. 沿肋骨走向，切开皮肤、皮下组织	递刀切皮，干纱布拭血
3. 切开胸壁肌层	递电刀切开肌层
4. 剪断肋骨止血	递肋骨剪，肋骨根部干纱布压迫肋骨断端或涂骨蜡止血。如断端过长，递方头咬骨钳咬断，递大圆针 0 号丝线缝扎肋间血管
5. 切开胸膜	递刀切开，递组织剪扩大剪开胸膜
6. 胸腔内探查	递生理盐水湿手探查；递两块湿纱布保护切口，递胸腔牵开器牵开肋间隙，以暴露手术野
7. 游离暴露胸腔食管	递长纱条，2 把艾力斯钳牵引食管
8. 切开膈肌、探查腹腔	递两把中弯血管钳夹住膈肌，电刀切开，缝扎膈动脉，探查腹腔
9. 游离胃	递长无损伤镊、直角血管钳及中弯血管钳分离、切断胃结肠韧带、胃脾韧带、肝胃韧带、胃膈韧带，保留胃右动脉、胃网膜右动脉，用 2/0 丝线带线结扎止血，胃左动脉残端用 1/0 丝线双重结扎
10. 分离食管	递长无损伤镊、直角血管钳及长大弯分离食管，2/0 号丝线结扎止血
11. 切断食管下端至贲门口	递中弯血管钳 2 把夹闭贲门口，切断食管、0 号丝线结扎，断端套指套，双 0 号丝线结扎，纹钳夹持
12. 胃食道吻合	① 递大圆针 0 号丝线做荷包，递吻合器的底座 ② 切断食管，弯盘接标本，吻合器的主体递入残端胃，对合主体及底座，击发吻合器完成胃食道吻合
13. 关闭吻合器的置入口	递 60 mm 闭合器闭合胃残端，6×14 小圆针 3/0 丝线加强
14. 缝合膈肌，固定胃	递 8×20 大圆针 0 号丝线关闭膈肌，7×17 圆针 2/0 丝线重建膈肌裂孔，清点用物
15. 胸腔冲洗、止血	递大量温生理盐水冲洗胸腔，清点用物
16. 放置胸腔引流管	递碘伏棉球消毒胸壁，递刀切开皮肤、皮下组织，递大弯血管钳分离肌层至胸腔，引出引流管，递9×24大三角针 0 号丝线缝合引流处皮肤并固定引流管
17. 关胸	递 0 号可吸收缝线间断缝合，肋骨合拢器，再次清点用物
18. 逐层关闭切口	递 9×24 大圆针逐层缝合肌层，递 9×24 三角针缝合皮下组织、皮肤切口

【注意事项】

1. 空腔脏器吻合时，注意消毒及无菌操作，器械要分开使用、放置。

2. 缝合膈肌时要注意清点用物。

第九节　纵隔肿瘤手术配合护理常规

【应用解剖】纵隔是左右纵隔胸膜及其间所夹的器官和组织的总称,其间有心脏及出入心脏的大血管、食管、气管、胸腺、神经及淋巴组织等。纵隔的前界为胸骨,后界为脊柱,上方达胸廓上口,下达膈肌,两侧以纵隔胸膜为界。纵隔分为四部:胸骨角平面以上为上纵隔,心包前方部分为前纵隔,心包及心脏占中纵隔,心包之后为后纵隔。

【适应证】纵隔肿瘤。

【物品准备】

1. 器械　大包、纵隔包、大碗。

2. 敷料　剖腹包、胸单、手术衣。

3. 一次性用物　手术粘贴巾(30 cm×50 cm)、吸引管、电刀头、手套、刀片(10 号、23号)、大包套针、慕丝线(2/0、3/0)、5 号钢丝、胸腔引流管(8×12 橡胶胸管)、胸腔引流瓶、骨蜡、美敷、生理盐水、电钻保护套、3～0 带垫无损伤线。

4. 仪器、设备　电刀、超刀、胸骨锯及电池(两套)、吸引器两套。

5. 其他　体位垫、胸带。

【麻醉与体位】全身麻醉;右侧卧位。

【手术步骤及配合】

手术步骤	手术配合
1. 消毒皮肤、铺单	递海绵钳夹碘伏消毒垫,常规铺单,贴粘贴巾
2. 胸骨正中切口:依次切开皮肤、皮下、肌层	递刀切皮,干纱布拭血,电刀止血
3. 锯开胸骨	递胸骨锯,干纱布拭血,骨面用骨蜡止血
4. 胸腔内探查	递生理盐水湿手探查;递两块湿纱布保护切口,递胸腔牵开器牵开胸骨,以暴露手术野
5. 显露肿瘤	递直角钳,无损伤镊,电刀等
6. 切除肿瘤	递弯盘
7. 冲洗胸腔,彻底止血	递 38～40℃的无菌生理盐水冲洗
8. 放置引流管	递 9×24 三角针、0 号线两针固定
9. 关闭胸骨	递钢丝,胸骨合拢前与巡回护士清点所有物品
10. 逐层关闭切口	再次清点,9×24 圆针、0 号线缝合肌层,9×24 三角针、2/0 线缝合皮下组织、皮肤,美敷、小纱布覆盖伤口

【注意事项】

1. 胸骨锯使用的注意事项:术前保证电池的电量充足,胸骨锯用等离子消毒灭菌处于备用状态;术中使用胸骨锯时提醒麻醉师暂停呼吸,防止损伤胸腔器官;及时清洗胸骨锯。

2. 缝合膈肌时要注意清点用物。

第四章　泌尿外科手术配合护理常规

第一节　腹腔镜下肾切除手术配合护理常规

【应用解剖】肾是实质性器官,位于腹腔后上部。左右各一,形似蚕豆。肾可分上、下两端,内、外两缘,前、后两面。上端宽而薄,下端窄而厚。肾的前面较凸,朝向前外侧;肾的后面较平,紧贴腹后壁,外侧缘凸隆,内侧缘中部凹陷,是肾的血管、淋巴管、神经和肾盂出入的部位,即肾门。出入肾门的结构合称肾蒂。肾蒂的主要结构由前向后依次为肾静脉、肾动脉及肾盂;从上向下依次为肾动脉、肾静脉及肾盂。肾门向肾内续一个较大的腔,即肾窦,由肾实质围成,窦内含有肾动脉、肾静脉的主要分支及肾小盏、肾大盏、肾盂和脂肪组织。

肾的表面自内向外有 3 层被膜包绕,依次为纤维囊、脂肪囊、肾筋膜。肾筋膜分前后两层,包绕肾和肾上腺,其上外侧两层互相融合,下方两层分离,有输尿管通过。

肾的动脉来源腹主动脉,静脉回流至下腔静脉。

肾的神经来自围绕肾动脉的肾丛,对手术无重要意义。

【适应证】单侧严重肾结核、脓肾、巨大肾盂积水、单侧肾脏损伤不能修补、肾脏功能丧失、亲体肾移植供肾等。

【麻醉与体位】全麻。取健侧全侧卧位,摇低手术床的背板与腿板,健侧腿弯曲,患侧腿伸直,暴露腰部。

【用物准备】

1. 器械　大包、腹腔镜器械包。

2. 敷料　剖腹包、剖腹被、手术衣。

3. 一次性物品　大包套针、缝线、吸引器管及头、气腹管、腔镜用超刀头、超刀手柄、刀片(23 号、11 号)、手术粘贴巾(30 cm×50 cm)、美敷、8 寸有粉手套、6×9 硅胶管、扁形引流管、引流袋、引流管连接头、一次性穿刺套管(12 mm、5 mm)、50 ml 注射器、200×14 保护套2 个、Hem-o-lok 夹、钛夹、标本袋、电刀头、冲洗水、止血纱布等。

4. 仪器　腹腔镜设备系统、高频电刀、超声刀。

5. 其他　全侧卧位体位垫一套。

【手术步骤及配合】

手术步骤	手术配合
1. 常规消毒,铺无菌巾	配合医生消毒,铺无菌巾
2. 在患侧髂嵴上方 2 cm 处作切口,手指伸入切口内分离腹膜外间隙,放置自制气囊,注气 800 ml,5 分钟后放气取出	制作自制气囊:用 6×9 硅胶管、引流袋连接管与 8 寸手套连接 递刀切皮,置入气囊,50 ml 注射器注气,停留 3～5 分钟后抽出气体,取出气囊并检查其完整性
3. 分别在腋后线 12 肋缘下,腋前线肋缘下及脐平面水平作 3 个小切口,置入穿刺套管曲卡及操作器械,在髂嵴上切口内置入观察镜	递刀切开皮肤,用 12 mm、10 mm 穿刺器各 1 枚,5 mm 穿刺器 2 枚分别建立操作孔,递观察镜、分离钳、超声刀或电凝钩
4.(1)切除部分腹膜外脂肪,在腰大肌前方打开肾周筋膜 (2)从背侧分离至肾门部,游离并双重结扎、切断肾动脉、肾静脉 (3)在肾包膜外分离肾脏的外侧、背侧、上极,保留同侧肾上腺;分离下极,结扎并切断输尿管 (4)完全游离肾脏,置入标本袋;腋前线两套管间做切口,取出标本	(1)根据手术进程,交替传递分离钳、无损伤抓钳、超声刀或电凝钩、钛夹、剪刀、吸引器进行操作 (2)递分离钳、超声刀进行分离,用 Hem-o-lok 夹夹闭 2 次后,剪刀剪断肾动脉;同法处理肾静脉 (3)交替传递分离钳、无损伤抓钳、超声刀或电凝钩、钛夹、剪刀、吸引器进行操作。递分离钳,超声刀游离输尿管,递 240 号 Hem-o-lok 夹闭输尿管,递剪刀剪断输尿管 (4)超声刀或电凝钩分离周围组织,切除肾脏,放入标本袋内取出
5. 检查创面、止血、止血纱布填塞,放置引流管	电凝棒止血,止血纱布填塞创腔;放置扁形引流管;递 9×24 三角针、2/0 丝线固定引流管
6. 清点用物、缝合切口	9×24 圆针 1/0 丝线关闭切口肌肉层,9×24 三角针 3/0 丝线缝皮下及皮肤

【注意事项】

1. 放置侧卧位时注意对准腰桥,充分暴露患侧腰部。搬动患者时注意动作一致,防止颈椎脱位及肌肉拉伤。注意上肢外展不超过 90°。

2. 手术过程中注意患者保暖,及时加盖被服尽量减少暴露,并适当调节室温,用温盐水冲洗体腔,以防止手术后低体温的发生。

3. 注意腔镜系统的检查、维护和保养,保证正常使用。

第二节 腹腔镜下肾盂输尿管连接部成形手术配合护理常规

【应用解剖】肾盂是位于肾窦内,由肾大盏集合而成的一个前后扁平、呈漏斗状的腔。肾盂出肾门后,向下弯行,逐渐变细,移行为输尿管。

输尿管是一对细长的肌性管道,左、右各一,长约 30 cm,其管径 0.5～0.7 cm。输尿管分为 3 段:腰段、盆段和壁间段。输尿管自肾盂起始后,沿腰大肌前面下降。在小骨盆入口处,右侧输尿管越过右髂外动脉起始部的前方,左侧输尿管越过左髂总动脉末端的前方。

入盆腔后,先沿盆壁向后下,后转向前内侧而达膀胱底。在膀胱底外上角处,输尿管向内下斜穿膀胱壁,开口于膀胱内面的输尿管口。

输尿管全长有 3 个狭窄部:一个在肾盂与输尿管移行处;一个在输尿管跨越髂血管处;最后一个在输尿管膀胱连接部。

【适应证】肾盂输尿管连接部梗阻。

【麻醉与体位】全麻;健侧全侧卧位。

【用物准备】

1. 器械　大包、腹腔镜器械包。

2. 敷料　剖腹包、剖腹被、手术衣。

3. 一次性物品　大包套针、缝线、吸引器管、气腹管、腔镜用超刀头、超刀手柄、刀片(11号)、手术粘贴巾(30 cm×50 cm)、美敷、8 寸有粉手套、6×9 硅胶管、扁形引流管、引流袋、引流管连接头、穿刺套管(12 mm、5 mm)、50 ml 注射器、200 mm×14 mm 保护套 2 个、双"J"管、泥鳅导丝、Hem-o-lok 夹、钛夹、5/0 薇乔线、冲洗水、手套等。

4. 仪器　腹腔镜设备系统,高频电刀,超声刀。

5. 其他　全侧卧位体位垫一套。

【手术步骤及配合】

手术步骤	手术配合
1. 常规消毒,铺无菌巾	配合医生消毒,铺无菌巾
2. 在患侧髂嵴上方 2 cm 处作切口,手指伸入切口内分离腹膜外间隙,放自制气囊,注气 800 ml,5 分钟后放气取出	制作自制气囊:用 6×9 硅胶管、引流袋连接管与 8 寸手套连接 递刀切皮,置入气囊,50 ml 注射器注气,停留 3～5 分钟后抽出气体,取出气囊并检查其完整性
3. 分别在腋后线 12 肋缘下,腋前线肋缘下及脐平面水平作 3 个小切口,置入穿刺套管及操作器械,在髂嵴上切口内置入观察镜	递刀切开皮肤,用 12 mm、10 mm 穿刺器各 1 枚,5 mm 穿刺器 2 枚分别建立操作孔,递观察镜、分离钳、超声刀或电凝钩
4. 找到腰大肌后,将其前方腹膜外脂肪前推,切除部分腹膜外脂肪,暴露出肾脏下极,打开 Gerota 筋膜及肾周脂肪囊,暴露 PUJ 狭窄段,于狭窄段下方剪断输尿管、肾盂,纵形剖开输尿管 1～1.5 cm,切除 PUJ 狭窄段	电凝钩或超声刀分离,剪刀切除 PUJ 狭窄段
5. 两定点缝合肾盂、输尿管,连续缝合 PUJ 后壁,输尿管内置入双 J 管一根后,缝合肾盂输尿管前壁	泥鳅导丝插入输尿管内;剪去双 J 管盲端,顺着泥鳅导丝将双 J 管插入输尿管内,抽出泥鳅导丝;递 5/0 薇乔线连续缝合肾盂输尿管
6. 仔细止血,于后腹膜腔置入引流管一根,清点用物,关闭各手术切口	递电凝钩或电凝棒止血,递扁形引流管 9×24 三角针固定,递 9×24 圆针 1/0 丝线关闭切口肌肉层,递 9×24 三角针 3/0 丝线缝皮下及皮肤

【注意事项】同腹腔镜下肾切除术。

第三节 腹腔镜下全膀胱切除手术配合护理常规

【应用解剖】膀胱位于小骨盆内,其上面覆以腹膜,为腹膜外器官,腹膜在膀胱上的反折线可随膀胱充盈程度而升降。膀胱前方与耻骨联合及闭孔内肌之间为膀胱前间隙,该间隙下界,男性为耻骨前列腺韧带,女性为耻骨膀胱韧带。膀胱两侧与肛提肌、闭孔内肌、盆壁筋膜相近,男性尚有输精管,女性与子宫圆韧带相邻,膀胱后下壁与直肠相邻,在男性两者间有精囊腺、输精管、输精管壶腹和腹膜会阴筋膜,女性膀胱后面为膀胱子宫陷窝及子宫体。膀胱上面被以腹膜,并附以小肠袢和乙状结肠,有时为横结肠、盲肠和阑尾。膀胱的血液供应主要来自膀胱上动脉、膀胱下动脉、直肠下动脉、子宫动脉等的分支,膀胱的静脉汇入膀胱下静脉。前列腺由位于膀胱与泌尿生殖膈之间围绕尿道的腺体和其外层的肌肉所构成。前列腺长约 4 cm,宽约 3 cm,中央有纵行浅沟。前列腺后面与直肠相邻,前面借内侧耻骨前列腺韧带附于耻骨后面,下外面与肛提肌相邻。前列腺的血液供应主要来自膀胱下动脉、膀胱输精管动脉、直肠中动脉等的分支。前列腺静脉大部分汇入膀胱静脉。

膀胱的神经主要由腹下丛的交感神经和盆神经的副交感神经形成的膀胱丛支配。前列腺、输精管盆部、精囊腺的神经支配主要来自下腹下丛。

【适应证】

1. 肌层浸润性膀胱癌、高危的非肌层浸润性膀胱癌(T_1G_3 肿瘤、原位癌)。

2. 多发性、复发性非肌层浸润性膀胱癌,尤其是肿瘤累及膀胱颈后尿道,瘤级较高,肿瘤浸润的潜势较大者。

3. 膀胱鳞状癌、腺癌及边界不清的浸润性膀胱移行细胞癌。

【麻醉与体位】全麻。平卧位、垫高臀部,双下肢外展。

【用物准备】

1. 器械 大包、腹腔镜器械。

2. 敷料 剖腹包、剖腹被、手术衣、中单、小开刀巾。

3. 一次性用物 刀片(23 号、11 号)、电刀头、气腹管、吸引器管及头、腔镜用超刀头、超刀手柄、血管结扎束手柄、大包套针、缝线、3/0 薇乔线、5/0 缝线(泰科)、2/0 大针薇乔(VCP345)、45 mm或60 mm直线切割吻合器(强生)、血管钉仓 4 个、16 号双腔气囊导尿管、20 号三腔气囊导尿管、穿刺套管(12 mm,10 mm,5 mm)、单 J 管、石蜡油球、泥鳅导丝、扁形引流管、引流袋、引流管接头、200 mm×14 mm 保护套、标本袋等。

4. 仪器 腹腔镜设备系统、高频电刀、超声刀、工作能量平台。

5. 其他 仰卧位体位垫、肩托。

【手术步骤及配合】

手术步骤	手术配合
1. 常规消毒铺单,并保留导尿	协助医生消毒,铺无菌巾及导尿
2. 脐上缘切一小切口,置入气腹针,形成人工气腹,置入 10 mm 穿刺套管及观察镜	递刀切开皮肤,递气腹针,5 ml 注射器,注射器抽满生理盐水后将内部活塞抽去,见生理盐水快速流入腹腔后,即可注入 CO_2,建立人工气腹。递 10 mm穿刺套管及观察镜

手术步骤	手术配合
3. 直视下于左右麦氏点与左右麦氏点与脐之间,分别置入 12 mm、5 mm 穿刺套管,置入腹腔镜器械	递穿刺套管及分离钳,无损伤抓钳、吸引器、超声刀等操作器械
4. 病人体位转为 30°头低脚高位	巡回护士根据手术要求调整手术床为头低脚高
5. 沿髂血管表面切开腹膜及血管鞘,分离出髂内外血管及闭孔神经,清除其周围淋巴脂肪组织,同法处理对侧	递电凝钩、分离钳、钛夹、Hem-o-lok 夹
6. (1) 先于右髂内外动脉分叉附近找出右输尿管,沿输尿管分离至膀胱壁外夹闭输尿管,并于其远端剪断,同法处理左侧输尿管 (2) 将乙状结肠向上牵拉,显露出膀胱直肠陷窝,打开输精管壶腹部腹膜,与两侧已切开腹膜切口相连,游离双侧输精管及精囊,于输精管及精囊下方 2 cm 处剪开狄氏筋膜,钝性分离狄氏间隙,显露前列腺后面 (3) 切断脐正中韧带,至正中韧带及腹膜反折,在膀胱颈前列腺外侧缘,切开盆内筋膜,沿耻骨方向扩大切口至耻骨联合,暴露并切双侧耻骨前列腺韧带,缝扎阴茎背深血管复合体。牵引膀胱,分离暴露出膀胱侧韧带并切断左右侧韧带,在缝扎线近端切断阴茎背深静脉复合体,向下分离至前列腺尖部 (4) 紧贴前列腺尖部切断前壁尿道,切断并拔出尿管,近端夹闭并牵起,切断尿道后壁,完整切除膀胱前列腺 (5) 直肠指检,检查有无直肠损伤	(1) 递双极电凝、超声刀,递 Hem-o-lok 夹闭,递剪刀剪断输尿管 (2) 递无损伤抓钳、电凝钩、分离钳、剪刀、吸引器、钛夹 (3) 递电凝钩、钛夹,Hem-o-lok 夹、超声刀或双极电凝,递 2/0 大针薇乔,血管结扎束处理血管 (4) 递剪刀、Hem-o-lok 夹、分离钳、超声刀 (5) 递石蜡油球予助手润滑手指,进行直肠指检,查手指有无血迹、直肠是否损伤
7. 尿流改道 (1) 距回盲部 20 cm 处取回肠 15 cm 作为输出袢将肠管两端闭合离断,再将两断端肠管并行排列做 2 cm 切口,放入切割吻合器闭合切开,形成侧侧吻合,恢复肠管连续性,切割吻合器闭合闭合器入口 (2) 提起双侧输尿管,检查无扭转,距断端 1 cm 处纵形剪断输尿管残端,并纵形剖开 2 cm,分别插入单 J 管 (3) 于输出道回肠袢近端作 2 个 1 cm 切口,将双输尿管吻合于回肠输出道,单 J 管经吻合口进入输出道肠袢内 (4) 于右下腹作一小切口呈圆形,切开各层进入腹腔,取出标本,将输出道肠袢远端外翻呈乳头状,浆肌层固定于腹外斜肌腱膜上,造口于右下腹壁	(1) 递电凝钩或超声刀分离,递肠钳、45 mm 直线切割吻合器或爱惜隆 60 mm×4.1 mm 钉仓共 2 个,递电凝钩切开两断端肠管,从切开处放入切割吻合器闭合切开恢复肠管连续性。递 3/0 薇乔缝合肠管断端处 3 针,递切割吻合器闭合闭合器入口 (2) 递分离钳、剪刀,递 5/0 薇乔缝合输尿管,递石蜡油润滑过的 F7 或 F8 单 J 管,其内置入已润滑过的泥鳅导丝 (3) 递剪刀、5/0 薇乔,递分离钳将单 J 管置于合适位置抽出泥鳅导丝 (4) 递刀切开皮肤,递电刀逐层切开,递无菌标本袋取出标本,递无齿镊、卵圆钳提起肠袢,递 3/0 薇乔或 5×12 圆针 3/0 丝线缝合固定

手术步骤	手术配合
8. 置盆腔引流管一根后清点用物,关闭切口	递扁形引流管,递 9×24 圆针 1/0 丝线,关闭切口肌层,递 9×24 三角针 3/0 丝线缝皮下组织及皮肤,连接引流管、覆盖切口

【注意事项】

1. 手术体位舒适安全,防止神经损伤,尤其注意肩托位置,防止头低脚高位时病人滑动。

2. 严密监测生命体征变化,准确记录出入量。注意 CO_2 分压,观察 CO_2 吸收情况。

3. 超刀线、电凝线、光源线等的连接应注意无菌观念,污染后应及时更换;做好空腔脏器的消毒隔离,避免污染周围组织。

4. 正确连接调整好各仪器的工作参数,尤其是 CO_2 的灌注压力要控制在 $12.0\sim15.0\,mmHg$,手术结束时注意放出腹内残留的 CO_2 气体,防止高碳酸血症和酸中毒的发生。

5. 注意病人保暖,防止术中低体温的发生。

附:内镜器械设备的清洁、保养、灭菌及操作注意事项

1. 器械要专人保管,定期检查。

2. 每次手术结束,均要将腹腔镜器械的螺丝关节等可拆卸部分拆开,在流水下彻底清洗,管腔内用软毛刷彻底刷洗,刷洗时注意避免划伤镜面。除去黏液及残留组织,并用软布擦干。

3. 将擦干后的器械除内镜外置于超声清洗器中,用 1：400 的 3 M 低泡多酶洗液浸泡超声 5 分钟。

4. 流水冲尽擦干。

5. 内腔用高压气枪吹干后灭菌。

6. 灭菌首选过氧化氢等离子低温灭菌,按流程执行。

7. 不能采用上述灭菌的内镜及附件可以使用 2‰ 碱性戊二醛溶液浸泡 10 小时以上灭菌。

8. 用 2‰ 碱性戊二醛进行灭菌时,所有器械应当充分打开轴节,带管腔的器械腔内应充分注入消毒液,使用前应用无菌水彻底冲洗,再用无菌纱布擦干。器械浸泡前必须检测戊二醛浓度,合格后方可使用。

9. 腹腔镜头切勿用手擦或其他物品摩擦碰撞,清洗时可用水冲净后用擦镜纸轻拭,每次清洁后及用前均应检查镜头是否完好。

10. 腹腔镜器械用毕要固定放置在专用器械盒内,摄像头避免与其他物品碰撞。摄像头镜面应用擦镜纸轻拭,勿用手触摸。

11. 光源线应盘曲成自然弧度,不可将其弯折成角,以免造成光导纤维断裂。

12. 器械使用后进行登记,内容包括:病人姓名、使用内镜编码、清洗酶洗时间、灭菌时间及操作人员姓名。

13. 灭菌后备用的内镜及附件储存于无菌物品间。

第四节　膀胱全切回肠代膀胱手术配合护理常规

【应用解剖】参阅"腹腔镜下全膀胱切除回肠代膀胱术"。

【适应证】参阅"腹腔镜下全膀胱切除回肠代膀胱术"。

【麻醉与体位】全身麻醉;平卧、两腿分开,臀下垫一方垫。

【用物准备】

1. 器械　大包、全膀胱切除包。

2. 敷料　剖腹包、手术衣、中单、小开刀巾、纱垫、纱布。

3. 一次性物品　3/0、2/0、0 号丝线,2/0、4/0 或 5/0 薇乔,大包套针,吸引器管及头,扁形引流管、引流袋,引流管接头,10 号硅胶尿管,电刀头及延长电极,刀片(23 号、10 号),手套,5 号输尿管导管,单 J 管,泥鳅导丝,石蜡油球,16 号双腔气囊导尿管,20 号三腔气囊导尿管、电刀清洁片,粘贴巾等。

4. 仪器　高频电刀、超声刀。

【手术步骤及配合】

手术步骤	手术配合
1. 下腹正中切口,依次切开各层组织,打开腹横筋膜	递 23 号刀切开,电凝止血,甲状腺拉钩牵开
2. 分离膀胱两侧,再打开膀胱腹膜反折处,将膀胱向下方推	递血管钳、组织剪分离,电刀切开反折处,递湿盐水纱布,轻推膀胱
3. 结扎并切断双侧输精管	递扁桃钳、直角钳、组织剪分离,递刀切断,递 2/0 丝线结扎
4. 结扎并切断双侧输尿管,输尿管内置单 J 管	递硅胶尿管作牵引输尿管,递血管钳、组织剪分离足够长度输尿管,递刀于低位处切断。远端递 2/0 丝线结扎,将泥鳅导丝插入单 J 管内,以血管钳固定,外涂石蜡油后插入近端输尿管内约 3 cm 左右。递小圆针 3/0 丝线固定于输尿管上。同法处理另一侧。递手套,将双侧单 J 管置入,0 号丝线结扎以引流尿液
5. 分离膀胱后壁、侧韧带及精囊	递卵圆钳或艾力斯钳夹膀胱作牵引,递长弯钳、直角钳分离侧韧带,递刀或电刀切断后缝扎侧韧带
6. 打开双侧盆筋膜,游离前列腺侧壁至尖部,缝扎阴茎背深血管复合体	递血管钳、组织剪、电刀分离,递大圆针、0 号丝线或 2/0 大针薇乔缝扎 2 次
7. 切断后尿道,完整切除膀胱及前列腺	递长组织剪,沿前列腺横断后尿道,递艾力斯钳将前列腺提起,递直角钳、长弯钳、组织剪分离,至完全离断膀胱及前列腺
8. 直肠指检,查有无直肠损伤	递石蜡油球予助手润滑手指行直肠指检,查手指有无血迹、直肠是否损伤

手术步骤	手术配合
9. 行双侧淋巴结清扫	递血管钳、组织剪、电刀沿髂血管表面切开后腹膜及血管鞘,扁桃钳、直角钳、组织剪分离出髂内外血管及闭孔神经,清除其周围淋巴脂肪组织
10. 尿流改道 (1) 距回盲部 20 cm 处,游离出 20 cm 回肠端,冲洗后关闭其近端,并将回肠残端行端端吻合 (2) 将左侧输尿管经腹膜后拉至右侧,于游离肠段近端后壁切开 1 cm 切口,将双输尿管末端剪开 1.5 cm,并侧侧吻合,其内置入 2 根单 J 管,并经回肠后壁切口引出 (3) 将输尿管残端与回肠切口行端侧吻合,并减张固定 2 针 (4) 于右下腹腹直肌外侧作直径 4 cm 切口,逐层切开,将离断回肠经右腹膜外经切口引出体外,系膜对侧壁切开回肠 3 cm,固定 3 针,将回肠末端与皮肤间断缝合,并外翻形成乳头	(1) 递血管钳、组织剪游离回肠后,予 0.05% 碘伏冲洗干净,递 3/0 薇乔连续内翻缝合游离出的回肠近端及行回肠残端的吻合,5×12 圆针 3/0 丝线加强缝合 (2) 递电刀切开回肠后壁,递组织剪剪开双输尿管末端,用石蜡油润滑泥鳅导丝后,插入 2 根 F8 号单 J 管至头端后,递弯钳钳夹固定,从双输尿管末端插入至合适位置,将泥鳅导丝抽出,递 5/0 薇乔将双输尿管末端行侧侧吻合 (3) 递 5/0 薇乔两定点连续缝合,并减张固定 (4) 递刀切开皮肤,递电刀逐层切开,递 5×12 圆针 3/0 丝线缝合固定
11. 彻底止血,关闭左侧侧腹膜,耻骨后置引流管一根,清点用物后关闭体腔	递血管钳钳夹、丝线结扎或电凝器止血,递 8×20 针 2/0 丝线关侧腹膜,递扁形引流管,清点器械、纱布、缝针并记录,递 9×24 针 0 号丝线间断缝合,体腔完全关闭后再次清点并记录、签名,递三角针 3/0 丝线缝皮下组织及皮肤,连接引流管、覆盖切口

【注意事项】

1. 手术创伤大,术前应探视患者,了解病情,缓解其焦虑、紧张的情绪。

2. 注意下肢不要过分外展,两腿腘窝下置软垫防止悬空,下肢约束带避免固定在膝关节处,保护神经不受压。

3. 术中切除回肠时按空腔脏器手术进行消毒隔离,保护周围脏器。

4. 手术部位深,及时调节无影灯,保证术中灯光的供给。

5. 手术时间长,注意病人的保暖,及时加盖被服,尽量减少暴露,并适当调节室温,术毕用温盐水冲洗腹腔,以防术后低体温。

第五节　肾盂及输尿管切开取石手术配合护理常规

【应用解剖】参阅"腹腔镜下肾盂输尿管连接部(PUJ)成形术"。

【适应证】肾盂结石;输尿管上段结石,引起梗阻或感染;结石经非手术治疗无效。

【麻醉与体位】硬膜外麻醉或全身麻醉;健侧全侧卧位。

【用物准备】

1. 器械　大包、输尿管切开取石包。

2. 敷料　剖腹包、剖腹被、小开刀巾、手术衣。

3. 一次性物品 电刀头、吸引器管及头、电刀清洁片、粘贴巾、3/0、2/0、0 号缝线、刀片（23 号及 11 号）、输尿管导管、导尿管、引流管、双 J 管、导丝、薇乔线（4/0、5/0），石蜡油棉球、2 ml、1 ml 注射器。

4. 其他：侧卧位的体位垫。

【手术步骤及配合】

手术步骤	手术配合
1. 手术野皮肤常规消毒、铺单	协助铺巾，器械护士与巡回护士共同清点纱布、缝针、器械并记录
2. 切开皮肤、皮下组织、浅筋膜	切口边缘各置一干大纱布，采用 11 肋间切口，递刀切开皮肤，电刀切开皮下组织、浅筋膜，递弯血管钳钳夹，3/0 丝线结扎或电凝止血
3. 切开背阔肌、腹外斜肌、腹内斜肌、腹横肌	用刀或电刀依次切开，用弯血管钳钳夹，2/0 丝线结扎或电凝止血，长无齿镊、组织剪剪开腰背筋膜
4. 推开腹膜，撑开切口	术者用手推开腹膜，递两块湿纱布于切口两旁，递肋骨牵开器撑开切口
5. 暴露肾脏，游离输尿管	钝性分离肾周围组织，递导尿管提起输尿管，递长无齿镊、组织剪、扁桃钳沿输尿管分离肾周围脂肪，递 2/0 丝线结扎
6.（1）肾盂结石时 ① 暴露肾盂 ② 切开肾盂，取出结石 （2）输尿管结石时 ① 暴露输尿管 ② 切开输尿管，取出结石	递静脉肾盂拉钩拉开，递 5×12 圆针 3/0 丝线于肾盂两侧各缝一针牵引线，递蚊式钳固定 递 11 号刀片在两牵引线之间沿肾盂纵行切开肾盂，递取石钳、神经剥离子取出结石，妥善保存，置 12 号或 14 号硅胶尿管，以生理盐水冲洗肾盂 递输尿管钳固定并用 5×12 圆针 3/0 丝线于输尿管结石处两侧各缝一针牵引线，递蚊钳固定
7. 放支架管（双 J 管），上到肾盂，下至膀胱	支架管内插入润滑过的泥鳅导丝，并用石蜡油润滑双 J 管，于双 J 管末端用弯钳夹住固定
8. 缝合肾盂切口或输尿管切口	递 4/0 或 5/0 薇乔线间断缝合
9. 检查切口，放置引流管	递温盐水、引流管
10. 清点用物，依层缝合伤口	清点器械、缝针、纱布，并记录。依层递圆针 0 号丝线、三角针 3/0 丝线缝合

【注意事项】

1. 术前再次确认结石部位。

2. 放置体位时腰部置于手术床腰桥的上方，摇起腰桥使健侧腰部抬高，头及下肢适当放低，以扩大手术侧肋骨髂嵴间距离。

3. 缝合切口前将腰桥放平，减少切口张力。

第六节 肾癌根治术手术配合护理常规

【应用解剖】参阅"腹腔镜下肾切除术"。

【麻醉与体位】全麻。取半侧卧位（腰部抬高）或健侧全侧卧位（第 12 肋对准手术床腰桥）。

【用物准备】

1. 器械　大包、肾癌根治包、框架拉钩。
2. 敷料　剖腹包、剖腹被、小开刀巾、手术衣。
3. 一次性物品　电刀头、电刀清洁片、吸引器管及头、扁形引流管、引流袋、引流管连接头、手术粘贴巾、刀片、3/0、2/0、0 号丝线、5/0 普理灵等。
4. 仪器　高频电刀、超声刀。
5. 其他　全侧卧位体位垫。

【手术步骤及配合】

手术步骤	手术配合
1. 消毒皮肤,半侧卧位时取肋缘下切口,切开各层组织进腹	消毒后协助铺巾; 递刀切开,干纱布拭血,电凝止血,甲状腺拉钩暴露手术野; 进腹后递生理盐水湿手探查,湿纱布保护切口后上框架拉钩
2. 切开侧腹膜,将肠管推至内侧,沿腹膜外平面钝性分离肾周筋膜腹侧	"S"形拉钩暴露,电刀切开,扁桃钳、直角钳分离,2/0 丝线结扎
3. 处理肾门,分离并结扎肾动、静脉	于肾门处用电刀切开腹膜及肾蒂血管鞘,扁桃钳、直角钳分离显露肾静脉,2/0 丝线结扎阻断其分支血管,于肾静脉后方分离出肾动脉; 肾蒂钳钳夹后,0 号丝线先结扎肾动脉后再用刀切断,近端 0 号丝线结扎后,7×17 针穿 2/0 丝线贯穿缝扎,远端 0 号丝线结扎;同法处理肾静脉
4. 游离肾脏,切断输尿管并切除肾脏。遇癌栓时,阻断癌栓静脉两端及对侧肾静脉,袖口状切开静脉,取出癌栓后缝合	递扁桃钳、直角钳,沿肾周筋膜外分离肾背侧及下极,钳夹输尿管后,递刀切断,0 号丝线结扎,分离至肾上极处,切除肾上腺,将肾脏完整切除。取癌栓时递无损伤血管钳或心耳钳阻断静脉,切开后递剥离子及静脉拉钩牵开管壁,取癌栓;递爱迪森氏镊,5/0 普理灵连续缝合
5. 淋巴结清扫	递血管钳、组织剪及电刀,沿腹主动脉及腔静脉表面锐性及钝性分离清扫腹主动脉周围、腹主动脉及腔静脉间淋巴结缔组织,上界至肾动脉上方,下界清扫至肠系膜下动脉水平
6. 妥善止血,冲洗切口,放置引流管	电凝止血或丝线结扎,递温灭菌注射用水冲洗,递扁形引流管
7. 清点用物,逐层关闭切口	关腹前后洗手,巡回护士共同清点纱布、缝针、器械无误。递纱布、美敷覆盖切口

【注意事项】

放置侧卧位时,上方的腿伸直,下方的腿弯曲,用体位垫、布单保护好骨隆突处,防止压伤,并注意对准手术腰桥;放置平卧位时,患侧抬高,患肢以布单包好后悬吊于头架上,健侧以体位垫固定,防止滑动,亦注意对准手术床腰桥。

第七节　前列腺癌根治手术配合护理常规

【应用解剖】前列腺是位于耻骨后下方、直肠前、尿道生殖膈上方的纤维肌性腺体,包绕于前列腺段尿道,呈栗状。正常大小为 4 cm×3 cm×2 cm。前列腺后面与直肠相邻,前列腺前面借内侧耻骨前列腺韧带附于耻骨后面,下面与肛提肌相邻。前列腺的血液供应主要来自膀胱下动脉,此外尚有膀胱上动脉、直肠下动脉、输精管动脉、直肠上动脉和闭孔动脉。前列腺静脉大部分汇入髂内静脉。

【适应症】局限性前列腺癌(T_1、T_2 期);预期寿命大于 10 年患者。

【用物准备】

1. 器械　大包、全膀胱切除包。

2. 敷料　剖腹包、剖腹被、中单、手术衣等。

3. 一次性物品　大包套针,吸引器管及头,电刀头,延长电极,刀片(23 号、10 号),手套,30 cm×50 cm 粘贴巾,16 号双腔导尿管,18 号三腔气囊导尿管,冲洗球,石蜡油球,3/0、2/0、0 号丝线,温灭菌水,2/0 贝朗缝线,2/0 大针薇乔等。

4. 仪器　高频电刀、超声刀。

【麻醉与体位】全麻。平卧位,两腿稍分开,臀部垫高。

【手术步骤及配合】

手术步骤	手术配合
1. 消毒皮肤、铺巾	常规消毒后协助铺巾,与巡回护士清点纱布、缝针、器械
2. 取下腹部正中切口,切开皮肤、皮下组织,进入腹膜外间隙	递刀切开皮肤,电刀切开皮下,干纱布拭血,递小拉钩牵开腹直肌,递湿纱布包于食指上,钝性分离腹膜返折,显露膀胱
3. 分离膀胱侧壁及顶壁至盆底	递海绵钳夹膀胱牵引,递扁桃钳、直角钳、组织剪分离,递刀切开,电凝止血或 2/0 丝线结扎
4. 切开盆内筋膜,分离前列腺两侧壁至前列腺尖部	递刀切开,递扁桃钳、直角钳、组织剪分离,2/0 丝线结扎
5. 缝扎阴茎背深血管复合体,于前列腺尖部远端切断后尿道	递 2/0 大针薇乔缝扎,递刀切断
6. 钝性分离膀胱腹膜间隙,分离膀胱后壁至膀胱颈,剥离两侧精囊腺,沿 Denoviller 筋膜间分离前列腺后壁至前列腺尖部	递湿纱布包于食指上分离,递扁桃钳或长弯钳夹,递刀切断韧带,丝线结扎或缝扎
7. 于膀胱前列腺交界处切开膀胱颈至三角区,完整切除前列腺	递刀
8. 膀胱颈与后尿道吻合,内置气囊尿管	递 2/0 贝朗缝线连续缝合,递气囊尿管
9. 探查无活动性出血,置引流管,清点用物后依次关腹	递温灭菌水冲洗,递引流管,关腹前后与巡回护士共同清点纱布、器械、缝针等用物无误,逐层关闭切口

【注意事项】

1. 摆放"人"字型体位,两腿分开后腘窝下置软垫防止悬空。下肢约束带避免固定在膝关节处。

2. 手术部位深,及时调节无影灯,保证术中灯光的供给。

3. 手术时间长,注意病人的保暖,及时加盖被服,尽量减少暴露,并适当调节室温,术毕用温盐水冲洗腹腔,以防术后低体温。

4. 手术创伤大,术中随时监测病人生命体征,保证静脉回路的通畅,必要时加压输液、输血。

5. 合理摆放仪器设备于手术床的一侧,检查其性能完好。

第八节 膀胱镜检查术配合护理常规

【应用解剖】成人膀胱空虚时位于盆腔前部,膀胱顶部不超过耻骨联合上缘。新生儿的膀胱大部分位于腹腔内,随着骨盆的发育,膀胱逐渐全部降至盆腔内。老年人因盆底肌肉松弛,故膀胱位置较低。膀胱前方为耻骨联合,男性后方邻精囊腺、输精管壶腹和直肠,女性后方为子宫和阴道。在膀胱颈的下方男性邻接前列腺,女性则与尿生殖膈邻接。

【适应证】

1. 不明原因的血尿,尤其是肉眼血尿,需要进一步明确血尿原因和部位者。

2. 膀胱疾病的确诊,如肿瘤、异物和结石。

3. 需要进行输尿管插管,准备逆行肾盂造影或收集两侧肾盂尿做特殊检查,或行乳糜尿的硝酸银肾盂内治疗。

4. 需经膀胱尿道镜进行治疗,如取异物、活检、电灼、电切。

5. 膀胱周围有病变,如腹后壁肿瘤、盆腔肿瘤、直肠肿瘤等,通过镜检帮助了解其对膀胱的侵犯程度。

【麻醉与体位】尿道黏膜局部浸润麻醉。取膀胱截石位,臀部与检查台边缘平,高低适度,使会阴部放松。

【用物准备】

1. 器械 膀胱镜包、膀胱镜器械、滤网、碎石钳、活检钳、异物钳。

2. 特殊用物 石蜡油、0.5%～1%丁卡因、无菌棉签、注射器、输血器、生理盐水、输尿管导管、200 mm×14 mm 保护套。

3. 仪器设备 腹腔镜显示系统。

4. 其他 截石位腿架。

【手术步骤及配合】

手术步骤	手术配合
1. 会阴部常规消毒,铺单	碘伏棉球消毒,铺开刀巾
2. 局麻	男性病人用注射器吸取 0.5%～1%丁卡因 5 mg 注入尿道,女性以无菌棉签蘸浸 1%丁卡因涂尿道黏膜
3. 连接光源显示系统及膀胱灌注管,插入膀胱镜鞘	递膀胱镜器械,连接显示系统及冲洗水,递石蜡油润滑膀胱镜鞘
4. 镜鞘进入膀胱后,抽出闭孔器,放出膀胱内残余尿液,观察膀胱内情况	取回闭孔器,递观察镜
5. 插入观察镜,根据病情具体情况做相应的操作	观察病情做好心理安慰

手术步骤	手术配合
(1) 输尿管逆行插管:以输尿管导管经膀胱镜鞘行输尿管插管 (2) 膀胱内活检:以膀胱活检钳从操作镜鞘内将组织取出 (3) 膀胱内异物取出:以异物钳从操作镜鞘内将异物取出 (4) 膀胱碎石术:退出膀胱镜,换上已接好的70°观察镜的碎石钳将膀胱内结石钳碎,以 Ellik 球将碎石冲出	(1) 递输尿管导管,分清左右不同颜色,插管成功后注入造影剂行床旁 X 线透视 (2) 递膀胱活检钳,将取出的组织放入专用玻璃瓶内送检 (3) 递膀胱异物钳 (4) 递碎石钳,Ellik 球,滤网
6. 手术完毕将膀胱排空,取出膀胱观察镜	取回膀胱观察镜
7. 换闭孔器,退出膀胱镜	递闭孔器,关闭光源及显示系统,小心放置导光束

【注意事项】

1. 手术前后应检查膀胱镜是否清晰,膀胱尿道镜类型,纤维导光束的亮度。

2. 膀胱灌洗液平面距病人 80~100 cm,术中及时添加冲洗液。

3. 注意病人的保暖及心理安慰。

第九节　经尿道前列腺电切手术配合护理常规

【应用解剖】前列腺是位于耻骨后下方、直肠前、尿道生殖膈上方的纤维肌性腺体,包绕于前列腺段尿道,呈栗状。正常大小为 4 cm×3 cm×2 cm。前列腺后面与直肠相邻,前列腺前面借内侧耻骨前列腺韧带附于耻骨后面,下面与肛提肌相邻。前列腺的血液供应主要来自膀胱下动脉,此外尚有膀胱上动脉、直肠下动脉、输精管动脉、直肠上动脉和闭孔动脉。前列腺静脉大部分汇入髂内静脉。

【适应证】

1. 重度前列腺增生(BPH)或下尿路症状明显影响生活质量。

2. 药物治疗效果不佳或拒绝接受药物治疗。

3. BPH 导致以下并发症　① 反复尿潴留;② 反复血尿,经 5α-还原酶抑制剂治疗无效;③ 反复泌尿系感染;④ 膀胱结石;⑤ 继发性上尿路积水等。

【用物准备】

1. 器械　膀胱镜包,电切镜鞘,闭孔器,电切操作手柄及电切环,0°、30°窥镜,穿刺造瘘器械、滤网、Ellik 球、"Y"型冲洗管。

2. 敷料　手术衣。

3. 特殊用物　温冲洗液、石蜡油、注射器、输血器、200 mm×14 mm 保护套、吸引器管、16 号双腔气囊尿管、20 号三腔气囊尿管、引流袋。

4. 仪器设备　腹腔镜显示系统、高频电刀(备单极脚踏)。

5. 其他　截石位腿架。

【麻醉与体位】硬膜外麻醉或全身麻醉;截石位。

【手术步骤及配合】

手术步骤	手术配合
1. 会阴部常规消毒铺单	常规消毒,铺单
2. F24、F26尿道探条扩张尿道,放入膀胱镜器械	递尿道探条、膀胱镜器械
3. 依次放入膀胱镜操作件	连接冲洗液,连接显示系统,调节电刀功率
4. 电切时作耻骨上膀胱穿刺,放置造瘘管,及时引流冲洗液	加温冲洗液至37~40℃,及时更换
5. 电切增生的腺体,上缘从膀胱颈开始,下缘至精阜近端,四周至前列腺的外科包膜	注意观察病人生命特征、病情变化及出血量
6. 观察是否切净,尿道外括约肌有无损伤,彻底止血后,用Ellik冲洗球反复冲洗,将膀胱内的组织碎片全部清除	及时倾倒冲洗废液,防止溢出
7. 尿道内放置F20或F18号三腔气囊导尿管	递三腔气囊导尿管
8. 耻骨上造瘘口置F16号双气囊导尿管	递双腔气囊导尿管、连接冲洗液

【注意事项】

1. 正确使用高频电刀,输出功率一般设置电切160 W、电凝80 W,高频电刀的电极板必须放置在病人小腿或大腿部,放置时要注意电极板与皮肤紧密相贴,并注意防止灌洗液将电极板浸湿。

2. 电切灌洗液必须为非电解质的液体,如用等离子电切系统则用0.9% NaCl溶液。及时在输液皮条上标识非静脉用液体,注意不能与静脉输液混淆。

3. 膀胱灌洗液平面高度80~100 cm,液体加温至37~40℃方可使用,并注意室温调节,做好保暖,避免病人体温过低。

4. 及时关注手术进展,记录灌注量及出血量,观察有无出现TURP综合征早期症状,及时告知医生,对症处理。

第十节　肾移植手术配合护理常规

【适应证】终末期肾病。

【麻醉与体位】连续硬膜外麻醉或全身麻醉。平卧位,一侧腰臀部垫高。

【用物准备】

1. 器械　大包、肾移植器械包。

2. 敷料　剖腹被、剖腹包、开刀巾、手术衣等。

3. 一次性物品　硅胶管(F8、10)、10 ml、20 ml、50 ml注射器,大包套针,3/0、2/0、0号丝线,吸引器管及头,电刀头,刀片(23号、10号),30 cm×50 cm粘贴巾,手套,扁形引流管,引流袋,引流管接头,5/0普理灵,5/0可吸收缝线,套管针,F18号导尿管,输尿管支架管,自制冰袋,腹部自动牵开器,打孔器。

4. 仪器设备　高频电刀。

5. 体位垫　方垫。

【手术步骤及配合】

手术步骤	手术配合
1. 麻醉后,取平卧位,手术侧腰臀部垫高,常规消毒、铺巾,放置 F18 气囊导尿管,弯钳夹闭	协助消毒、铺巾,递尿管,清点纱布、缝针、器械并记录
2. 取下腹部弧形切口,逐层切开皮肤、皮下组织及肌肉,分离结扎、切断腹壁下动脉、静脉,分离结扎、切断精囊或子宫圆韧带,显露髂窝	递刀切皮,电刀逐层切开,递血管钳钳夹,组织剪剪断,递 2/0、0 号丝线结扎
3. 游离患侧髂内动脉,分支分别结扎,近端阻断,远端切断,稀释肝素冲洗;或髂外动脉,侧壁钳阻断,切开	直角钳游离,玻璃丝或 F8 硅胶尿管悬吊,蚊钳牵引,2/0 丝线结扎,血管钳夹住起始端,0 号丝线结扎其末端并紧贴结扎处剪断
4. 分离患侧髂外静脉,静脉周围结缔组织及淋巴管、血管予切断结扎,侧壁钳阻断髂外静脉	直角钳、扁桃钳、组织剪游离,3/0 丝线结扎,桑氏钳夹住静脉;递肝素冲洗液
5. 取来供肾,行血管吻合,先静脉后动脉,即供肾静脉与髂外静脉行端侧吻合,供肾动脉与髂内动脉行端端吻合,或与髂外动脉行端侧吻合	弯盘内放入无菌冰水混合物,上置肾托,将供肾取出后置于弯盘内以肾托保护,移至手术台,放置小冰袋于供肾上,5/0 普理灵缝线,行血管吻合。吻合完毕前,肝素冲洗液冲洗血管内血块及空气,防止栓塞,剪去肾托。观察吻合口有无漏血及供肾血流情况,如有漏血递 5/0 普理灵残线修补
6. 重建尿路,将供肾输尿管植入膀胱	膀胱注水 300 ml,切开膀胱,输尿管内置双 J 管,递 5/0 可吸收线作供肾输尿管与受体膀胱连续吻合,圆针 3/0 丝线包埋固定
7. 检查术野无出血,髂窝置引流管,清点用物逐层关闭切口	放置扁形引流管,9×24 圆针 0 号丝线关闭切口及肌层,递三角针 3/0 丝线缝皮下组织及皮肤

【术中用药】

1. 肝素冲洗液的配置　肝素 1 支(12500 U)加入 0.9%NS 100 ml。

2. 遵医嘱使用抗生素　加入 0.9%NS 100 ml(术前 30 分钟用)。

3. 遵医嘱甲基泼尼松龙(10 mg/kg,吻合前静脉推注 1/2,吻合后开放静脉前推注 1/2)。

4. 白蛋白 20 g。

5. 卡那霉素 2 支(加入 300 ml 冲洗水)。

【注意事项】

1. 开放静脉前,核对植肾侧,静脉开放于非植肾侧下肢。

2. 取供肾前,再次核对供体血型。

3. 记录出入量,遵医嘱输入液体,开放前保证 2 000 ml 液体进入体内维持肾脏灌注压。

第十一节　腹膜后淋巴结清扫术手术配合护理常规

【应用解剖】腹膜后内容物包括：主动脉、下腔静脉及分支、门静脉、胰腺、十二指肠、肾上腺、肾脏、输尿管等。腹膜后富含淋巴组织，形成由腹股沟韧带至膈的淋巴链。

【适应证】非精原细胞性睾丸生殖细胞肿瘤。

【麻醉与体位】全身麻醉；仰卧位。

【用物准备】

1. 器械　大包、肾癌根治包。

2. 敷料　剖腹包、剖腹被、手术衣。

3. 一次性物品　3/0、2/0、0 号丝线、大包套针、吸引器管及头、电刀头、延长电极、刀片（23 号、10 号）、手套、30 cm×50 cm 粘贴巾、16 号双腔导尿管、扁形引流管、引流袋、引流管接头等。

4. 仪器　高频电刀、超声刀。

【手术步骤及配合】

手术步骤	手术配合
1. 切口：作腹部正中切口，从剑突至下腹中部进腹。沿右半结肠旁沟切开后腹膜，至盲肠下方转向蔡氏韧带	递刀切开，丝线结扎或电凝止血
2. 暴露后腹膜组织，右侧将升结肠自后腹膜游离，左侧将降结肠与其深面的淋巴组织分离至输尿管外侧处，清除肠系膜下动脉起始段 5 cm 范围内的淋巴组织及疏松组织	递腹腔拉钩暴露，递长弯钳、组织剪游离，递 3/0、2/0 丝线结扎
3. 清除淋巴组织：标准的淋巴清除范围是腔静脉旁、主动脉腔静脉间、腹主动脉前和旁、髂总动脉分叉间，以及两输尿管内侧的淋巴及疏松组织。沿两输尿管内侧切开膜后疏松组织，结扎及切断两肾静脉前及其入口上方的下腔静脉前的淋巴及疏松组织。结扎并切断汇入左肾静脉的肾上腺静脉和精索内静脉	递直角钳、长弯钳、组织剪分离，递 2/0 丝线结扎或缝扎
4. 淋巴结清除自腹主动脉前开始，纵行向下切开达肿瘤侧的髂总动脉远端和对侧的髂总动脉中段，结扎、切断腰动脉和睾丸动脉，分离切断左肾动脉下段的淋巴、疏松组织。由上而下切除主动脉和腔静脉之间的淋巴疏松组织。清除髂血管周围的淋巴脂肪组织	递电刀或组织剪切除，递圆针 3/0 丝线缝扎。以湿纱垫包于肠管上，分离过程中，注意观察肠管的血循环情况，防止过度牵拉肠系膜上动脉和胰腺
5. 清扫完毕后，用无菌水冲洗腹腔，彻底止血后，肠管复位。间断缝合切开的后腹膜段肠系膜，逐层关腹	递温无菌水，电凝止血，递 7×17 针 3/0 丝线缝扎，递圆针 0 号丝线及三角针 3/0 丝线逐层关闭切口

【注意事项】

1. 术前导尿的目的　① 充分引流尿液；② 观察尿量，调整输液速度。

2. 手术切口深，创伤大，术中注意及时灯光调整，并监督手术人员的无菌操作。

3. 术中清扫多组淋巴结，及时记录标本部位及数量，避免混淆。

第十二节 腹腔镜下精索静脉高位结扎手术配合护理常规

【应用解剖】精索内静脉为左右成对细长的静脉,起源于睾丸和附睾,由多支小静脉汇合组成,向上彼此吻合组成蔓状静脉丛。

【适应证】原发性精索静脉曲张。

【麻醉与体位】全麻;平卧位。

【用物准备】

1. 器械 腹腔镜器械包。

2. 敷料 剖腹包、剖腹被、手术衣。

3. 一次性物品 大包套针、缝线、吸引器管及头、气腹管、刀片(11 号)、手术粘贴巾(30 cm×50 cm)、美敷、一次性穿刺套管(12 mm、5 mm)、200 mm×14 mm 保护套 2 个、Hem-o-lok 夹、钛夹等。

4. 仪器 腹腔镜设备系统、高频电刀、超声刀。

【手术步骤及配合】

手术步骤	手术配合
1. 常规消毒,铺无菌巾	配合医生消毒,铺无菌巾
2. 脐内下缘 2 cm 处作切口,置入 10 mm 穿刺套管和观察镜	递刀切皮,置入穿刺套管和观察镜
3. 分别在脐上、左右髂前上棘与脐连线内 1/3 交界处置入穿刺套管曲卡及操作器械	递刀切开皮肤,用 12 mm、5 mm 穿刺器分别建立操作孔,递分离钳、超声刀或电凝钩
4. (1) 于内环近端探查并分离精索静脉,剪开腹膜,分离显露精索静脉 (2) 结扎精索内静脉,较粗大的精索静脉在近端及远端各用 Hem-o-lok 夹夹闭,剪断;较细的精索静脉用钛夹夹闭 (3) 检查手术野	(1) 递分离钳、无损伤抓钳、超声刀或电凝钩、钛夹、剪刀、吸引器进行操作 (2) 递分离钳、超声刀进行分离,用 Hem-o-lok 夹夹闭 2 次后,剪刀剪断 (3) 电凝棒止血
5. 清点用物、缝合切口	9×24 圆针 1/0 丝线关闭切口肌肉层,9×24 三角针 3/0 丝线缝皮下及皮肤

第十三节 腹腔镜下前列腺癌根治手术配合护理常规

【应用解剖】前列腺是位于耻骨后下方、直肠前、尿道生殖膈上方的纤维肌性腺体,包绕于前列腺段尿道,呈栗状。正常大小为 4 cm×3 cm×2 cm。前列腺后面与直肠相邻,前列腺前面借内侧耻骨前列腺韧带附于耻骨后面,下面与肛提肌相邻。前列腺的血液供应主要来自膀胱下动脉,此外尚有膀胱上动脉、直肠下动脉、输精管动脉、直肠上动脉和闭孔动脉。前列腺静脉大部分汇入髂内静脉。

【用物准备】

1. 器械　大包、腹腔镜器械包。

2. 敷料　剖腹包、剖腹被、中单、手术衣等。

3. 一次性物品　刀片(23 号、11 号),电刀头,气腹管,吸引器管及头,长超刀头,超刀手柄;大包套针,3/0、2/0、1/0 号丝线,18 号双腔尿管,20 号三腔尿管,扁管,扁管接头,引流袋,石蜡油球,200 mm×14 mm 保护套,标本袋,一次性穿刺套管(12 mm、5 mm),2/0 薇乔(VCP345)1～2 根,2/0 贝朗缝线 1～2 根,Hem-o-lok 夹,钛夹。

4. 仪器　腹腔镜系统、高频电刀、超声刀。

【麻醉与体位】全麻。平卧位,臀部垫高,两腿外展,术中头低脚高 30°。

【手术步骤及配合】

手术步骤	手术配合
1. 消毒皮肤、铺巾,台上导尿	常规消毒后协助铺巾,递石蜡油润滑过的导尿管,与巡回护士清点纱布、缝针、器械
2. 脐上做横形切口,置入 10 mm 穿刺套管,脐与左髂前上嵴连线内 1/3 交界处切口,置入 12 mm 穿刺套管。脐与右髂前上嵴连线内 1/3 交界处切口,置入 5 mm 套管,脐与左、右髂前上嵴连线外 1/3 交界处分别置入两个 5 mm 穿刺套管	递刀切开皮肤,依次递穿刺套管;连接气腹管注入 CO_2,置入观察镜
3. 分离膀胱侧壁及顶壁至盆底	递分离钳、超声刀、钛夹、Hem-o-lok 夹
4. 切开盆内筋膜,分离前列腺两侧壁至前列腺尖部,打开盆腔腹膜,游离膀胱前间隙,游离前列腺尖部,缝扎阴茎背深血管复合体,分离前列腺膀胱交界处,分离出双侧精囊腺和输精管,离断双侧前列腺侧韧带,离断膀胱颈	递分离钳、双极电凝钳、一边分离一边止血、吸引器、超声刀、递 2/0 薇乔(VCP345)缝扎上钛夹、Hem-o-lok 夹
5. 夹闭阴茎背深血管复合体,牵引气囊导尿管于前列腺尖部远端切断后尿道	递组织剪、吸引器、分离钳、Hem-o-lok 夹、递超声刀离断
6. 分离膀胱腹膜间隙,分离膀胱后壁至膀胱颈,剥离两侧精囊腺,沿 Denoviller 筋膜间分离前列腺后壁至前列腺尖部	交替传递分离钳、超声刀、吸引器、双极电凝钳分离,上钛夹、Hem-o-lok 夹
7. 于膀胱前列腺交界处切开膀胱颈至三角区,完整切除前列腺	递组织剪
8. 缝合、缩小膀胱颈口,膀胱颈与后尿道吻合,内置气囊尿管	递 2/0 薇乔间断缝合缩小膀胱颈口、递三腔气囊尿管,递 2/0 贝朗缝线连续吻合
9. 取出标本,探查无活动性出血,置引流管,清点用物后依次关腹	递标本袋、递刀扩大切口取出标本、电凝止血、递引流管,关腹前后与巡回护士共同清点纱布、器械、缝针等用物无误,逐层关闭切口

【注意事项】

1. 摆放"人"字型体位,两腿分开后腘窝下置软垫防止悬空。下肢约束带避免固定在膝关节处。

2. 以双肩为支点用肩托固定,避免压迫病人的脸颊及耳朵。

3. 术中病人置于头低脚高位，患者眼睛涂抹眼药膏后贴上输液贴保护。

4. 由于布帘架放置位置较低，术中巡回护士及时观察患者面部防止受压。

5. 合理摆放仪器设备于手术床的一侧，并将显示系统置于床尾，检查仪器性能完好。

6. 坚持无瘤原则，防止肿瘤医源扩散。

7. 预防意外损伤，注意病人保暖，防止术中低体温的发生。

第十四节　腹腔镜下肾部分切除手术配合护理常规

【应用解剖】肾是实质性器官，位于腹腔后上部。左右各一，形似蚕豆。肾可分上、下两端，内、外两缘，前、后两面。上端宽而薄，下端窄而厚。肾的前面较凸，朝向前外侧；肾的后面较平，紧贴腹后壁，外侧缘凸隆，内侧缘中部凹陷，是肾的血管、淋巴管、神经和肾盂出入的部位，即肾门。出入肾门的结构合称肾蒂。肾蒂的主要结构由前向后依次为肾静脉、肾动脉及肾盂；从上向下依次为肾动脉、肾静脉及肾盂。肾门向肾内续一个较大的腔，即肾窦，由肾实质围成，窦内含有肾动脉、肾静脉的主要分支及肾小盏、肾大盏、肾盂和脂肪组织。

肾的表面自内向外有 3 层被膜包绕，依次为纤维囊、脂肪囊、肾筋膜。肾筋膜分前后两层，包绕肾和肾上腺，其上外侧两层互相融合，下方两层分离，有输尿管通过。

肾的动脉来源腹主动脉，静脉回流至下腔静脉。

肾的神经来自围绕肾动脉的肾丛，对手术无重要意义。

【适应证】T_{1a} 期肾肿瘤（肿瘤≤4 cm）、肾良性肿瘤、解剖性或功能性孤立肾伴肿瘤。

【麻醉与体位】全麻。取健侧全侧卧位，摇低手术床的背板与腿板，健侧腿弯曲，患侧腿伸直，暴露腰部。

【用物准备】

1. 器械　大包、腹腔镜器械包、血管夹。

2. 敷料　剖腹包、剖腹被、手术衣。

3. 一次性物品　大包套针、缝线、吸引器管、气腹管、刀片（23 号、11 号）、手术粘贴巾（30 cm×50 cm）、美敷、8 寸有粉手套、6×9 硅胶管、扁形引流管、引流袋、引流管连接头、一次性穿刺套管（12 mm、5 mm）、50 ml 注射器、200×14 保护套 2 个、Hem-o-lok 夹、钛夹、冲洗水、止血纱布、2/0 薇乔（VCP345）、2/0 薇乔（VCP317）或 3/0 薇乔（VCP311）、肝素盐水等。

4. 仪器　腹腔镜设备系统、高频电刀、超声刀。

5. 其他　全侧卧位体位垫。

【手术步骤及配合】

手术步骤	手术配合
1. 常规消毒，铺无菌巾	配合医生消毒，铺无菌巾
2. 在患侧髂嵴上方 2 cm 处作切口，手指伸入切口内分离腹膜外间隙，放置自制气囊，注气 800 ml，5 分钟后放气取出	制作自制气囊：用 6×9 硅胶管、引流袋连接管与 8 寸手套连接；将 2/0 薇乔（VCP345）保留约 20～25 cm，其尾端上 Hem-o-lok 夹，并打结固定备用；递刀切皮，置入气囊，5 ml 注射器注气，停留 3～5 分钟后抽出气体，取出气囊并检查其完整性

手术步骤	手术配合
3. 分别在腋后线 12 肋缘下，腋前线肋缘下及脐平面水平作 3 个小切口，置入穿刺套管及操作器械，在髂嵴上切口内置入观察镜	递刀切开皮肤，用 12 mm、10 mm 穿刺器各 1 枚，5 mm 穿刺器 2 枚分别建立操作孔，递观察镜、分离钳、超声刀或电凝钩
4. (1) 打开肾周筋膜及肾周脂肪囊，在肾包膜外钝性、锐性分离肾脏的外侧、背侧、上下极 (2) 从背侧分离至肾门部，游离肾动脉主干，阻断肾动脉 (3) 电凝钩在肾脏表面距肿瘤 0.5～1.0 cm 标出切除范围，组织剪锐性剪开深部肾实质，完整切除肿瘤及表面的肾周脂肪 (4) 3/0 或 2/0 线连续缝合关闭肾盂肾盏，2/0 可吸收线 U 形或连续缝合肾实质创面 (5) 开放肾动脉，检查创面有无出血后，取出肿瘤	(1) 根据手术进程，交替传递分离钳、无损伤抓钳、超声刀或电凝钩、钛夹、Hem-o-lok 夹、剪刀、吸引器进行操作 (2) 递分离钳、超声刀进行分离，递血管夹阻断，记录肾热缺血时间 (3) 递电凝钩、组织剪 (4) 递分离钳，针持 3/0 薇乔(VCP311)或 2/0 薇乔(VCP317)及 2/0 薇乔(VCP345)线缝合 (5) 递分离钳，取出血管夹，记录热缺血时间。将肿瘤置入标本袋内取出
5. 放置引流管	电凝棒止血，止血纱布填塞创腔；递引流管；递 9×24 三角针、2/0 丝线固定引流管
6. 清点用物、缝合切口	9×24 圆针 1/0 丝线关闭切口肌肉层，9×24 三角针 3/0 丝线缝皮下及皮肤

【注意事项】

1. 后腹膜腔空间小，在整个手术过程中，随时根据医生要求用碘伏棉球擦拭镜头，防止镜头起雾，保持视野清晰。

2. 洗手护士要做好充分准备、迅速准确传递器械。在肾动脉阻断前选择合适型号、弹力较强的血管夹；切除肿瘤时两根吸引管交替使用，及时冲洗管腔，保证吸引管的通畅。将 2/0、3/0 可吸收缝线剪成长约 20 cm，连续缝合后及时传递 Hemlock 锁扣夹住缝线以减少肾脏热缺血时间。

3. 术中注意无瘤操作 接触肿瘤的器械及时用加入肝素的生理盐水进行涮洗，缝合固定穿刺套管、使用标本袋将肿瘤取出、拔除穿刺套管前先从阀门排除 CO_2，减少了切口种植的机会。

4. 摆放体位时抬起腰腹部，垂直轻放于聚氨酯凝胶垫上，抬高腰桥，肩峰前侧、健侧肋骨、髂骨、外踝等骨隆突受压部位贴泡沫敷料，上肢外展不超过 90°，避免靠近手术台和麻醉头架，以免引起臂丛、尺、桡神经损伤。

5. 正确连接仪器 腹腔镜系统、电刀、超声刀均置于患者右侧，接通电源，安装好各种仪器处于工作状态。超声刀一般选择 3 档能级。

6. 密切关注手术进程，在阻断肾动脉前快速静脉滴注 2 g 肌苷并记录肾热缺血时间；切除肿瘤过程中，做好充分的应急准备并及时记录出血量。

7. 加强术中观察 患者处于麻醉状态，肢体感觉运动减弱或消失，应经常观察受压部位和静脉通路；加强对动脉血气分析，监测 $PaCO_2$，观察有无皮下气肿及高碳酸血症的发生。

第十五节　腹腔镜下肾淋巴管剥脱手术配合护理常规

【应用解剖】肾的内侧缘中央凹陷的部位叫肾门。肾门处有血管、神经、淋巴管出入。

【适应证】长期严重乳糜尿。

【麻醉与体位】全麻。取健侧全侧卧位,摇低手术床的背板与腿板,健侧腿弯曲,患侧腿伸直,暴露腰部。

【用物准备】

1. 器械　大包、腹腔镜器械包。

2. 敷料　剖腹包、剖腹被、手术衣。

3. 一次性物品　大包套针、缝线、吸引器管、气腹管、刀片(11 号)、手术粘贴巾(30 cm×50 cm)、美敷、8 寸有粉手套、6×9 硅胶管、扁形引流管、引流袋、引流管连接头、一次性穿刺套管(12 mm、5 mm)、50 ml 注射器、200×14 保护套 2 个、Hem-o-lok 夹、钛夹、手套、3/0 可吸收线等。

4. 仪器　腹腔镜设备系统、高频电刀、超声刀。

5. 其他　全侧卧位体位垫一套。

【手术步骤及配合】

手术步骤	手术配合
1. 常规消毒,铺无菌巾	配合医生消毒,铺无菌巾
2. 在患侧髂嵴上方 2 cm 处作切口,手指伸入切口内分离腹膜外间隙,放置自制气囊,注气 800 ml,5 分钟后放气取出	制作自制气囊:用 6×9 硅胶管、引流袋连接管与 8 寸手套连接; 递刀切皮,置入气囊,50 ml 注射器注气,停留 3～5 分钟后抽出气体,取出气囊并检查其完整性
3. 分别在腋后线 12 肋缘下,腋前线肋缘下及脐平面水平作 3 个小切口,置入穿刺套管曲卡及操作器械,在髂嵴上切口内置入观察镜	递刀切开皮肤,用 12 mm、10 mm 穿刺器各 1 枚,5 mm 穿刺器 2 枚分别建立操作孔,递观察镜、分离钳、超声刀或电凝钩
4.(1) 打开肾周筋膜及肾周脂肪囊,分离上段输尿管 (2) 保护肾血管,提起肾脏,显露肾门,结扎切断肾门部淋巴管,游离肾门及肾下极 (3) 肾回位,固定肾脏	(1) 递分离钳、无损伤抓钳、超声刀或电凝钩、钛夹、剪刀、吸引器 (2) 递分离钳、超声刀、吸引管、Hem-o-lok 夹 (3) 递 3/0 可吸收线
5. 检查创面、止血,放置引流管	电凝棒止血,止血纱布填塞创腔;放置扁形引流管;递 9×24 三角针、2/0 丝线固定引流管。
6. 清点用物、缝合切口	9×24 圆针 1/0 丝线关闭切口肌肉层,9×24 三角针 3/0 丝线缝皮下及皮肤

第十六节　腹腔镜下肾囊肿去顶手术配合护理常规

【应用解剖】肾是实质性器官,位于腹腔后上部。左右各一,形似蚕豆。肾可分上、下两端,内、外两缘,前、后两面。上端宽而薄,下端窄而厚。肾的前面较凸,朝向前外侧;肾的后面较平,紧贴腹后壁,外侧缘凸隆,内侧缘中部凹陷,是肾的血管、淋巴管、神经和肾盂出入的部位,即肾门。出入肾门的结构合称肾蒂。肾蒂的主要结构由前向后依次为肾静脉、肾动脉及肾盂;从上向下依次为肾动脉、肾静脉及肾盂。肾门向肾内续一个较大的腔,即肾窦,由肾实质围成,窦内含有肾动脉、肾静脉的主要分支及肾小盏、肾大盏、肾盂和脂肪组织。

肾的表面自内向外有 3 层被膜包绕,依次为纤维囊、脂肪囊、肾筋膜。肾筋膜分前后两层,包绕肾和肾上腺,其上外侧两层互相融合,下方两层分离,有输尿管通过。

肾的动脉来源腹主动脉,静脉回流至下腔静脉。

肾的神经来自围绕肾动脉的肾丛,对手术无重要意义。

【适应证】直径>5 cm 或有症状的肾囊肿。

【麻醉与体位】全麻。取健侧全侧卧位,摇低手术床的背板与腿板,健侧腿弯曲,患侧腿伸直,暴露腰部。

【用物准备】

1. 器械　大包、腹腔镜器械包。

2. 敷料　剖腹包、剖腹被、手术衣。

3. 一次性物品　大包套针、缝线、吸引器管、气腹管、刀片(11 号)、手术粘贴巾(30 cm×50 cm)、美敷、8 寸有粉手套、6×9 硅胶管、扁形引流管、引流袋、引流管连接头、一次性穿刺套管(12 mm、5 mm)、50 ml 注射器、200×14 保护套 2 个、Hem-o-lok 夹、钛夹、手套、冲洗液、止血纱布等。

4. 仪器　腹腔镜设备系统、高频电刀、超声刀。

5. 其他　全侧卧位体位垫一套。

【手术步骤及配合】

手术步骤	手术配合
1. 常规消毒,铺无菌巾	配合医生消毒,铺无菌巾
2. 在患侧髂嵴上方 2 cm 处作切口,手指伸入切口内分离腹膜外间隙,放置自制气囊,注气 800 ml,5 分钟后放气取出	制作自制气囊:用 6×9 硅胶管、引流袋连接管与 8 寸手套连接; 递刀切皮,置入气囊,5 ml 注射器注气,停留 3～5 分钟后抽出气体,取出气囊并检查其完整性
3. 分别在腋后线 12 肋缘下,腋前线肋缘下及脐平面水平作 3 个小切口,置入穿刺套管置卡及操作器械,在髂嵴上切口内置入观察镜	递刀切开皮肤,用 12 mm、10 mm 穿刺器各 1 枚,5 mm 穿刺器 2 枚分别建立操作孔,递观察镜、分离钳、超声刀或电凝钩

手术步骤	手术配合
4. (1) 打开肾周筋膜及肾周脂肪囊,暴露肾囊肿 (2) 在肾囊肿表面用电凝钩将囊肿戳穿,扩大切口吸出囊液 (3) 肾囊肿去顶,在距肾实质 5 mm 处剪除囊壁组织,并用钳提出体外 (4) 处理残留的囊壁:电凝止血、Hem-o-lok 夹或钛夹钳夹囊壁,防止囊壁愈合	(1) 根据手术进程,交替传递分离钳、无损伤抓钳、超声刀或电凝钩、钛夹、剪刀、吸引器进行操作 (2) 递分离钳、电凝钩、剪刀、吸引管 (3) 递分离钳、剪刀 (4) 递电凝钩或电凝棒、Hem-o-lok 夹或钛夹
5. 检查创面、止血,止血纱布填塞,放置引流管	电凝棒止血,止血纱布填塞创腔;放置扁形引流管;递 9×24 三角针、2/0 丝线固定引流管
6. 清点用物、缝合切口	9×24 圆针 1/0 丝线关闭切口肌肉层,9×24 三角针 3/0 丝线缝皮下及皮肤

第十七节　腹腔镜下肾上腺切除手术配合护理常规

【应用解剖】略。

【适应证】肾上腺皮质增生或功能亢进(柯欣综合征);已经定位的肾上腺功能性或无功能性肿瘤及肾上腺囊肿患者。

【麻醉与体位】全身麻醉。全侧卧位、患侧向上。

【物品准备】同腹腔镜下肾切除术。

【手术步骤及配合】

手术步骤	手术配合
1. 常规消毒,铺无菌巾	配合医生消毒,铺无菌巾
2. 在患侧髂嵴上方 2 cm 处作切口,手指伸入切口内分离腹膜外间隙,放自制气囊,注气 800 ml,5 分钟后放气取出	制作气囊:用 6×9 硅胶管、引流袋连接管与 8 寸手套连接; 递刀切皮,置入气囊,50 ml 注射器注气,停留 3～5 分钟后抽出气体,取出气囊并检查完整性
3. 分别在腋后线 12 肋缘下,腋前线肋缘下及脐平面水平 3 个小切口,置入穿刺套管及操作器械,在髂嵴上切口内置入观察镜	递刀切开皮肤,分别置入 12 mm、10 mm 穿刺套管,5 mm 穿刺器建立操作孔,递观察镜、分离钳、超声刀或电凝钩
4. 推下腹膜外脂肪,撕开肾周筋膜,顺肾脏背侧游离至肾上极,分离找出肾上腺,顺之周围游离,结扎切断周围血管及结缔组织,完全游离后,将标本置入标本袋内取出	递分离钳、无损伤抓钳、吸引器、超声刀或电凝钩,用钛夹、Hem-o-lok 夹结扎夹闭血管,递剪刀剪断,递标本袋
5. 仔细止血,后腹膜腔置入引流管	递电凝钩或电凝棒止血,递扁形引流管、9×24 三角针固定
6. 清点用物,逐层关闭切口	递 9×24 圆针 1/0 丝线关闭切口肌肉层,递 9×24 三角针 3/0 丝线缝皮下及皮肤

【注意事项】

1. 同腹腔镜下肾切除术。

2. 选择 16 号留置针进行静脉穿刺,必要时协助麻醉师留置深静脉以保证术中液体及时的输入和监测中心静脉压。

3. 剥离肿瘤时,护士应密切观察患者情况,特别是血压、脉搏、中心静脉压。

第十八节 睾丸鞘膜翻转手术配合护理常规

【应用解剖】睾丸位于阴囊内,左右各一。睾丸的表面包被着致密结缔组织构成的被膜,称为白膜。在睾丸后缘,白膜增厚并突入睾丸实质内形成放射状的小隔,把睾丸实质分隔成许多锥体形的睾丸小叶,每个小叶内含 2~3 条曲细精管,曲细精管的上皮是产生精子的场所。曲细精管之间的结缔组织内有间质细胞,可分泌男性激素。曲细精管在睾丸小叶的尖端处汇合成直细精管再互相交织成网,最后在睾丸后缘发出十多条输出小管进入附睾。

【麻醉与体位】全身麻醉或硬膜外麻醉;仰卧位。

【用物准备】

1. 器械 鞘膜积液包。

2. 敷料 剖腹被、手术衣。

3. 一次性物品 3/0、2/0、0 号丝线、3/0(VCP311)或 2/0(VCP317)薇乔线、4/0 快乔(W9918)、整形套针、吸引器管及头、电刀头、刀片(23 号、10 号)、手套。

4. 仪器 高频电刀。

【手术步骤及配合】

手术步骤	手术配合
1. 消毒铺巾	协助消毒,铺无菌巾
2. 纵形切开阴囊腹侧皮肤、皮下及筋膜	递刀切皮、电刀止血
3. 充分游离鞘膜囊及精索血管,切开鞘膜囊壁层,吸尽囊液,高位结扎鞘突,剪除鞘膜囊,并翻转到睾丸和精索的后面	递蚊钳、组织剪分离,递 3/0 丝线结扎或缝扎
4. 缝合鞘膜囊,固定睾丸,防止扭转	递整形镊,小圆针 3/0 丝线或 3/0(也可 2/0)薇乔线缝合
5. 彻底止血后留置引流皮片,清点用物,逐层关闭切口	递温无菌水,电凝止血,递小圆针 3/0 丝线或 4/0 快乔(W9918)缝合,逐层关闭切口

第十九节 经皮肾镜碎石取石手术配合护理常规

【应用解剖】参阅"腹腔镜下肾切除术"。

【适应证】直径>2 cm 单发和多发肾结石、鹿角型结石、第 4 腰椎以上的输尿管上段结石。

【麻醉与体位】硬膜外麻醉或全身麻醉；俯卧位。

【用物准备】

1. 器械 膀胱镜包、肾镜、缝合包。

2. 特殊用物 石蜡油、注射器、输血器、生理盐水、18号穿刺针、筋膜扩张器一套(8F-30F)、导丝、双J管输尿管导管、造瘘管、大包套针、2/0丝线、美敷、粘贴巾(脑外)、输液贴、18号双腔气囊尿管、引流袋、200×14保护套。

3. 仪器设备 腹腔镜显示系统、B超机、灌注泵、碎石机(气压弹道碎石机、钬激光碎石机、双导管超声碎石机)。

4. 其他 膀胱截石位腿架及俯卧位体位垫。

【手术步骤及配合】

手术步骤	手术配合
1. 膀胱截石位下输尿管逆行插管,并置导尿管后放置俯卧位	见第八节膀胱镜检查手术配合护理常规,并将插好的输尿管导管及尿管用输液贴固定于患者大腿内侧后,将病人放置俯卧位,并将尿袋开放排尿
2. 患侧腰部常规消毒,铺单	碘伏消毒,铺开刀巾、剖腹被
3. 连接光源显示系统及灌注泵管,从插好的输尿管导管内注入生理盐水使肾盂充盈便于穿刺	连接显示系统及灌注泵,设定灌注压50～120 mmHg,流量为800～1400 ml/min。术中灌注液随时添加,50 ml注射器连接针头注生理盐水
4. B超机观察肾盂肾盏结石位置及肾穿刺后观察穿刺针位置	递B超探头
5. 据B超定位经皮穿刺进入肾内,拔出针心,有尿液流出	递穿刺针,取回针心
6. 将导丝从穿刺针鞘中插入肾内,退出穿刺针鞘	递导丝,取回穿刺针鞘
7. 扩张肾造口通道至所需直径	依次递8F-30F筋膜扩张器
8. 退出扩张管,留置扩张管鞘,插入肾镜观察肾内情况	取回扩张管、递肾镜
9. 视肾内结石大小和形态决定取石方法 (1) 套石法:用套石网篮套住拉出 (2) 钳石法:用取石钳取出结石 (3) 碎石法:气压弹道碎石机或钬激光碎石机或双导管超声碎石机将结石击碎,<0.5 cm结石可随冲洗液流出,大的用取石钳取出	(1) 递套石网篮 (2) 递取石钳 (3) 连接碎石机,递取石钳
10. 退出肾镜	取回肾镜
11. 沿导丝放置双J管及造瘘管	递双J管、造瘘管
12. 将导丝退出,固定造瘘管,缝合皮肤,覆盖切口	接导丝、递有齿镊、针持、大三角针2/0丝线缝合,连接引流袋、美敷覆盖

【注意事项】

1. 正确掌握各种碎石机的操作流程,调节各种工作参数,保证手术的正常使用。

2. 灌注液体加温至37~40℃方可使用,并及时更换;注意室温调节,做好保暖,避免病人体温过低。

3. 注意无菌操作,无菌单潮湿及时更换并用两层以上无菌巾。

4. 俯卧位时,注意保持患者的呼吸功能,气管隆突部加以保护,头及下巴贴安抚贴,眼睛不能受压,还要注意踝关节的功能体位,保持静脉输液通畅。

第二十节　经皮肾镜造口手术配合护理常规

【应用解剖】参阅"腹腔镜下肾切除术"。

【适应证】不明原因的梗阻及肾积液;手术后上尿路梗阻、狭窄、闭锁、感染积脓;肾残余结石;多发性结石等。

【麻醉与体位】硬膜外麻醉或全身麻醉;俯卧位。

【用物准备】

1. 器械　膀胱镜包、肾镜。

2. 特殊用物　石蜡油注射器、输血器、生理盐水、18号穿刺针、筋膜扩张器一套(8F-30F)、导丝、输尿管导管、造瘘管、大包套针、2/0丝线、美敷、粘贴巾(脑外)、输液贴、18号双腔气囊尿管、引流袋、200 mm×14 mm保护套。

3. 仪器设备　腹腔镜显示系统、C型X线机或B超机、灌注泵。

4. 其他　俯卧位体位垫。

【手术步骤及配合】

手术步骤	手术配合
1. 患侧腰部常规消毒,铺单	碘伏消毒,铺开刀巾、剖腹被
2. 连接光源显示系统及灌注管	连接显示系统及冲洗水
3. B超机或C型X线机透视观察肾盂肾盏情况及肾穿刺后观察穿刺针位置	递B超探头或递造影剂
4. 定位后经皮穿刺进入肾内,拔出针心,有尿液流出	递穿刺针,取回针心
5. 将导丝从穿刺针鞘中插入肾内,退出穿刺针鞘	递导丝,取回穿刺针鞘
6. 扩张肾造口通道至所需直径	依次递8F-30F筋膜扩张器
7. 退出扩张管,留置扩张管鞘,插入造瘘管至肾集合系统,B超或X线证实放置位置	递造瘘管
8. 固定造瘘管,缝合皮肤,覆盖切口	递有齿镊、针持、大三角针2/0丝线缝合,连接引流袋

【注意事项】

1. 正确掌握各种碎石机的操作流程,调节各种工作参数,保证手术的正常使用。

2. 灌注液体加温至37~40℃方可使用,并注意室温调节,做好保暖,避免病人体温过低。

3. 注意无菌操作,无菌单潮湿及时更换并用两层以上无菌巾。

4. 俯卧位时,注意保持患者的呼吸功能,气管隆突部加以保护,头及下巴贴安抚贴,眼睛不能受压,还要注意踝关节的功能体位,保持静脉输液通畅。

第二十一节　输精管吻合手术配合护理常规

【应用解剖】输精管是连接附睾和射精管并使成熟精子排出的通道,左右各一。全长约46 cm,直径 2～3 mm,管壁厚,主要是平滑肌组成,触之光滑而滑动。输精管全程可分为三个部分:睾丸部,为输精管的起始部,从附睾尾到输精管的上端,此段最短,于附睾头的高度处入精索移行为精索段。精索部,输精管从睾丸上端至腹股沟管内环的一段。输精管在此构成精索的主要成分。在外环以外部分,位置最浅,处于精索的内侧,通过阴囊壁易于触及。输精管结扎术即在此段进行。盆部,从腹股沟管的内环到输精管末整个一段,为输精管最长的一段。输精管管壁由黏膜、肌层及外膜 3 层组成。黏膜上皮为假复层柱状上皮,上皮表面有纤毛,肌层较厚,由内纵、中环和外纵 3 层平滑肌组成。外膜为一层富含血管和神经的疏松结缔组织。

【适应证】输精管结扎术后需要再育或并发非手术疗法不能治愈的附睾淤积症。

【麻醉与体位】全身麻醉或硬膜外麻醉;仰卧位、两腿稍分开。

【用物准备】

1. 器械　鞘膜积液包、输精管固定钳。

2. 敷料　剖腹被、手术衣。

3. 一次性物品　3/0、2/0、0 号丝线、整形套针、吸引器管及头、电刀头、刀片(23 号、10 号)、手套、8/0 普理灵或 5/0 薇乔缝线。

4. 仪器　高频电刀。

【手术步骤及配合】

手术步骤	手术配合
1. 消毒铺巾	协助消毒,铺无菌巾
2. 纵形切开阴囊皮肤、皮下及筋膜	递刀切皮、电刀止血
3. 将输精管结节与周围组织分离	递蚊钳、组织剪分离,递 3/0 丝线结扎或电凝止血,递输精管固定钳固定
4. 修剪输精管两断端,吻合输精管并复位	递整形镊,整形剪 8/0 普理灵全层间断缝合
5. 彻底止血后留置引流皮片,清点用物,逐层关闭切口	递温无菌水,电凝止血,递小圆针 3/0 丝线或 5/0 薇齐缝合,逐层关闭切口

第二十二节　输尿管镜检查手术配合护理常规

【应用解剖】参阅"腹腔镜下肾盂输尿管连接部(PUJ)成形术"。

【适应证】

1. 用于检查　不明原因的输尿管狭窄或梗阻;上尿路原位癌;突发上尿路血尿;肾盂或

输尿管肿瘤术后检查;上尿路造影发现未确诊的充盈缺损。

2. 用于手术 输尿管结石;肾盂或输尿管异物;输尿管狭窄。

【麻醉与体位】硬膜外麻醉或全身麻醉。取膀胱截石位,臀部与检查台边缘平,高低适度,使会阴部放松。

【用物准备】

1. 器械 膀胱镜包、膀胱镜器械、输尿管镜、输尿管开口扩张器、滤网、碎石钳、活检钳、异物钳、套石网篮。

2. 特殊用物 石蜡油、注射器、输血器、生理盐水、输尿管导管、双J管。

3. 仪器设备 腹腔镜显示系统、碎石机(气压弹道机、钬激光碎石机)、200 mm× 14 mm 保护套。

4. 其他 截石位腿架。

【手术步骤及配合】

手术步骤	手术配合
1. 会阴部常规消毒,铺单	碘伏消毒,铺开刀巾
2. 连接光源显示系统及灌注管于输尿管镜上	连接显示系统及冲洗水,术中灌注液随时添加
3. 插输尿管镜至膀胱,寻找输尿管开口,在输尿管镜直视下插入导丝,输尿管镜沿丝插入输尿管内	递石蜡油、输尿管镜、输尿管扩张器
4. 输尿管开口扩张后,进入输尿管镜,到达病变部位进行检查或手术 (1) 输尿管镜下碎石:小结石用碎石钳或套石网篮取出;较大结石用碎石器进行碎石,插入双J管引流 (2) 输尿管镜下活检:以输尿管活检钳从操作镜鞘内将组织取出,插入输尿管支架管 (3) 肾盂、输尿管异物取出:以异物钳从操作镜鞘内将异物取出,放置输尿管支架管 (4) 输尿管狭窄扩张术:用输尿管扩张器由细到粗逐渐扩张,放置输尿管支架管	递输尿管镜 (1) 递碎石钳或套石网篮、碎石器、双J管 (2) 递输尿管活检钳,将取出的组织放入专用玻璃瓶内送检;递输尿管支架管 (3) 递输尿管异物钳、双J管 (4) 递输尿管扩张器、输尿管支架管
5. 手术完毕将膀胱排空,取出输尿管镜,留置导尿	取回输尿管镜,递气囊导尿管、连接引流袋。关闭光源及显示系统,小心放置导光束

【注意事项】同膀胱镜检查术。

第二十三节 阴茎全切手术配合护理常规

【应用解剖】阴茎分为阴茎根、阴茎干及阴茎头(又称龟头)。阴茎根固定于耻骨,在尿生殖三角浅袋内,表面覆盖有会阴部皮肤和阴囊的皮肤,阴茎根是阴茎的固定部。根的前方为阴茎干,呈圆柱状。阴茎头为阴茎末端蕈状膨大部。阴茎干和头为阴茎的可动部。

【适应证】阴茎体部肿瘤;阴茎部分切除术后肿瘤复发。

【麻醉与体位】全身麻醉或硬膜外麻醉;仰卧位、双腿稍分开。

【用物准备】

1. 器械　鞘膜积液包。

2. 敷料　剖腹被、手术衣。

3. 一次性物品　3/0、2/0、0 号丝线、整形套针、4/0 薇乔线、5/0 可吸收线、吸引器管及头、电刀头、刀片(23 号、10 号)、手套、气囊导尿管。

4. 仪器　高频电刀。

【手术步骤及配合】

手术步骤	手术配合
1. 消毒铺巾	协助消毒,铺无菌巾
2. 环绕阴茎根部上至耻骨联合上方,下至阴囊切开皮肤、皮下及筋膜	递刀切皮、电刀止血
3. 分离、切断阴茎悬韧带,切开阴茎白膜,分离切断结扎阴茎背深动静脉及神经。潜行剥离耻骨上方及两侧皮瓣,清除阴茎根部周围及耻骨前区淋巴及脂肪组织,分离阴茎腹侧皮缘,显露尿道海绵体,游离切断尿道,游离两侧海绵体,分开并切断	递蚊钳、组织剪分离,10 号刀片、递 3/0 丝线结扎或缝扎
4. 于阴囊下方戳洞做尿道造口。横断尿道末端,皮瓣外翻与皮肤创缘缝合	递整形镊,小圆针 3/0 丝线或 4/0 薇乔(VCP310)缝合
5. 放置尿管,彻底止血后留置引流皮片,清点用物,逐层关闭切口	递导尿管,电凝止血,递小三角针 3/0 丝线或 5/0 可吸收线缝合,逐层关闭切口,纱布包裹

第五章　骨科手术配合护理常规

第一节　颈椎间盘突出症、骨折、颈前路减压融合手术配合护理常规

【应用解剖】颈椎有 7 个,椎体较小呈椭圆形。第一颈椎也称环椎,无椎体,可作为手术时的定位标志。颈神经自颈椎椎间孔穿出后分成前支和后支。椎动脉自锁骨下动脉第一段发出后,在颈椎两侧,从下至上贯穿第 6 至第 1 颈椎横突孔上升。颈椎前方有咽及食管下行,食管与气管之间的沟内有喉返神经走行,咽与食管的两侧有颈血管鞘通过,鞘内有颈内静脉、迷走神经及颈总动脉,颈血管鞘后方尚有横向内侧走行的甲状腺下动脉。

【适应证】

1. 颈椎间盘突出症。

2. 脊髓和神经根型颈椎病。

3. 颈椎椎体肿瘤和炎症。

4. 突发性颈椎病或因外伤诱发,造成四肢瘫痪。

【麻醉与体位】全麻。颈仰伸位,取髂骨一侧垫高。

【用物准备】

1. 器械　甲亢包,椎间盘切除包,颈前路器械,颈椎枪状咬骨钳,内固定器械,大碗、乳突牵开器、电磨钻。

2. 敷料　剖腹包,剖腹被,手术衣,中单,单包小开刀巾 2 包、止血纱布。

3. 一次性物品　刀片,2/0 可吸收线,冲洗球,粘贴巾,吸引管吸头,单极电刀,双极电凝,骨蜡,明胶海绵,负压吸引球、止血纱布。

4. 仪器　骨科电磨钻、高频电刀、C 臂 X 光机。

5. 其他　颈椎体位垫、沙袋或小头圈。

【手术步骤及配合】

手术步骤	手术配合
1. 消毒皮肤,切开皮肤、皮下组织	电刀电凝止血,递甲状腺拉钩
2. 切断肩胛舌骨肌,钝性分离	圆针 2/0 丝线缝扎,准备花生米钳、颈椎拉钩、骨膜剥离器
3. 病变椎体定位	2 ml 注射器针头修剪保留 2 cm 做定位针
4. 椎体次全切除或椎间盘切除减压	递咬骨钳、颈椎枪状咬骨钳、细吸引头、神经剥离子、细长有齿镊,电磨钻修整,生理盐水冲洗
5. 取髂骨	递骨膜剥离器、骨刀、骨锤、骨蜡止血
6. 修整植骨块,关闭髂骨切口	递骨刀、骨锤、咬骨钳、钢尺,同时清点用物,无误关闭髂骨切口
7. 放置植骨块或同种异体松质骨条	递颈椎拉钩、骨凿、骨锤
8. 放入椎间盘融合器,内固定术中透视确定内固定位置较合适	递撑开器、开路器、手钻,选择适合的钢板、螺钉内固定
9. 止血,冲洗,放引流管,逐层关闭颈部切口	清点用物

【注意事项】

1. 严格无菌操作,术中需反复用 C 臂 X 光机透视,应用无菌单盖好手术野,以免污染。

2. 体位护理　安置颈仰伸位时需妥善固定,避免术中颈部移动,搬动患者时,需保持脊柱的正常生理轴线,动作协调一致。

3. 如需取自体髂骨,一定要用盐水纱布包裹,并单独清点取骨处的缝针及敷料。

4. 做好厂家器械的管理,严格执行植入物管理的流程。

第二节　颈椎后入路手术配合护理常规

【应用解剖】参阅"颈前路减压融合手术"。

【适应证】

1. 颈椎病合并后纵韧带钙化;

2. 颈椎病合并有发育性椎管狭窄；

3. 创伤伴小关节脱位、绞索；

4. 椎管肿瘤；

5. 颈椎不稳。

【麻醉与体位】全麻。俯卧位，双上肢固定于躯干两侧。

【用物准备】

1. 器械　中包，椎间盘切除包，颈椎枪状咬骨钳，深、浅牵开器，内固定器械。

2. 敷料　剖腹包，剖腹被，手术衣，中单。

3. 一次性物品　刀片，1/0、2/0 可吸收缝线，粘贴巾，吸引器，单极电刀，双极电凝，冲洗球，骨蜡，明胶海绵，止血纱，负压吸引球。

4. 仪器　高频电刀，骨科电磨钻。

5. 其他　脊柱床。

【手术步骤及配合】

手术步骤	手术配合
后颈部正中纵形切开皮肤、皮下组织和深筋膜	电刀电凝止血，干纱布保护切口并拭血，递甲状腺拉钩牵开显露手术野
切开项韧带，剥离椎旁肌，暴露椎间关节和侧块	递剥离器推开剥离椎旁组织，浅、深牵开器显露棘突、椎板及侧块
切除病变椎板	递高速电磨钻及枪状咬骨钳
确认进钉点及方向，C 型臂机透视定位	递开口器钻孔定点，插入定位针，无菌单遮盖手术野
植入钢板，固定螺钉	递"T"形套筒扳手、螺钉、螺母、棒安装内固定装置
取髂骨或选用同种异体松质骨条	递骨膜剥离器、骨刀、骨锤、骨蜡
修整植骨块并植入椎间隙	递咬骨钳、骨刀、骨锤、钢尺
止血，冲洗切口，留置负压引流管，逐层缝合切口	清点纱布、棉片、器械，1/0、2/0 可吸收缝线缝合切口

【注意事项】

1. 合理的体位安置　安置手术体位既要符合手术操作的需要，保持正常呼吸，循环及神经功能，又要预防各种并发症的发生。注意调节头架合适高度，保持屈颈位，减少神经损伤，同时应妥善固定各种导管。

2. 严密术中监护　由于颈椎解剖的复杂性，邻近生命中枢的特殊性，可能压迫损伤上颈段脊髓甚至损伤呼吸中枢，为此术中严密监测呼吸、血压、心率、血氧饱和度等变化，随时观察尿量及出血情况。

3. 严格无菌操作，术中需反复使用 C 型臂机透视定位，应用无菌单遮盖手术野及器械，以免污染。

4. 建立体内植入物的追溯系统，规范外来器械管理。

第三节　腰椎间盘髓核摘除手术配合护理常规

【应用解剖】脊柱由 7 个颈椎、12 个胸椎、5 个腰椎、1 个骶骨、1 个尾骨借椎间盘、椎间关节及有关韧带连接而成。椎骨由椎体、椎弓和椎弓发出的 7 个突起构成。脊柱区的肌肉主要集中在脊柱后方,由浅入深分 4 层。脊柱的血供主要来自椎动脉、肋间后动脉、腰动脉、骶中动脉和骶外侧动脉的分支。脊柱区的神经主要来自通过脊柱两侧椎间孔的 31 对脊神经的后支。由脊上韧带、脊间韧带相连接。

【适应证】

1. 腰椎间盘突出症。

2. 椎管狭窄。

3. 外伤伴椎间盘损伤。

【麻醉与体位】全麻。俯卧位,双臂向前屈曲,放于头两侧。

【用物准备】

1. 器械　中包,椎间盘包。

2. 敷料　剖腹包,剖腹被,中单,手术衣,开刀巾。

3. 一次性物品　刀片,冲洗球,粘贴巾,电刀,2/0 可吸收线,吸引管及头,明胶海绵,负压引流球,双极电凝等。

4. 仪器、设备　高频电刀、头灯。

5. 其他　俯卧位头垫和体位垫或脊柱床。

【手术步骤及配合】

手术步骤	手术配合
1. 消毒皮肤,铺无菌巾、单,背部正中切开皮肤、皮下组织	电刀电凝止血,两块干纱垫保护切口并拭血,递甲状腺拉钩牵开显露手术野
2. 切开腰背筋膜,推开椎旁肌肉,分离棘上、棘间韧带,刮除两侧椎板上的软组织	递中弯血管钳止血,脊柱专用剥离器推开剥离组织,小干纱布填塞止血,递脊柱专用自动牵开器牵开显露手术野
3. 咬除棘突	递棘突剪,咬骨钳剪开棘突,咬除部分椎板,碎骨保留于弯盘内
4. 咬除或凿除部分椎板	递枪状咬骨钳咬除或骨凿凿除部分椎板
5. 剥离切除部分黄韧带	递椎板拉钩牵开,重锤勾于椎板拉钩上,7 号刀柄、11 号刀片切开,双极电凝止血
6. 显露并保护硬膜及神经根	递神经拉钩牵开神经,剥离子剥离探查神经,带线棉片保护硬膜及神经根,冲洗球冲洗暴露好手术野
7. 摘除髓核	递髓核钳摘除髓核,保留标本
8. 冲洗球冲洗切口,置负压吸引球吸引,清点用物无误后逐层关闭切口	

【注意事项】

1. 严格无菌操作,防止手术感染。

2. 正确摆放手术体位,防止腹部受压引起静脉血液回流受阻,从而导致硬腹外静脉丛淤血,增加手术野出血,影响手术过程。

3. 术中严密观察各项生命体征的变化。

第四节 椎间盘镜髓核摘除手术配合护理常规

【应用解剖】参阅"颈前路减压融合手术"。

【适应证】

1. 腰椎间盘突出症;

2. 椎管狭窄;

3. 外伤伴椎间盘损伤。

【麻醉与体位】

全麻。俯卧位,双上肢向前屈曲,固定于头部两侧。

【用物准备】

1. 器械 中包,椎间盘镜器械。

2. 敷料 剖腹包,剖腹被,手术衣,中单。

3. 一次性物品 刀片,2/0可吸收缝线,粘贴巾,吸引器,单极电刀,双极电凝,骨蜡,明胶海绵,止血纱,负压吸引球。

4. 仪器 高频电刀、椎间盘镜冷光源、电视摄像系统。

5. 其他 脊柱床或俯卧位体位垫、C臂X线机。

【手术步骤及配合】

手术步骤	手术配合
C臂X线机透视定位	2 ml注射器针头修剪保留2 cm,定位病变椎间盘
手术野皮肤消毒,连接内镜系统、电凝、吸引器	0.5%碘伏上至肩,下至髂嵴连线,两侧至腋中线
置入扩张管道	递11号尖刀片,距脊柱中线1 cm处作平行于中线约1.5 cm切口,C臂X线机引导下,依次置入扩张管道
建立工作通道	递神经剥离子分离附近软组织,置入工作通道,自由臂连接通道管
放置椎间盘内镜	递内镜插入通道管并锁定,固定自由臂到手术床的导轨上
咬除椎间组织、黄韧带	递椎板咬骨钳咬除椎间组织、黄韧带,双极电凝止血
摘除髓核,充分神经根减压	递神经钩或神经剥离子牵开硬膜囊和神经根,递髓核钳咬除髓核
退出椎间盘镜	放松自由臂,抽出通道管
缝合切口	清点纱布、棉片、器械,2/0可吸收缝线缝合切口

【注意事项】

1. 合理的体位安置 安置手术体位既要符合手术操作的需要,保持正常呼吸,循环及神经功能,又要预防各种并发症的发生。

2. 椎间盘镜手术切口小,操作困难,巡回护士需协助手术医生固定好脊椎穿刺套管,防止术中移位,影响手术进程。

3. 严格无菌操作,术中需反复使用 C 型臂机透视定位,应用无菌单遮盖手术野及器械,以免污染。

4. 椎间盘镜器械及设备属于大型精密仪器,在管理过程中应建立使用登记簿,由专人负责,进行专业的清洗、消毒。

第五节 腰椎滑脱椎弓根螺钉内固定手术配合护理常规

【应用解剖】脊柱由 7 个颈椎、12 个胸椎、5 个腰椎、1 个骶骨、1 个尾骨借椎间盘、椎间关节及有关韧带连接而成。椎骨由椎体、椎弓和椎弓发出的 7 个突起构成。脊柱区的肌肉主要集中在脊柱后方,由浅入深分 4 层。脊柱的血供主要来自椎动脉、肋间后动脉、腰动脉、骶中动脉和骶外侧动脉的分支。脊柱区的神经主要来自通过脊柱两侧椎间孔的 31 对脊神经的后支。由脊上韧带、脊间韧带相连接。

【适应证】

1. 胸腰椎的各种不稳定性骨折脱位或合并截瘫者。

2. 脊柱畸形,如椎间盘的退行性变、脊柱滑脱及脊柱后凸等患者。

3. 脊柱肿瘤,包括部分或全部椎体切除者。

【用物准备】

1. 器械 中包,椎间盘包,内固定器械,深浅牵开器。

2. 敷料 剖腹包,剖腹被,中单,手术衣,开刀巾。

3. 一次性物品 刀片,2/0 可吸收缝线,冲洗球,粘贴巾,电刀,吸引管及头,明胶海绵,止血纱布,骨蜡,负压引流球,双极电凝等。

4. 仪器、设备 高频电刀、C 臂 X 光机、动力系统。

5. 其他 俯卧位头垫和体位垫或脊柱床。

【手术步骤及配合】

手术步骤	手术配合
1. 消毒皮肤,铺无菌巾、单,以病变脊椎为中心做背侧正中切口切开皮肤、皮下组织	电刀电凝止血,两块干纱垫保护切口并拭血,递甲状腺拉钩牵开显露手术野
2. 切开腰背筋膜,推开椎旁肌肉,分离棘上、棘间韧带,刮除两侧椎板上的软组织	递中弯血管钳止血,脊柱专用剥离器推开剥离组织,小干纱布填塞止血,递脊柱专用自动牵开器牵开显露手术野
3. 剥离骶棘肌,显露椎板及上、下关节各一个脊椎的椎板,咬除棘突	递棘突剪,咬骨钳剪开棘突,咬除部分椎板,碎骨保留于弯盘内,递单齿椎板牵开器牵开
4. 咬除或凿除部分椎板	递枪状咬骨钳咬除或骨凿凿除部分椎板
5. 确定椎弓根螺钉的进钉点及方向,枪状咬骨钳咬去进钉点处部分骨皮质,递开口器钻孔,递定位针插入孔内定向,待两侧钻孔定点及定位针插入定向完成后,进行 C 型臂机透视确认	(1) 递椎板拉钩牵开,重锤勾于椎板拉钩上,7 号刀柄、11 号刀片切开,双极电凝止血 (2) 递 3 mm 枪状咬骨钳 (3) 透视定位前递中单遮盖手术野

手术步骤	手术配合
6. 置入椎弓根螺钉	(1) 递中弯血管钳取出定位针并测量定位针进针长度 (2) 递"T"形杆套筒扳手连接合适长度的椎弓根螺钉尾部置入螺钉,需要时递丝锥攻丝扩大钻入孔 (3) 递中单遮盖手术野,再次透视确认螺钉位置
7. 安放内固定装置,并复位固定	(1) 递螺母、棒、扳手、套筒扳手安装内固定装置 (2) 复位并拧紧螺母固定钉棒 (3) 递中单遮盖手术野,透视检查复位情况
8. 植骨,融合	(1) 常规配合取髂骨 (2) 用骨剪修剪骨块并植骨 (3) 或用人工骨植骨
9. 止血,冲洗,放引流管,逐层关闭切口	清点用物

【注意事项】

1. 正确摆放体位防止受压,充分暴露手术野,便于手术。
2. 严格执行无菌操作,术中C臂X光机透视时,需用无菌单遮盖手术野,以防污染。
3. 严格规范外来器械管理,建立体内植入物追溯系统。

第六节　人工全髋关节置换手术配合护理常规

【应用解剖】髋关节体表位置相当于腹股沟韧带中1/3下方1～2 cm处,髋臼缘与该韧带大致平行。该关节是由髋臼和股骨头组成的杵臼关节。其形态特点为关节窝深,头为球形,韧带坚而厚,周围有肌肉覆盖。其血供主要来自股内侧动脉、旋股外侧动脉、闭孔动脉、臀上动脉、臀下动脉、股深动脉穿支、股骨滋养动脉。

【适应证】

1. 髋关节骨性关节炎。
2. 类风湿性关节炎,髋关节强直。
3. 股骨头无菌性坏死。
4. 陈旧性股骨颈骨折。
5. 先天性髋关节脱位或发育不良。
6. 髋关节肿瘤患者。

【麻醉与体位】全麻病人体位采取患侧在上的90°侧卧位,骶骨和耻骨联合处安装固定髂托,保持患者躯干与手术床垂直。充分暴露手术野的同时,要避免病人骨突处受压,防止肢体过度外展。

【用物准备】

1. 器械　中包,全髋置换包,关节置换器械。
2. 敷料　剖腹包,剖腹被,中单(3包),手术衣,绷带。

3. 一次性物品 刀片,1/0、2/0 可吸收缝线,单极电刀,中长刀头,60 cm×45 cm 粘贴巾,3M 含碘抗菌膜,冲洗球,吸引管及头,扁形引流器,骨蜡。

4. 仪器、设备 动力系统、电刀、C 臂 X 光机。

5. 其他 长方形垫 3 个、髂托 2 个,小长方形垫 2 个,高低手架,粘性绷带,头圈。

【手术步骤与配合】(骨水泥型为例)

手术步骤	手术配合
1. 常规消毒皮肤,包括脚及小腿,铺无菌单,连接各种仪器,采用外侧切口	(1) 于患肢下铺 2 块中单后,再用 1 块中单由大腿根部"V"形拉至耻骨联合和骶骨处 (2) 手术单完全铺好后,在病人的健侧床边加一块中单,3 把艾力斯钳固定做一个无菌的布袋,供患侧肢体在术中体位调整用
2. 刀片切除皮后,用电刀钝性分离臀大肌、臀小肌,暴露髋关节囊,切开关节囊,行髋关节脱位,用摆锯行股骨颈截骨,用取头器取出股骨头	(1) 切开肌肉后,递上 chare(髋臼拉钩)显露关节囊,"十"字形切开,递柯克钳电刀 (2) 髋关节屈曲 90°、内收、内旋,使足底向上,使关节脱位,如有困难可递后板钩 (3) 根据术前设计的截骨位置进行截骨,一般于小粗隆上方,保留股骨颈 1~1.5 cm 垂直股骨颈截骨,也可用电刀做好标记 (4) 用取头器将股骨头取出后,直接放在测量板上测量头的大小后保存
3. 将下肢伸直内旋,用霍夫曼拉钩,第一只于髋臼前上方,第二只于髋臼后上方,第三只于髋臼前下方,清除髋臼周围的软组织,显露髋臼 (1) 清理切除周围盂唇和残留关节囊 (2) 研磨髋臼窝:用髋臼锉磨削髋臼软骨,锉由小到大直到显露出髋臼的软骨下骨(即界面有较均匀的点状出血) (3) 在髋臼内除底部之外骨质上钻 5~7 孔,目的是使骨水泥进入孔内增强牢固度 (4) 试模:冲洗髋臼窝,保持干燥 (5) 调骨水泥 (6) 髋臼的植入	(1) 递上 3 把霍夫曼拉钩,充分暴露手术野 (2) 将电动系统连接磨锉,一般从最小号开始磨臼,每次扩大一号,并告知主刀医师 (3)① 用电动系统连接打眼钻,在髋臼窝处打几个眼 ② 用冲洗球注满生理盐水冲洗髋臼,或用冲洗枪冲洗 (4) 用髋臼试模,接压标器杆确认髋臼假体规格,冲洗髋臼,计冲洗量,递干纱布 (5)① 用骨水泥专用小碗先放液体,后放粉剂,沿一个方向均匀调水泥,并且计时 ② 将水泥捏成圆饼置入髋臼内,迅速放入髋臼的假体,并用压杯器,压紧保持外翻 45°,前倾 15° ③ 其间递上刮匙和尖刀片迅速将溢出骨水泥清理干净,并留一点做标本对照 ④ 骨水泥固化 9~12 分钟,方可放开
4. 股骨头置换 (1) 肢体内收 90°,暴露股骨近端和小粗隆 (2) 开髓腔,以术前 X 线片测量为参考,用髓腔扩大器扩髓 (3)① 修整股骨近端截骨面 ② 安装颈领试模和金属试模头	(1) 递多齿橇和宽的霍夫曼拉钩 (2) 用盒式骨刀和锤子打开髓腔,保留取出的松质骨 (3) 使用电动系统安装软钻扩髓一般由最小号开始,依次扩大一号 (4) 将髓腔锉按序放好,用髓腔锉柄按最小号的髓腔锉锤有节奏地打入(可用音叉),由小到大。当髓腔锉大小合适时,从锉上取下髓腔锉柄

续　表

手术步骤	手术配合
(4) 复位髋关节,检查股骨柄与髋臼假体之间是否嵌合良好,双下肢是否等长 (5) X线透视,确定扩髓是否合适 (6) 柄的大小合适后,再次脱位髋关节,取下金属试领和试头,重新连接髓腔锉柄,用音叉将柄取出,用生理盐水充分冲洗 (7) 放置髓腔栓塞 (8) 股骨柄置入 　① 调水泥 　② 柄置入 (9) 股骨头置入	(5) ① 用电动系统,接平头锉磨平 　　② 一般选用头颈长为 49.5 mm 标准头 (6) ① 递复位器复位 　　② 切口覆盖中单,进行 X线检查 (7) ① 递脱位钩脱位 　　② 保存好试领和试头 (8) ① 用髓腔栓塞置入器置入栓塞,一般长为 17 mm 　　② 用生理盐水冲洗 (9) ① 调水泥前提醒麻醉师观察患者血压变化 　　② 先加入液体,后加入粉剂,于一个方向调匀后,装入骨水泥枪中 　　③ 用一段输血器皮条作为排气管,由深到浅打入水泥 　　　用持柄钳将柄夹持,注意股骨假体前倾角 15° 　　　用击柄器置入假体后方的低槽内,有节奏地锤入 　　　将柄置入后,助手立即把溢出的骨水泥刮除 　　　待水泥固化 (10) ① 可再次用塑料试模试头 　　② 将假体柄擦拭干净,安装假体头,递复位器复位
5. 复位关节缝合切口	(1) 再次手术野盖中单,X线透视证实假体合适后留片子 (2) 用稀碘伏水冲洗伤口 (3) 放一个扁平引流管后,0 号薇乔关闭伤口 (4) 严格清点纱布、缝针、器械、物品

【注意事项】

1. 加强控制感染的各个环节管理,严格控制参观人员,术中严格无菌操作,规范外来器械管理。

2. 手术步骤复杂,病人普遍年龄大,体质差,要求巡回护士严密观察病情变化,及时处理异常情况。

3. 搅拌骨水泥时要顺着一个方向,不要太快,以免混进过多气泡。骨水泥凝固时间仅约 10 分钟,操作者必须争分夺秒,准备配合,严格掌握填充时机,涂抹要快速均匀,使假体能及时准确安装固定到位,使用骨水泥时密切观察血压变化,及时补充血容量。

4. 全髋手术 90°健侧卧位时,应注意耻骨与骶尾部固定牢固,髋关节中立位,避免术中体位移动。

5. 术后搬动肢体时,由手术医师保护手术侧肢体,防止过度外翻、关节脱位。

第七节　人工全膝关节置换手术配合护理常规

【应用解剖】人体内最大、结构最复杂的关节就是膝关节,由股骨下端、胫骨上端和前方的髌骨组成。主要的运动方式是屈膝和伸膝,半屈曲位时有轻微旋转活动。

膝关节囊周围有韧带起加强稳定作用。前下方为髌韧带,是股四头肌的延续,止于胫骨结节,可伸膝。膝关节内侧有内侧副韧带,起自股骨内上髁,止于胫骨内侧髁的内侧缘,宽而扁,其纤维与关节囊融合在一起。膝关节外侧有外侧副韧带,起于股骨外上髁,止于腓骨小头,呈圆索状,纤维与关节囊之间被脂肪组织隔开。侧副韧带的主要功能是加强关节侧方的稳定性。屈膝时韧带松弛,伸膝时韧带拉紧,有限制小腿旋转的作用。关节囊内有前后交叉韧带和内外侧半月板。交叉韧带使股骨和胫骨紧密相连,限制胫骨向前、向后移位。半月板外缘厚,与关节囊相连,内缘薄,游离于关节腔内。半月板能起到弹性垫的作用,可加深关节窝的凹度,改善关节面形状,使股骨和胫骨关节面更加适应,增强关节的稳定性,并防止关节面的软骨受损。

【适应证】

1. 严重骨关节炎。

2. 类风湿性关节炎和强直性脊柱炎的膝关节晚期病变。

3. 创伤性关节炎。

4. 血友病性关节病、银屑病性关节炎、神经性关节炎、系统红斑狼疮性关节炎、结晶性关节炎等非感染性关节炎导致膝关节疼痛和功能障碍。

5. 感染性关节炎后遗的关节破坏,在确认无活动性感染的前提下,可作为 TKA 的相对适应证。

6. 涉及膝关节面的肿瘤切除后,无法获得良好的关节功能重建的病例。

【麻醉与体位】全身麻醉;仰卧位。

【用物准备】

1. 器械　中包、全髋包、厂家器械。

2. 敷料　剖腹包,手术衣,剖腹被,中单 2 包,平纱布,绷带,弹力绷带、防水单。

3. 一次性物品　吸引器、一次性电刀头、45 cm×60 cm 及 3 M 粘贴巾、套针、3/0 及 2/0 慕斯、16 G 套管针、20 ml 注射器、23 号及 11 号刀片、抗菌薇乔若干、一次性脚套、14 号百多安引流器。

4. 仪器设备　电刀、电动止血仪、C 臂 X 光机。

5. 其他　"鸡尾酒"(60 ml 生理盐水＋罗哌卡因 75 mg＋吗啡 5 mg);关节假体;骨水泥。

【手术步骤及配合】

手术步骤	手术配合
1. 常规消毒皮肤,包括脚及小腿,铺无菌单,连接各种仪器,粘贴巾封脚	(1) 递消毒盘海绵钳,于患肢下铺 2 块中单、患者身上铺 1 块中单,剖腹被 2 块、45×60 cm 及 3 M 粘贴巾贴好 (2) 弹力绷带驱血,止血带充气(压力参照患者收缩压)并计时
2. 切开皮肤和皮下组织,于髌骨内侧切开关节囊,显露膝关节,切除胫骨内侧平台的骨赘,行内侧松解	(1) 电刀切开肌肉后,递上甲状腺拉钩显露关节囊,刀片切开关节囊 (2) 递电刀进行组织松解
3. 在股骨滑车最低点偏内侧开口,股骨开口器开口,8 mm 开髓钻开髓,行股骨髓内定位,根据左右侧膝关节调整外翻角度,除非遇到屈曲挛缩的病例,通常接上标准截骨片	(1) 患肢屈曲,分别用宽窄两个髋臼拉钩暴露股骨近端关节腔 (2) 备好电钻,连接好适宜的钻头 (3) 电刀止血,吸引器暴露手术野
4. 递给胫骨截骨导向器确定胫骨近端截骨厚度,递给摆锯截去胫骨近端	(1) 准备好摆锯,连接宽度适合的锯片 (2) 递上 3 把霍夫曼拉钩,充分暴露手术野 (3) 保留好残骨片
5. 确定下肢冠状面力线及伸直间隙,伸直膝关节,放入 10 mm 间隙测量块	妥善保管并及时收回用过的器械,防止肢体移位导致器械坠落
6. 测量股骨远端大小,用摆锯依次行股骨前髁、后髁、前斜、后斜截骨	患肢屈曲,递 2 把霍夫曼拉钩暴露手术野,递摆锯截骨,保留好残骨片
7. 用往复锯再行股骨髁间截骨	同上
8. 安装股骨试模,注意左右和大小号,用打击器和锤子打紧,给一个预估的"平台试模",用"平台连接手柄"连接,加上合适厚度的"关节面试模",测试屈曲间隙和伸直间隙是否相等	(1) 准备好锤子和股骨打击器 (2) 将试模按照大小依次排列,供手术者选择,接连接手柄确认假体规格 (3) 冲洗关节囊,计冲洗量,递干纱布
9. 按照厂商提供的器械完成胫骨平台的操作(打桩等),在打桩前要标记胫骨平台中点(胫骨结节中内 1/3 处)	准备好锤子和胫骨打击器
10. 安装假体 (1) 放止血带,大量生理盐水脉冲冲洗枪冲洗 (2) 调制骨水泥 (3) 植入人工膝关节假体,骨水泥固定相应假体	(1) 连接脉冲枪的生理盐水和吸引装置,再次确认髋臼假体规格,计冲洗量,递干纱布 (2) 用骨水泥专用小碗先放液体,后放粉剂,放入万古霉素 1 g 沿一个方向均匀调水泥,并且计时 (3) 将水泥捏成圆饼后置入关节囊内,迅速放入假体 (4) 递血管钳、11 号刀片、刮匙将溢出骨水泥清理干净,并留一点做标本对照 (5) 骨水泥固化 9～12 分钟,方可放开
11. 关节腔放置一根引流管,缝合关节囊和皮肤,加压包扎	(1) 递 3 把霍夫曼拉钩暴露关节腔 (2) 检查关节屈曲、伸直功能,彻底止血 (3) 手术野盖中单,X 线透视证实假体合适后留片子 (4) 14 号百多安引流器引流 (5) VCP752D 间断缝合关节囊 (6) 缝合皮肤后加压包扎

【注意事项】

1. 完善的术前准备是手术成功的重要因素之一。人工膝关节置换需要在止血带有效时间内完成。因此各项工作必须做到稳、准、快,只有做好完善充分的术前准备,进行有效的质量管理,才能做到得心应手,配合默契,为手术赢得时间。

2. 强化参加手术人员的无菌观念,认真执行无菌操作原则。严格控制参观人员,术前抗生素必须在止血带充气前 15 分钟滴注完毕;严格厂家器械管理及植入物追溯系统。

3. 止血带要尽量置入大腿近端,最大限度屈膝后充气,充气压力维持在 300～400 mmHg,一次使用时间不超过 1.5 小时,再次使用应间隔 20 分钟以上,防止患肢长时间缺血、缺氧,使组织坏死和静脉血栓形成。在放止血带时把输液速度调快,补充血容量;放止血带时宜慢,一般应大于 1 分钟;必要时使病人取头低脚高位。

4. 搅拌骨水泥时要顺着一个方向,不要太快,以免混进过多气泡。骨水泥凝固时间仅约 10 分钟,操作者必须争分夺秒,准备配合,严格掌握填充时机,涂抹要快速均匀,使假体能及时准确安装固定到位,使用骨水泥时密切观察血压变化,及时补充血容量。

5. 进口假体价格昂贵,材料精密,需小心放置,避免硬物直接接触假体,在传递过程中用纱布包裹,安放过程中防止假体与术野的皮肤接触。

6. 患者术后取仰卧位,下肢保持外展中立位,予平纱布、弹力绷带包扎,从手术床搬动患者时,派专人保护关节避免牵拉肢体,搬动病人时动作要轻柔,严密观察伤口渗血情况,观察足趾血液循环情况,如有发绀、苍白、发凉、按压后回血缓慢等情况,说明有血液循环障碍存在,应及时查找原因,并与医生取得联系。如果病人疼痛难忍,可能是压迫过紧,应放松绷带减压。

7. 做好厂家器械的管理,严格执行植入物管理的流程。

第八节　膝关节镜手术配合护理常规

【应用解剖】人体内最大、结构最复杂的关节就是膝关节,由股骨下端、胫骨上端和前方的髌骨组成。主要的运动方式是屈膝和伸膝,半屈曲位时有轻微旋转活动。

膝关节囊周围有韧带起加强稳定作用。前下方为髌韧带,是股四头肌的延续,止于胫骨结节,可伸膝。膝关节内侧有内侧副韧带,起自股骨内上髁,止于胫骨内侧髁的内侧缘,宽而扁,其纤维与关节囊融合在一起。膝关节外侧有外侧副韧带,起于股骨外上髁,止于腓骨小头,呈圆索状,纤维与关节囊之间被脂肪组织隔开。侧副韧带的主要功能是加强关节侧方的稳定性。屈膝时韧带松弛,伸膝时韧带拉紧,有限制小腿旋转的作用。关节囊内有前后交叉韧带和内外侧半月板。交叉韧带使股骨和胫骨紧密相连,限制胫骨向前、向后移位。半月板外缘厚,与关节囊相连,内缘薄,游离于关节腔内。半月板能起到弹性垫的作用,可加深关节窝的凹度,改善关节面形状,使股骨和胫骨关节面更加适应,增强关节的稳定性,并防止关节面的软骨受损。

【适应证】

1. 膝关节韧带异常(包括前后交叉韧带损伤等)。

2. 半月板疾病(包括最常见的半月板损伤等)。

3. 关节软骨疾病(包括最常见的膝退行性关节炎等)。

4. 髌骨关节疾病。

5. 滑膜疾病。

6. 急性膝关节损伤。

7. 其他　游离体、膝关节囊肿、胫骨平台骨折、感染性关节炎等。

【麻醉与体位】连续硬膜外麻醉或神经阻滞麻醉;仰卧位。

【用物准备】

1. 手术台上关节镜配套器械　光缆,30°镜头,摄像头,注水管,刨削手柄及刨削头,关节镜器械包,关节镜手工器械,半月板刀具。前后交叉韧带重建需准备动力、重建器械。

2. 手术台下关节镜配套器械　摄像主机,冷光源主机,刨削器主机,注水泵,监视器,刻录机,电动气囊止血带。

3. 敷料　剖腹包,手术衣,剖腹被,中单2包,平纱布,绷带,弹力绷带。

4. 一次性物品　11号刀片,150 cm×120 cm无菌袋,吸引管4根,"Y"形三通,1 ml空针,3 000 ml生理盐水,无菌脚套,绷带,弹力绷带,平纱布,2/0可吸收缝线。

【手术步骤及配合】

手术步骤	手术配合
1. 常规消毒,铺巾,粘贴巾封脚	递消毒盘海绵钳,递中单、开刀巾、粘贴巾等并贴好无菌袋;驱血,止血带充气;弹力绷带驱血充气并计时
2. 连接关节镜各种管线,并妥善固定刨削头的手柄,灌注管连接镜头套管,关节内注水	递镜头摄像装置,冷光源,装妥固定手术台上。Y管连接好吸引皮条,分别接在刨削器手柄及镜头套管上;递1 ml空针、生理盐水。递纱布、尖刀片、镜头套管,递镜头光缆
3. 镜头套管穿刺,进水;进行膝关节常规检查及治疗	收回刀片、套管芯;递尖刀片、直钳、探针
4. 缝合皮肤并包扎;观察患肢末梢循环	根据需要递刨削器、各式篮钳刀具等;递2/0可吸收缝线、平纱布、弹力绷带;放松止血带

【注意事项】

1. 关节镜器械精细复杂,需专人保管,专人使用,定点放置,并建立使用登记卡。

2. 防湿　关节镜手术是水中手术,术中保证进、出水管正确连接,使用接水袋,防止潮湿污染。

3. 止血带遵循"快充慢放"的原则,一次使用时间不超过1.5 h,放松止血带时调快输液滴速,补充血容量。

第九节　肩关节镜手术配合护理常规

【应用解剖】肩关节由肩胛骨的关节盂和肱骨头构成,属球窝关节。关节盂周缘有纤维软骨环构成的盂缘附着,加深了关节窝。肱骨头的关节面较大,关节盂的面积仅为关节头的1/3或1/4,因此,肱骨头的运动幅度较大。关节囊薄而松弛,下壁尤甚,附着于关节盂的周缘,上方将盂上结节包于囊内。关节囊的滑膜层包被肱二头肌长头腱,并随同该肌腱一起突出于纤维层外,位于结节间沟内,形成肱二头肌长头腱腱鞘。肩关节周围的韧带少且弱,在肩关节的上方,有喙肱韧带连结于喙突与肱骨头大结节之间。盂肱韧带自关节盂周缘连结于肱骨小结节及解剖颈的下方。

肩关节为全身最灵活的球窝关节,可作屈、伸、收、展、旋转及环转运动。加以关节头与关节窝的面积差度大,关节囊薄而松弛等结构特征,反映了它具有灵活性运动的机能。这些肌肉对维护肩关节的稳固性有重要意义,但关节的前下方肌肉较少,关节囊又最松弛,所以是关节稳固性最差的薄弱点。当上肢处于外展、外旋位向后跌倒时,手掌或肘部着地,易发生肩关节的前脱位。

【适应证】

1. 早期轻度的肩关节不稳。

2. 用于确诊切开手术常常漏诊的肩关节后方游离体,评价肩袖的原始损伤情况。

3. 对于一些肩袖撕裂,可于关节镜下行清创和肩峰成形术。

4. 钙化性肌腱炎或化脓性关节炎,也可以在关节镜下进行清创。

5. 关节镜的手术指征还包括伴有盂唇撕裂伤的前肩不稳的诊断和治疗。

6. 感染情况下的活检及滑膜切除术、骨软骨损伤的诊断治疗。

7. 冻结肩的处理。

8. 创伤性肩关节脱位合并 Bankart 损伤。

【麻醉与体位】全麻,病人体位采取患侧在上的 90°侧卧位,患侧上肢悬吊于置于床尾的带有悬吊滑轮的袖套牵引架上,使躯干向后倾斜约 20°～30°,且为轻度的反垂头仰卧位,关节盂平行于地面,膝关节、踝关节、足跟部等骨隆突处垫软垫,防止压疮。下方的健侧上肢向前与躯干成 60°～80°。放置于搁手板。

【用物准备】

1. 器械　关节镜包、关节镜器械、肩关节器械、光源线、摄像头、关节镜镜头、穿刺器、刨削器。

2. 敷料　剖腹包、中单 2 包、手术衣 2 包、绷带、平纱布。

3. 一次性物品　手套,电刀头,吸引器 2 套、医用手术薄膜 45 cm×60 cm、一次性手术单,刀片(23 号、11 号),1/0 号 PDS 缝线,刨削头,等离子电灼头,锚钉缝线,150 cm×120 cm 保护套 2 个,吸引器皮条 4 根,Y 型接管 1 个,2/0 可吸收缝线,14 号穿刺引流管。

4. 仪器、设备　关节镜系统、显像及数字图像采集系统、刨削系统、等离子仪、C 臂 X 线机、牵引架一套、电刀。

5. 其他　0.9%氯化钠溶液 3 L,肾上腺素若干,长方形垫 3 个、髂托 2 个、小方形垫 2个,高低手架,粘性绷带,头圈。

【手术步骤与配合】

手术步骤	手术配合
1. 常规消毒皮肤,包括肩背及上肢至肘关节,铺无菌单,连接各种导线、吸引器及冲洗泵和灌洗装置,选择后外入路	(1) 于患肢下铺 2 块中单后,再用 1 块中单由腋下"V"形拉至肩部 (2) 手术切口完全铺好后,加铺防水单、前后均铺 150×120 保护套各 1 个

手术步骤	手术配合
2. 建立手术空间 （1）切皮,一般选择在肩峰后外侧角内侧（1～2 cm）和下方（1～2 cm）一个横指宽处建立后侧入路,带带钝性内芯的关节镜鞘管指向喙突插入,通常使用 5.5 mm, 7.0 mm 和 8.5 mm 的鞘管,同时带有螺纹,这样可以防止滑脱 （2）扩大关节腔	（1）连接光纤和显示系统、刨削系统、等离子系统,连接冲洗水,灌注液悬挂的高度距手术关节 1.2～1.5 m （2）调节光源亮度 （3）递交换棒,用于探查 （4）经肩关节囊后方软点向关节腔内注射含有肾上腺素的生理盐水 30～40 ml,使关节腔膨胀,以扩大关节镜操作空间
3. 插入关节镜穿刺锥及关节镜鞘,连接30°关节镜,进行检查。以肱二头肌腱为标志点,按照顺时针方向进行肩关节镜检查,了解损伤位置和受损情况	（1）交换棒外置于鞘管 （2）保持冲洗水的压力和流量 （3）根据术中探查的情况,随时提供所需的特殊器械,以备手术医生探查、缝合、固定等
4. 切除病变组织 （1）刨除肩峰下骨赘、滑膜及变性的软骨絮状物 （2）消融肩峰下滑囊 （3）电凝止血	（1）根据手术需要,选择合适的刨削头,调节刨削器的功率 （2）提供等离子刀 （3）提供电烧头,调节等离子系统的功率
5. 检查有无出血,缝合关节囊切口	（1）冲洗水冲洗切口 （2）准备引流管以及固定缝针线

【注意事项】

1. 关节镜器械是贵重仪器,需专人保管、专人使用、定点放置,手术操作人员需熟练掌握有关仪器的性能和用法,以便提高仪器的使用率、完好率,降低故障率,术中普通器械及精密器械分开放置,以免发生碰撞损坏。

2. 关节镜手术时保持术中视野清晰非常重要,术中需持续灌洗,很容易造成灌洗液外露,渗透手术单全层,污染手术区域,在铺单后使用一次性无菌防水单,并用无菌手术贴膜封闭肩关节防止感染。

3. 肩关节手术不能用止血带,故可以在灌洗液中加入肾上腺素以减少渗血,研究表明肩峰下的灌注压与收缩压之差控制在 5 mmHg 才能有效减少毛细血管的出血,故灌洗液应在距心脏水平 1 米的高度灌入,保证有 6 mmHg 的压力,术中再适当调整血压,既能止血,又能防止压力过高引起滑膜肿胀,导致关节腔的空间减少及不利于手术操作。如无特殊医学禁忌证,主张收缩压维持在≤100 mmHg。

4. 使用牵引装置牵引重量不能大于 5 kg,防止臂丛神经损伤。

第十节　股骨颈骨折闭合复位内固定手术配合护理常规

【应用解剖】股骨上端有球形的关节面称股骨头,向外下变细为股骨颈。其外上的突起为大转子,后内下的突起为小转子。由股骨头下至股骨颈基底部之间的骨折称股骨颈骨折,是老年人常见的骨折之一。尤以老年女性较多。按骨折两端的关系分为外展型、中间型、内收型。按骨折部位分为头下型、头颈型、经颈型、基底型。

【适应证】股骨颈骨折手术适应证的骨折类型有外展型、内收型。按骨折部位有头颈型、经颈型、基底型。

【麻醉与体位】全麻或连续硬膜外麻醉。患者仰卧,静脉开放,在健侧上肢用托手板外展固定,健侧下肢用截石位腿架架起,患侧上肢上举,自然悬挂固定在麻醉头架上。男病人用美敷将阴茎固定于健侧腹股沟。

【用物准备】

1. 器械　缝合包,加压螺纹钉特殊器械,(动力系统)电钻。

2. 敷料　剖腹包,手术衣,剖腹被,中单2包。

3. 一次性物品　尖刀片、3/0可吸收缝线、60 cm×25 cm保护套。

4. 仪器设备　C臂机。

【手术步骤及配合】

手术步骤	手术配合
1. 常规消毒,铺巾	递海绵钳、碘伏棉球;递无菌巾
2. C臂机透视下复位,股外侧有限切口	递尖刀片
3. 3枚导针固定、丝锥攻丝	递电钻,专用丝攻
4. 测深、螺钉固定	递测深器,选螺钉专用起子
5. 取出导引针,缝合皮肤	递老虎钳、有齿镊、三角针、3/0丝线
6. 覆盖切口	递碘伏棉球,9 cm×10 cm切口敷料

【注意事项】

1. C臂机是骨科手术必备的设备,机器体积庞大,巡回护士要考虑到设备的出入路布局及使用,注意射线防护。

2. 放置体位时注意病人的舒适、安全、手术野的显露、静脉通路。

第十一节　骨盆骨折切开复位内固定手术配合护理常规

【应用解剖】骨盆的组成:前面是耻骨联合连接的耻骨支和坐骨支环,纤维软骨盘分开两耻骨体;后面的骶骨和两个髂骨经骶髂关节连接,骶髂关节由骨间骶髂韧带、前后骶髂韧带、骶结节韧带、骶棘韧带和相关的髂腰韧带组成。这些韧带的复合体保证了后方骶髂复合体的稳定性,而骶髂关节本身无内在的骨性稳定性。

不同平面骨盆的稳定性依赖于不同的韧带。主要限制半骨盆外旋的有耻骨联合韧带、骶棘韧带和前骶髂韧带。骶结节韧带可阻止矢状面的旋转。半骨盆垂直移位受所有上面提到的韧带结构的控制,但当其他韧带缺乏时,可由完整的骨间骶髂韧带、后骶髂韧带以及髂腰韧带控制。

【适应证】骨盆骨折。

【麻醉与体位】全麻。平卧位、俯卧位、侧卧位。

【用物准备】

1. 器械　中包,下肢骨包,内固定器械。

2. 敷料　剖腹包,剖腹被,中单3包,手术衣,绷带。

3. 一次性物品　手套,一次性电刀头,延长电极(中长),0 号可吸收缝线,扁型引流管,3 M 含碘抗菌膜,60 cm×45 cm 手术粘贴巾 3 个,冲洗球,吸引器皮条及头,大包套针,一次性导尿包,生理盐水 3000 ml。

4. 仪器、设备　动力系统、高频电刀、C 臂 X 光机。

5. 其他　依据体位备齐各种体位垫。

【手术步骤与配合】

手术步骤	手术配合
1. 体位先为平卧位:常规消毒铺巾,连接电刀、吸引器	协助消毒铺巾,递手术粘帖巾,电刀、吸引器
2. 取右侧髂腹股沟入路,从耻骨结节到髂峰的弧形切口,切开皮肤、皮下筋膜、深筋膜	递 23 号刀片,2 块大纱布,甲状腺拉钩等
3. 探查盆腔内脏器,若有损伤,进行相应处理	递拉钩,弯血管钳等
4. 耻骨修复	递合适的钢板,电钻、测深器、丝锥、螺钉交替传递
5. X 线透视,确定骨折复位情况以及钢板、螺钉的位置	递中单覆盖切口,将台上的器械全部收至器械台上
6. 冲洗切口,止血后放置引流管	递无菌生理盐水,电刀,扁型引流管等
7. 按解剖层次缝合切口,覆盖伤口	清点纱布、缝针、器械等;递 2/0 可吸收缝线,3/0 丝线,伤口敷料等
8. 将患者转为俯卧位	保证无菌台的无菌状态,备好俯卧位的各种敷料
9. 消毒铺巾,连接用物	协助消毒铺巾,连接用物
10. 根据骨折部位选择合适的切口,依次切开皮肤、皮下组织	递 23 号刀片,有齿镊,纱布,甲状腺拉钩等
11. 探查骨折部位,对合后选择合适的钢板、螺钉进行固定	递骨膜剥离器、合适的钢板;电钻、测深器、丝锥、螺钉交替传递
12. X 线透视,确定骨折复位情况及钢板、螺钉的位置	递中单覆盖切口,将台上的器械全部收至器械台上
13. 冲洗切口,仔细止血	递生理盐水,电刀
14. 逐层关闭切口	清点纱布、缝针、器械等;递 2/0 可吸收缝线,3/0 丝线,伤口敷料等
15. 将患者转为平卧位,妥善安置	

【注意事项】

1. 骨盆骨折手术出血较多,手术时密切观察患者生命体征变化。必要时准备自体血液回收机。

2. 手术过程中需要变换体位,认真清点手术用物。

3. 严格无菌操作,尤其注意变换体位时保证器械的无菌状态。

4. 植入物应提前消毒,培养合格后方可使用。植入物不可用快速灭菌器灭菌。

5. 按规定流程执行消毒灭菌处理,使用前后交接清楚。

第十二节　股骨粗隆间骨折手术配合护理常规

【应用解剖】股骨是人体中最大的长管状骨,可分为一体两端。上端朝向内上方,其末端膨大呈球形,叫股骨头,与髋臼相关节。头的中央稍下方,有一小凹,叫做股骨头凹,为股骨头韧带的附着处。头的外下方较细的部分称股骨颈。颈与体的夹角称颈干角,为120°～130°。颈体交界处的外侧,有一向上的隆起,叫做大转子,其内下方较小的隆起叫做小转子。大转子的内侧面有一凹陷称为转子窝。大、小转子间,前有转子间线,后有转子间嵴相连。

【适应证】股骨粗隆间骨折。

【麻醉与体位】全麻病人体位采取患侧在上的90°侧卧位,骶骨和耻骨联合处安装固定髂托,保持患者躯干与手术床垂直。充分暴露手术野的同时,要避免病人骨突处受压,防止肢体过度外展。

【用物准备】

1. 器械　中包,下肢骨包。

2. 敷料　剖腹包,剖腹被,中单3包,手术衣,绷带。

3. 一次性物品　手套,电刀头,0号8针薇乔,扁平管,60 cm×45 cm粘贴巾1个,3 M含碘抗菌膜1个,冲洗球,吸引皮管,大包套针,一次性导尿包,70 cm×100 cm保护套,60 cm×25 cm保护套。

4. 仪器、设备　动力系统、电刀、C臂X光机。

5. 其他　钢板、螺钉及其厂家配套器械,长方形垫3个、髂托2个,小方形垫2个,高低手架,粘性绷带,头圈。

【手术步骤与配合】

手术步骤	手术配合
1. 常规消毒皮肤,包括脚及小腿,铺无菌单,连接各种仪器	(1) 于患肢下铺2块中单后,再用1块中单由大腿根部"V"形拉至耻骨联合和骶骨处 (2) 手术单完全铺好后,在病人的健侧床边加一块中单,3把艾力斯钳固定做一个无菌的布袋,供患侧肢体在术中体位调整用
2. 刀片切开皮肤,皮下组织及深浅阔筋膜,干纱布试血,遇出血电凝止血;递直角拉钩牵开组织暴露股骨近端,骨膜剥离器剥离骨膜,如闭合复位PFNA固定则不需要剥离骨折	(1) 递两块干纱布和刀片 (2) 电刀切开筋膜 (3) 准备甲状腺拉钩暴露股骨近端 (4) 递骨膜剥离器分离骨膜,暴露骨折部位 (5) 递上3把霍夫曼拉钩,充分暴露手术野
3. 依据C臂机定位,递装有克氏针的动力钻和135°定位导板于转子下2 cm股骨中部打入克氏针	(1) 用无菌巾覆盖手术野,进行C臂机定位 (2) 准备好电动系统并连接规格适宜的克氏针

手术步骤	手术配合
4. 测量克氏针的深度,扩孔	(1) 递多齿橇和宽的霍夫曼拉钩 (2) 电钻钻孔 (3) 递测深器 (4) 递丝锥
5. 安放股骨拉力螺钉和钢板,钢板贴附,选择合适的钻头钻螺钉孔	(1) 选择规格适宜的螺钉 (2) 螺丝起固定 (3) 同法上好所有螺钉
6. C臂机确定骨折复位是否完好	用无菌巾覆盖手术野进行C臂机拍片
7. 冲洗切口,放置引流管,关闭切口	清点用物

【注意事项】

1. 手术步骤复杂,病人普遍年龄大,体质差,要求巡回护士能及时发现病情变化,主动配合医师、麻醉师工作。严格控制参观人员,尽量减少人员走动。

2. 放置体位时注意压疮的评估和护理。

3. 做好厂家器械的管理,严格执行植入物管理的流程。

第十三节　三踝骨折切开复位内固定手术配合护理常规

【应用解剖】踝骨是小腿的胫骨与腓骨最下端与脚部结合的骨骼点,一般在普通的生活中,行走经常会扭到脚,轻则疼痛,重则拉伤韧带乃至骨膜受损。

【适应证】三踝骨折。

【麻醉与体位】全麻;平卧位或侧卧位。

【用物准备】

1. 器械　中包,下肢骨包。

2. 敷料　剖腹包,剖腹被,中单3包,手术衣,绷带。

3. 一次性物品　刀片,单极电刀,吸引管及头,1/0、2/0、3/0可吸收缝线,手术粘贴巾、绷带、弹性绷带、平纱布。

4. 仪器、设备　高频电刀、C臂X光机、电脑止血带。

5. 其他　根据手术部位不同备齐各种体位垫,内固定用的各种器械及外来器械。

【手术步骤与配合】

手术步骤	手术配合
1. 左踝部常规消毒,铺单	协助医生消毒铺单,止血带驱血,充气
2. 依据骨折部位选择切口,依次切开皮肤、皮下组织	递刀片、有齿镊、纱布、电刀
3. 探查内踝部伤口	递骨膜剥离器、拉钩

手术步骤	手术配合
4. 清除断端嵌插组织	递血管钳、骨膜剥离器、拉钩
5. 内踝复位、定位	递导针、电钻,手术巾覆盖手术部位,C臂X光机
6. 空心螺钉固定	递电钻、螺丝起等
7. 冲洗切口、彻底止血	递生理盐水、电刀
8. 关闭切口并覆盖	递可吸收缝线、切口敷料

【注意事项】

1. 严格控制参观人员,尽量减少人员走动。
2. 放置体位时注意压疮的评估和护理。
3. 做好厂家器械的管理,严格执行植入物管理的流程。

第十四节　断肢及断指再植手术配合护理常规

【应用解剖】手部骨骼由 27 块骨组成。手基底部有并列两排的 8 块小骨叫做腕骨;腕骨前面是 5 块掌骨;掌骨前面是 14 块指骨,其中拇指 2 块,其他 4 指各 3 块。

手部肌肉分为 3 群:外侧群、内侧群和中间群。共 19 块(条),外侧群位于拇指侧,形成拇指侧隆起,称为"大鱼际";内侧群位于小指侧,形成手掌小指侧隆起,称为"小鱼际";中间群位于手掌中心。以上是关于手的内部肌肉,还有来自前臂,止于掌骨或指骨的肌肉 20 余块,属于手的外部肌肉。手的肌肉组成比全身任何部位都要多、要复杂,正因为如此,手才能做各种精细的运动。

手的血液循环十分旺盛,构成手部血液循环的主要血管是桡动脉和尺动脉。当桡动脉和尺动脉行走到手掌部位后,分别形成了掌浅支和掌深支,每支又分出许许多多的细小分支,遍布整个手指和手掌,动脉末梢与静脉末梢吻合,手部静脉血通过桡静脉和尺静脉回流到静脉系统,保持着手部血液的正常循环。由于手部毛细血管分布极为丰富,血液循环旺盛,所以人体许多全身性的生理、病理现象都会在手部显现,并可观察出来。

手部神经主要有正中神经、尺神经和桡神经。正中神经是前臂的前肌群和大鱼际的主要运动神经,是手的主要运动神经,也是手掌表面的主要感觉神经。正中神经受损后,运动障碍表现为:前臂不能旋前,屈腕及外展力弱,拇指、食指和中指不能弯曲,拇指不能对掌。因鱼际萎缩造成平坦形手掌,称为"猿手"、"爪形手"。

尺神经走到腕部时,在腕骨外侧经腕横韧带的浅面和掌腱膜进入手掌,它是手肌和前臂尺侧手屈肌的主要运动神经,也是手尺侧皮肤的感觉神经。尺神经受损后的表现为:屈腕力减弱,无名指和小指末节不能屈,拇指不能收,指的内收与外展功能丧失,小鱼际和小指感觉功能丧失,因小鱼际萎缩平坦,称为"爪形手"。

桡神经的深支发出许多分支,支配前臂后肌群和前臂后面的皮肤。桡神经的浅支分布于手背桡侧和桡侧两个手指背面的皮肤,桡神经受损后的表现为:不能伸腕伸指,出现"垂腕",拇指不能外展,"虎口区"皮肤感觉丧失。

【适应证】

1. 离断伤的患者不合并有颅脑、胸、腹等其他部位的损伤或休克。

2. 全身情况良好,无危及生命的重要内脏合并伤者方可再植。

3. 手术距外伤的时间,一般以 6~8 小时为限(热缺血时间)。

4. 患者全身状况良好,无重要脏器功能的损害、高血压、糖尿病。

5. 断离肢体有一定完整性。切割或锯断性断肢,创面整齐、血管及软组织损伤轻微者。

6. 指根部的断指,或对手的功能影响较大的断指。

7. 对多个断指,首先再植具有主要功能的手指,也可全部再植。

【麻醉与体位】全麻或连续硬膜外麻醉;仰卧位。

【用物准备】

1. 器械　手外科器械包、显微器械、显微镜血管夹、电钻、克氏针、电动止血仪、驱血带。

2. 敷料　剖腹包、剖腹被、中单、手术衣、弹力绷带、绷带、石膏绷带。

3. 一次性耗材　电刀、双极电凝、引流器、套针、3/0 及 4/0 慕斯、不同规格的不可吸收外科缝线、23 号及 11 号刀片、8/0~10/0 普理灵缝线若干。

4. 仪器设备　电刀,电动止血仪。

5. 其他　肝素、罂粟碱。

【手术步骤及配合】

手术步骤	手术配合
1. 常规消毒,铺巾	递海绵钳、碘伏消毒垫;递无菌巾
2. 上止血带	根据患者的年龄、体重、肢体粗细及患者的血压情况调节压力和时间参数,启动电动气压止血仪
3. 彻底清创(对于整齐的切割所致断指一般不需冲洗) (1) 残肢或残指 (2) 断肢或断指	(1) 用软毛刷蘸抗菌洗手液和1.5%的过氧化氢刷洗伤口周围的皮肤 (2) 0.1%的稀碘伏浸泡伤口 5~10 分钟 (3) 伤口常规消毒 (4) 修整创缘和伤口周围失活组织,分离出血管、神经、肌腱
4. 扩创、探查收缩于伤口内的血管神经	递刀片于两侧皮肤延长切口,递干纱布,血管钳,有齿镊
5. 固定骨骼:根据软组织情况,将指骨作相应缩短,一般缩短约 0.5 cm,然后用克氏针固定	递电钻和适宜的克氏针
6. 缝合肌腱:用细丝线间断缝合指伸肌腱的中央腱束和侧腱束;屈指肌腱亦应争取早期修复;可将指浅屈肌腱近端自腱鞘内拉出与指深屈肌腱远端吻合	递缝针、缝线
7. 探查、吻合血管:通常在手术显微镜下吻合 1 根指动脉、2 根指静脉;先吻合指静脉,进针边距0.2 mm,针距 0.5 mm,一般缝合 4~6 针,然后同法吻合指动脉;放开血管夹,恢复断指血循环	递血管针持、显微镊用 8/0~10/0 普理灵缝线吻合血管

续　表

手术步骤	手术配合
8. 修剪探查、吻合神经,一般缝合 3～4 针即可	递血管钳、有齿镊,选择粗细适宜的不可吸收外科缝线吻合神经
9. 缝合皮肤:将皮肤修剪整齐或作几个"Z"字形皮瓣后,间断缝合	递缝针、缝线

【注意事项】

1. 做好患者的心理护理,详细交待伤情及预后,增强再植成功的信心和耐心。

2. 手术精细,难度较高,应充分用物准备,密切配合。

3. 手术时间长,应严格遵守无菌原则。

4. 显微器械分开放置,轻拿轻放。

5. 术中及时清点显微缝合针的数量。

第十五节　骨折内固定装置取出手术配合护理常规

【应用解剖】依据骨折部位不同。

【适应证】骨折内固定装置术后。

【麻醉与体位】全麻;依据骨折部位不同体位也不同。

【用物准备】

1. 器械　中包,特殊器械包。

2. 敷料　剖腹包,剖腹被,中单 3 包,手术衣,绷带。

3. 一次性物品　手套,一次性电刀头,0、2/0 可吸收缝线,刀片、手术粘贴巾,生理盐水。

4. 仪器、设备　高频电刀、C 臂 X 光机、电脑止血带。

5. 其他　根据手术部位不同备齐各种体位垫。

【手术步骤与配合】

手术步骤	手术配合
1. 常规消毒,依据手术部位不同进行铺单	协助医生消毒铺单
2. 依据骨折部位选择切口,依次切开皮肤、皮下组织	递刀片、有齿镊、纱布、电刀
3. 暴露内固定装置	递骨膜剥离器、拉钩
4. 取出内固定钢板、螺钉、克氏针或者钢丝	递起子、老虎钳、骨刀、金属锤、骨膜剥离器,取出的内固定装置毁形后按规定处理
5. 清除骨面增生骨痂	递咬骨钳、骨刀、金属锤
6. 冲洗切口、彻底止血	递生理盐水、电刀
7. 关闭切口并覆盖	递可吸收缝线、切口敷料

第十六节　踝关节镜手术配合护理常规

【应用解剖】

踝关节是人体主要的承重关节之一,由胫骨、腓骨下端和距骨形成,分内外后踝,属于屈戊关节,关节面之间紧密接合,以在冠状轴屈伸活动为主要功能,是将人体重力由垂直柱状转化为弓状平面负重形式的重要关节。

踝关节另有 3 组主要韧带参与稳定关节。腓联合韧带包括下胫腓前侧韧带,下胫腓后侧韧带,骨间韧带和下胫腓横韧带,连接胫腓骨下端,断裂时踝穴增宽。侧副韧带又称三角韧带,主要有两部分组成。浅层起于内踝前下方,呈扇形扩展,止于距骨颈和跟骨,深层起于内踝后下方,止于距骨内侧和后内侧。浅层主要对抗足外翻,而深层主要防止距骨外旋,后者在跖屈位时作用更显著。侧副韧带包括距腓前韧带,跟腓韧带,距腓后韧带。

【适应证】

1. 关节内软骨损伤。
2. 类风湿性关节炎。
3. 各种急、慢性滑膜炎。
4. 关节游离体与关节内异物。
5. 骨关节炎与创伤性关节炎,骨赘形成。
6. 诊断不明的踝关节慢性肿痛。
7. 距后三角骨损伤。

【麻醉与体位】

连续硬膜外麻醉或全麻;仰卧位或屈膝下垂位。

【用物准备】

1. 器械　关节镜器械包,关节镜手动器械,30°镜头,摄像成像系统,监视器,冷光源和电动切割刨削系统,计算机视频成像和捕捉采集系统。

2. 敷料　剖腹包,剖腹被,手术衣,中单,防水单。

3. 一次性物品　刀片,2/0 可吸收缝线,粘贴巾,吸引管 4 根,负压吸引球,15 cm×12 cm保护套,脚套,绷带,弹力绷带,平纱布,3 000 ml 生理盐水。

【手术步骤及配合】

手术步骤	手术配合
手术野皮肤消毒,铺单	按骨科下肢手术常规铺无菌巾单,贴皮肤保护膜,趾端套无菌手套
连接内镜系统各种管线,并妥善固定	递镜头摄像装置,冷光源,"Y"型管连接吸引管,分别连接于刨削手柄及镜鞘
患肢驱血、止血带充气	递弹力绷带驱血,设定止血带充气压力及时间
关节腔穿刺,注水	递尖刀片、蚊钳、生理盐水 20 ml 注入关节腔,使关节囊充盈

续　表

手术步骤	手术配合
插入关节镜,进行镜下探查及针对性治疗	递镜头、探针、兰氏钳、刨削手柄、等离子刀
缝合包扎	2/0可吸收缝线缝合切口,弹力绷带、平纱布包扎,放松止血带

【注意事项】

1. 由于踝关节间隙狭小而不规则,术中需提供良好的手术体位及牵引,这是保证手术成功的关键。

2. 防湿:关节镜手术是水中手术,术中除使用接水袋,还应保证进水管、出水管正确的连接和有一定吸力的中心吸引。

3. 密切观察有无血管和神经损伤,要注意观察足踝部的皮肤感觉、血运及肿胀情况,以便及时对症处理。

第六章　妇产科手术配合护理常规

第一节　宫外孕手术配合护理常规

【应用解剖】

1. 子宫呈梨状,分为底、体、颈三部分。子宫体呈三角形,愈向下愈狭窄。子宫体两上角与输卵管相通,下方经内口与颈部管道连接。子宫位于膀胱与直肠之间,子宫颈两侧为子宫动、静脉及输尿管终末端。

2. 子宫的主要韧带有子宫阔韧带(限制子宫向两侧移动)、子宫主韧带(固定子宫颈,防止子宫脱垂)、子宫圆韧带(使子宫保持前倾位)。

3. 卵巢为一对扁椭圆形的性腺,产生卵子及性激素。成年妇女的卵巢 4 cm×3 cm×1 cm 大,重5~6 g,呈灰白色;绝经后卵巢萎缩变小变硬。卵巢外侧以骨盆漏斗韧带连于骨盆壁,内侧以卵巢固有韧带与子宫连接。

4. 输卵管长 7~15 cm,内端借输卵管子宫口通子宫,外端又借输卵管腹腔口通腹腔,输卵管由内向外可分为四部分:子宫部、峡部、壶腹部、漏斗部。输卵管伞部的管壁由黏膜,肌层和浆膜三层构成。

5. 输卵管行于子宫阔韧带上缘,包于韧带前、后两层之间。输卵管系膜内含有至输卵管的血管、淋巴结和神经。

6. 输卵管为腹膜内位器官,移动度大,左侧输卵管与小肠和乙状结肠相邻,右侧与小肠阑尾接触。

7. 输卵管的血液供应主要由子宫动脉和卵巢动脉的分支供应。静脉一部分入卵巢静脉丛,一部分入阴道静脉丛;淋巴回流入腰淋巴结;神经支配来自卵巢神经丛和子宫阴道丛。

【适应证】宫外孕。

【用物准备】

1. 器械　大包、碗。

2. 敷料　剖腹包、剖腹被、手术衣。

3. 一次性用物　导尿包、手套、刀片,吸引皮条及头、电刀笔,清洁片,生理盐水,粘贴巾,伤口敷料,1/0、2/0、3/0 丝线等。

4. 仪器　电凝器。

【麻醉与体位】全麻或硬膜外;仰卧位。

【手术步骤及配合】

手术步骤	手术配合
1. 常规消毒铺单,选择腹部正中切口	贴手术粘贴巾;递 23 号刀切开皮肤,电刀切开皮下组织,递血管钳止血,1号丝线结扎或电凝止血,干纱布拭血
2. 纵向切开腹白线,分离筋膜及肌肉至腹膜	递电刀切开;递血管钳分离,并钳夹出血点,4 号线结扎或电凝止血,盐水纱布拭血
3. 将腹膜切开一小口	递血管钳夹住腹膜,23 号刀片切开一小口,递多孔套管吸引器头插入腹腔吸引
4. 扩大腹膜切口,探查病变	递皮肤拉钩牵开显露术野,组织剪扩大切口;递海绵钳(无齿)夹住输卵管出血部位,吸引器头吸净腹腔内积血,血块取出放入弯盘内
5. 清除病变部位	递腹腔拉钩牵开术野、弯血管钳夹病变部位组织、10 号刀片切断,残端用 1/2 弧 9×24 圆针 7 号线缝扎;递长镊夹持圆韧带覆盖于表面,预防粘连
6. 探查腹腔,检查对侧附件、卵巢有无病变	递长无齿镊,海绵钳(无齿)探查
7. 冲洗腹腔,清除盆腔积血	递生理盐水,吸引器头
8. 关腹,缝合腹膜	清点器械,纱布,缝针,递血管钳提起腹膜,递 1/2 弧 8×20 圆针 4 号线连续缝合腹膜
9. 缝合筋膜、皮下组织	递 1/2 弧 9×24 圆针 4 号线缝合筋膜,碘伏棉球消毒皮肤,1 号丝线间断缝合皮下组织
10. 缝合皮肤,覆盖伤口	递 1/2 弧 9×24 三角针 1 号线间断缝合皮肤;碘伏棉球消毒皮肤,伤口敷料覆盖

【注意事项】

1. 迅速准备用物,建立静脉通路,用 18 号或 16 号留置针进行静脉穿刺,防止术中大出血。

2. 手术前一定检查好,保证吸引装置通畅。

3. 在很短的时间内进腹寻找病变部位,并夹住出血部位。进行有效输血,在出血部位夹住后输血可迅速提升血压。

4. 备温的生理盐水,术中注意患者的保温。

5. 加强患者生命体征监测。

第二节　腹腔镜下宫外孕手术配合护理常规

【应用解剖】

1. 子宫呈梨状,分为底、体、颈三部分。子宫体呈三角形,愈向下愈狭窄。子宫体两上角与输卵管相通,下方经内口与颈部管道连接。子宫位于膀胱与直肠之间,子宫颈两侧为子宫动、静脉及输尿管终末端。

2. 子宫的主要韧带有子宫阔韧带(限制子宫向两侧移动)、子宫主韧带(固定子宫颈,防止子宫脱垂)、子宫圆韧带(使子宫保持前倾位)。

3. 卵巢为一对扁椭圆形的性腺,产生卵子及性激素。成年妇女的卵巢 4 cm×3 cm×1 cm 大,重 5~6 g,呈灰白色;绝经后卵巢萎缩变小变硬。卵巢外侧以骨盆漏斗韧带连于骨盆壁,内侧以卵巢固有韧带与子宫连接。

4. 输卵管长 7~15 cm,内端借输卵管子宫口通子宫,外端又借输卵管腹腔口通腹腔,输卵管由内向外可分为四部分:子宫部、峡部、壶腹部、漏斗部。输卵管伞部的管壁由黏膜,肌层和浆膜三层构成。

5. 输卵管行于子宫阔韧带上缘,包于韧带前、后两层之间。输卵管系膜内含有至输卵管的血管、淋巴结和神经。

6. 输卵管为腹膜内位器官,移动度大,左侧输卵管与小肠和乙状结肠相邻,右侧与小肠阑尾接触。

7. 输卵管的血液供应主要由子宫动脉和卵巢动脉的分支供应。静脉一部分入卵巢静脉丛,一部分入阴道静脉丛;淋巴回流入腰淋巴结;神经支配来自卵巢神经丛和子宫阴道丛。

【适应证】

1. 输卵管妊娠破裂、失血性休克。

2. 附件包块持续增大、胚胎继续发育、有破裂倾向者。

【用物准备】

1. 器械　腹腔镜器械 1 套、腹腔镜包(必要时备妇科包)。

2. 敷料　剖腹被、手术衣。

3. 一次性用物　吸引管 1 根、3 L 保护套 2~4 个、5×7 美敷 3~4 个、粘贴巾、11 号刀片 1 个、5 ml 注射器、直头输血器、500 ml 生理盐水、1 000 ml 生理盐水、导尿包。

4. 仪器　腹腔镜设备(摄像主机、显示器、气腹机、冷光源)。

【麻醉与体位】全麻;仰卧位。

【手术步骤与配合】

手术步骤	手术配合
1. 消毒皮肤	递海绵钳夹持碘伏消毒皮肤
2. 贴手术薄膜及无菌单	递小开刀巾显露手术切口,粘贴巾贴于切口皮肤上,再铺剖腹被双层,暴露手术切口
3. 连接系统	将吸引皮条,3 L 保护套,镜头,输血器,2 把鼠齿钳交予手术医生,手术医生和台下巡回护士一同连接
4. 建立气腹	两名术者配合,用 2 把巾钳提起腹壁,置穿刺针,用 5 ml 注射器试水,确定在腹腔内,巡回护士打开气腹机,当压力维持在 10～13 mmHg 时(常规),气腹建立完成
5. 观察孔穿刺	穿入 12 mm 穿刺器顺利放入腹腔镜镜头,进行腹腔盆腔探查,明确病变部位
6. 进行操作孔的穿刺	分别在双侧髂前上棘内侧 2～3 cm 处在显示器下分别用 5 mm、10 mm 穿刺鞘作第 2、3 穿刺点,如要作第 4 穿刺点,则将手术床摇至头低臀高位15～30°
7. 手术方式	输卵管切除术:用双极高频电流电凝固输卵管系膜及输卵管峡部切断
	输卵管切开取胚术
	胚胎挤出术或吸出术、同时伴随手术有粘连松解术与输卵管造口术
8. 冲洗	生理盐水冲洗腹腔,明确出血点,止血,手术结束
9. 关腹	用 2/0 微乔线缝合穿刺点,美敷贴合

【注意事项】

1. 手术前一定检查好保证吸引装置通畅。
2. 用 18 号或 16 号留置针进行静脉穿刺,防止术中大出血。
3. 抢救物品准备齐全、静脉通道至少 2 个。
4. 备温的生理盐水。
5. 加强患者生命体征监测。
6. 器械处理严格,按照腔镜器械的清洗灭菌流程进行。

第三节　腹腔镜下卵巢输卵管切除手术配合护理常规

【应用解剖】

1. 输卵管长 7～15 cm,内端借输卵管子宫口通子宫,外端又借输卵管腹腔口通腹腔,输卵管由内向外可分为四部分:子宫部、峡部、壶腹部、漏斗部。输卵管伞部的管壁由黏膜,肌层和浆膜三层构成。

2. 输卵管行于子宫阔韧带上缘,包于韧带前、后两层之间。输卵管系膜内含有至输卵管的血管、淋巴结和神经。

3. 输卵管为腹膜内位器官,移动度大,左侧输卵管与小肠和乙状结肠相邻,右侧与小肠阑尾接触。

4. 输卵管的血液供应主要由子宫动脉和卵巢动脉的分支供应。静脉一部分入卵巢静脉丛,一部分入阴道静脉丛;淋巴回流入腰淋巴结;神经支配来自卵巢神经丛和子宫阴道丛。

5. 卵巢为一对扁椭圆形的性腺,产生卵子及性激素。

6. 成年妇女的卵巢约 4 cm×3 cm×1 cm 大,重 5～6 g,呈灰白色;绝经后卵巢萎缩变小变硬。

7. 卵巢外侧以骨盆漏斗韧带连于骨盆壁,内侧以卵巢固有韧带与子宫连接。

【适应证】

1. 绝经发现附件包块。

2. 合并其他并发症,如蒂扭转附件肿块者。

3. 交界性肿瘤者。

4. 乳腺癌病人术后去势手术。

【用物准备】

1. 器械　妇科腹腔镜器械(30°镜头及常用腹腔镜器械)、腹腔镜包(必要时备妇科包)、腔镜用 Ligasure 刀头。

2. 敷料　剖腹被、手术衣。

3. 一次性用物　11 号刀片、10 ml 或 20 ml 注射器、无菌保护套、敷贴、2/0 可吸收线。

4. 仪器　腹腔镜设备(摄像主机、显示器、气腹机、冷光源)、Ligasure 能量平台等。

【麻醉与体位】全麻;仰卧位或改良膀胱截石位。

【手术步骤与配合】

手术步骤	手术配合
1. 消毒铺单,建立气腹	递海绵钳夹持碘伏消毒皮肤,并协助铺单
2. 建立操作孔	置镜孔和助手操作孔的建立同"腹腔镜下卵巢良性肿瘤剥除术",然后在左下腹麦氏点穿刺 1 个直径 10 mm 穿刺器,耻骨联合上缘 2 cm 偏左 2～3 cm 穿刺 1 个 5 mm 穿刺器
3. 离断骨盆漏斗韧带	用弯分离钳近卵巢门处钳夹牵拉骨盆漏斗韧带,充分暴露骨盆漏斗韧带,同时检查输尿管在盆腔的行径,以防损伤,用 Ligasure 切断骨盆漏斗韧带
4. 离断输尿管峡部	弯分离钳牵拉输卵管,显露输卵管峡部,用 Ligasure 切断输卵管峡部

续　表

手术步骤	手术配合
5. 离断卵巢固有韧带	弯分离钳钳夹并暴露固有韧带,在卵巢和子宫之间用 Ligasure 切断卵巢固有韧带,切除附件
6. 取出标本	若标本较小,直接用勺钳取出;若标本较大,则用标本袋取出标本
7. 缝合伤口	生理盐水注射液冲洗盆腔,创面彻底止血,排空腹内的 CO_2,撤除内镜器械,2/0 可吸收线缝合切口,贴好敷贴

【注意事项】

1. 手术中使用设备较多,术前仔细检查,确保设备正常运行。

2. 术中调节体位密切观察病人的生命体征情况,如有异常及时和麻醉医师和手术医生联系。头低足高后头板应略抬高,防止眼部充血。肩托和肩部之间应垫有软垫,防止病人术后肩痛。

第四节　卵巢输卵管切除手术配合护理常规

【应用解剖】

1. 卵巢为一对扁椭圆形的性腺,产生卵子及性激素。成年妇女的卵巢 4 cm×3 cm×1 cm 大,重 5～6 g,呈灰白色;绝经后卵巢萎缩变小变硬。卵巢外侧以骨盆漏斗韧带连于骨盆壁,内侧以卵巢固有韧带与子宫连接。

2. 输卵管长 7～15 cm,内端借输卵管子宫口通子宫,外端又借输卵管腹腔口通腹腔,输卵管由内向外可分为四部分:子宫部、峡部、壶腹部、漏斗部。输卵管伞部的管壁由黏膜,肌层和浆膜三层构成。

3. 输卵管行于子宫阔韧带上缘,包于韧带前、后两层之间。输卵管系膜内含有至输卵管的血管、淋巴结和神经。

4. 输卵管为腹膜内位器官,移动度大,左侧输卵管与小肠和乙状结肠相邻,右侧与小肠阑尾接触。

5. 输卵管的血液供应主要由子宫动脉和卵巢动脉的分支供应。静脉一部分入卵巢静脉丛,一部分入阴道静脉丛;淋巴回流入腰淋巴结;神经支配来自卵巢神经丛和子宫阴道丛。

【适应证】

1. 绝经发现附件包块。

2. 合并其他并发症,如蒂扭转附件肿块者。

3. 交界性肿瘤者。

4. 乳腺癌病人术后去势手术。

【用物准备】

1. 器械　大包、碗。

2. 敷料　剖腹包、剖腹被、手术衣。

3. 一次性用物 导尿包、手套、刀片，吸引皮条及头、电刀笔，清洁片，生理盐水，粘贴巾，伤口敷料，1/0、2/0、3/0 丝线、4/0 三角针、可吸收线等。

4. 仪器 电凝器。

【麻醉与体位】硬膜外或全麻；仰卧位。

【手术步骤与配合】

手术步骤	手术配合
1. 消毒铺单	同常规
2. 切皮	腹正中切口
3. 离断骨盆漏斗韧带	用弯分离钳近卵巢门处钳夹牵拉骨盆漏斗韧带，充分暴露骨盆漏斗韧带，同时检查输尿管在盆腔的行径，以防损伤，用电刀切断骨盆漏斗韧带
4. 离断输尿管峡部	弯分离钳牵拉输卵管，显露输卵管峡部，用电刀切断输卵管峡部
5. 离断卵巢固有韧带	弯分离钳钳夹并暴露固有韧带，在卵巢和子宫之间用电刀切断卵巢固有韧带，切除附件，大圆针 1/0 幕丝线缝扎或者 1/0 可吸收线缝扎
6. 缝合伤口	创面彻底止血，逐层关腹，清点纱布、缝针、器械，4/0 三角针可吸收线缝合切口，贴好敷贴

【注意事项】

做好患者的心理护理，该例手术患者往往担心卵巢、输卵管的切除会影响生理功能和生活质量，针对此顾虑，进行有关知识的讲解。

第五节　腹腔镜下全子宫切除手术配合护理常规

【应用解剖】

1. 子宫呈梨状，分为底、体、颈三部分。子宫体呈三角形，愈向下愈狭窄。子宫体两上角与输卵管相通，下方经内口与颈部管道连接。子宫位于膀胱与直肠之间，子宫颈两侧为子宫动、静脉及输尿管终末端。

2. 子宫的主要韧带有子宫阔韧带（限制子宫向两侧移动）、子宫主韧带（固定子宫颈，防止子宫脱垂）、子宫圆韧带（使子宫保持前倾位）。

3. 卵巢为一对扁椭圆形的性腺，产生卵子及性激素。成年妇女的卵巢 4 cm×3 cm× 1 cm 大，重 5～6 g，呈灰白色；绝经后卵巢萎缩变小变硬。卵巢外侧以骨盆漏斗韧带连于骨盆壁，内侧以卵巢固有韧带与子宫连接。

4. 输卵管长 7～15 cm，内端借输卵管子宫口通子宫，外端又借输卵管腹腔口通腹腔，输卵管由内向外可分为四部分：子宫部、峡部、壶腹部、漏斗部。输卵管伞部的管壁由黏膜，肌层和浆膜三层构成。

5. 输卵管行于子宫阔韧带上缘，包于韧带前、后两层之间。输卵管系膜内含有至输卵管的血管、淋巴结和神经。

6. 输卵管为腹膜内位器官,移动度大,左侧输卵管与小肠和乙状结肠相邻,右侧与小肠阑尾接触。

7. 输卵管的血液供应主要由子宫动脉和卵巢动脉的分支供应。静脉一部分入卵巢静脉丛,一部分入阴道静脉丛;淋巴回流入腰淋巴结;神经支配来自卵巢神经丛和子宫阴道丛。

【适应证】

1. 多发性子宫肌瘤或宫颈肌瘤,年龄≥50岁,要求全子宫切除者。

2. 重度子宫内膜病变(复杂性增生过长、不典型增生、多发性息肉、黏膜下肌瘤)合并临床症状,年龄≥50岁者。

3. 重度子宫颈病变(CIN-Ⅲ、CLS)等,且年龄≥45岁者。

4. 重度子宫内膜异位症或子宫腺肌病需行子宫切除者。

5. 早期子宫内膜癌病人。

6. 子宫颈癌Ⅰa期病人。

【用物准备】

1. 器械　妇科腹腔镜器械(30°镜头及常用腹腔镜器械)、妇科包、LC包。腔镜用Ligasure刀头、腔镜用超声刀头(备用)、杯状举宫器。

2. 敷料　剖腹被、手术衣。

3. 一次性用物　导尿包、5 ml注射器,无菌保护套(150 cm×14 cm)、1/0大圆针可吸收线,2/0圆针可吸收线、美敷。

4. 仪器　腹腔镜设备(摄像主机、显示器、气腹机、冷光源、)、Ligasure能量平台、超声刀(备用)。

【麻醉与体位】全麻;改良膀胱截石位。

【手术步骤与配合】

手术步骤	手术配合
1. 全麻及体位	全麻后取改良膀胱截石位
2. 放置举宫杯	常规消毒铺巾,留置尿管;窥阴器扩张阴道,暴露宫颈,钳夹宫颈,根据宫颈的大小,选择并正确安放型号适当的举宫杯,使宫腔内操作杆达到宫底部
3. 选择穿刺点	于下腹部作4个穿刺孔,置入手术器械,举起子宫,探查子宫及附件
4. 离断附件	用Ligasure距宫角2 cm处切断双侧圆韧带、输卵管峡部及卵巢固有韧带,附件切除者直接凝、切双侧骨盆漏斗韧带,切断卵巢来源的子宫血供
5. 分离膀胱宫颈间隙	用弯钳顺着同一方向剪开并提起膀胱腹膜反褶,切断宫颈间隙组织,Ligasure下推膀胱至宫颈外口以下1 cm左右;用剪刀分离并剪开阔韧带前后叶,游离宫旁疏松组织,暴露双侧子宫上行支,Ligasure直接在子宫峡部与宫角中间处钳夹子宫血管上行支并电凝切断

手术步骤	手术配合
6. 离断骶、主韧带	用 Ligasure 紧靠宫颈切断子宫骶骨韧带,同法处理主韧带
7. 离断阴道穹窿	用电凝钩沿阴道穹窿部环形切断阴道壁,取出举宫器,经阴道取出子宫。如子宫过大,用粉碎器小化子宫后再取出。用自制球形手套(手套内塞 2 块纱布,并将手套开口处扎紧)放入阴道内防止腹腔内气体泄漏
8. 缝合阴道残端	腹腔镜下用 1/0 大圆针可吸收线,锁扣式连续缝合阴道残端
9. 检查盆腔	生理盐水冲洗盆腔,创面彻底止血,检查输尿管有蠕动且无扩张,用止血纱布覆盖创面
10. 缝合切口	取出阴道橡胶手套,排空腹腔内的 CO_2,撤除内镜器械,2/0 圆针可吸收线缝合切口,贴好敷贴

【注意事项】

1. 手术中使用设备较多,术前仔细检查,确保设备正常运行。

2. 术中调节体位密切观察病人的生命体征情况,如有异常及时和麻醉医师、手术医生联系。头低足高后头板应略抬高,防止眼部充血。肩托和肩部之间应垫有软垫,防止病人术后肩痛。

3. 处理血管时,及时调节电刀功率至 20 W 左右。

4. 术后缓慢放平病人下肢,并帮助病人按摩双下肢,防止静脉血栓的形成。

第六节 腹腔镜下次全子宫切除手术配合护理常规

【应用解剖】

1. 子宫呈梨状,分为底、体、颈三部分。子宫体呈三角形,愈向下愈狭窄。子宫体两上角与输卵管相通,下方经内口与颈部管道连接。子宫位于膀胱与直肠之间,子宫颈两侧为子宫动、静脉及输尿管终末端。

2. 子宫的主要韧带有子宫阔韧带(限制子宫向两侧移动)、子宫主韧带(固定子宫颈,防止子宫脱垂)、子宫圆韧带(使子宫保持前倾位)。

3. 卵巢为一对扁椭圆形的性腺,产生卵子及性激素。成年妇女的卵巢 4 cm×3 cm×1 cm 大,重 5~6 g,呈灰白色;绝经后卵巢萎缩变小变硬。卵巢外侧以骨盆漏斗韧带连于骨盆壁,内侧以卵巢固有韧带与子宫连接。

4. 输卵管长 7~15 cm,内端借输卵管子宫口通子宫,外端又借输卵管腹腔口通腹腔,输卵管由内向外可分为四部分:子宫部、峡部、壶腹部、漏斗部。输卵管伞部的管壁由黏膜,肌层和浆膜三层构成。

5. 输卵管行于子宫阔韧带上缘,包于韧带前、后两层之间。输卵管系膜内含有至输卵管的血管、淋巴结和神经。

6. 输卵管为腹膜内位器官,移动度大,左侧输卵管与小肠和乙状结肠相邻,右侧与小肠阑尾接触。

7. 输卵管的血液供应主要由子宫动脉和卵巢动脉的分支供应。静脉一部分入卵巢静脉丛，一部分入阴道静脉丛；淋巴回流入腰淋巴结；神经支配来自卵巢神经丛和子宫阴道丛。

【适应证】

1. 子宫腺肌瘤须行子宫切除而坚决要求保留宫颈者。

2. 多发子宫肌瘤（≥6 个）须行子宫切除而要求保留宫颈者。

3. 因其他疾病须切除子宫而保留宫颈者。

【用物准备】

1. 器械　妇科腹腔镜器械（30°镜头及常用腹腔镜器械）、腹腔镜包、妇科包、动力粉碎装置包、腔镜用 Ligasure 刀头。

2. 敷料　剖腹被、手术衣。

3. 一次性用物　11 号刀片、5 ml 注射器、导尿包、无菌保护套（15 cm×14 cm）、美敷、2/0 圆针可吸收线、1 号可吸收线（用于套扎）。

4. 仪器　腹腔镜设备（摄像主机、显示器、气腹机、冷光源）、动力粉碎装置主机、Ligasure 能量平台。

【麻醉与体位】

全麻；改良膀胱截石位。

【手术步骤与配合】

手术步骤	手术配合
1. 消毒铺单，建立操作孔	同常规
2. 离断附件	Ligasure 切断双侧圆韧带、输卵管峡部及卵巢固有韧带
3. 套扎子宫	1 号可吸收线套扎圈结扎子宫峡部及子宫动脉上行支，将套扎线拉紧，再打两个方结
4. 粉碎宫体	取出左下腹麦氏点处穿刺器，11 号刀片延长此操作切口，根据宫体大小置入 15 mm 或 20 mm 穿刺器，穿刺器内放置旋切刀管，动力粉碎器马达与主机连接。大抓钳钳夹宫体，开启动力粉碎器马达开关，切割宫体成条索状并逐一取出；当旋切至套扎线时，检查套扎线与残端组织间的距离，一般保留套扎线上残端组织 0.5～1 cm，用旋切刀管粉碎宫体时，举宫器应根据实际操作情况略退出一点
5. 再次套扎残留子宫	为防止第一次套扎留有空隙，1 号可吸收线以同样方式再次套扎子宫下段近宫颈内口水平
6. 处理残端	用剪刀剪去残端剩余宫体组织，双极电凝宫颈残端子宫动脉和宫颈管残腔内膜，防止子宫内膜脱落导致医源性的子宫内膜异位症
7. 缝合切口	生理盐水彻底冲洗盆腔，创面彻底止血，排空腹腔内 CO_2，撤除内镜器械，2/0 可吸收线缝合切口，贴好敷贴

【注意事项】

1. 手术中使用设备较多,术前仔细检查,确保设备正常运行。

2. 术中调节体位密切观察病人的生命体征情况,如有异常及时和麻醉医师、手术医生联系。头低足高后头板应略抬高,防止眼部充血。肩托和肩部之间应垫有软垫,防止病人术后肩痛。

3. 处理血管时,及时调节电刀功率至 20 W 左右。

4. 术后缓慢放平病人下肢,并帮助病人按摩双下肢,防止静脉血栓的形成。

第七节　子宫颈癌手术配合护理常规

【应用解剖】

1. 子宫呈梨状,分为底、体、颈三部分。子宫体呈三角形,愈向下愈狭窄。子宫体两上角与输卵管相通,下方经内口与颈部管道连接。子宫位于膀胱与直肠之间,子宫颈两侧为子宫动、静脉及输尿管终末端。

2. 子宫的主要韧带有子宫阔韧带(限制子宫向两侧移动)、子宫主韧带(固定子宫颈,防止子宫脱垂)、子宫圆韧带(使子宫保持前倾位)。

3. 卵巢为一对扁椭圆形的性腺,产生卵子及性激素。成年妇女的卵巢 4 cm×3 cm×1 cm 大,重 5～6 g,呈灰白色;绝经后卵巢萎缩变小变硬。卵巢外侧以骨盆漏斗韧带连于骨盆壁,内侧以卵巢固有韧带与子宫连接。

4. 输卵管长 7～15 cm,内端借输卵管子宫口通子宫,外端又借输卵管腹腔口通腹腔,输卵管由内向外可分为四部分:子宫部、峡部、壶腹部、漏斗部。输卵管伞部的管壁由黏膜,肌层和浆膜三层构成。

5. 输卵管行于子宫阔韧带上缘,包于韧带前、后两层之间。输卵管系膜内含有至输卵管的血管、淋巴结和神经。

6. 输卵管为腹膜内位器官,移动度大,左侧输卵管与小肠和乙状结肠相邻,右侧与小肠阑尾接触。

7. 输卵管的血液供应主要由子宫动脉和卵巢动脉的分支供应。静脉一部分入卵巢静脉丛,一部分入阴道静脉丛;淋巴回流入腰淋巴结;神经支配来自卵巢神经丛和子宫阴道丛。

【适应证】宫颈浸润癌Ⅰb～Ⅱa 期,Ⅰa 期中有脉管浸润及融合性浸润者。

【用物准备】

1. 器械　大包、深部器械包、血管吻合包、子宫切除包、经腹 Ligasure 刀头、经腹超声刀头。

2. 敷料　剖腹包、剖腹被、手术衣。

3. 一次性用物　23 号和 10 号刀片、50 ml 注射器、吸引器管及铁头吸引器、电刀头、粘贴巾、美敷、可吸收线(1/0、2/0)、PDSⅡ缝线、扁形引流管、引流袋、纱垫等。

4. 仪器　Ligasure 能量平台、超声刀。

【麻醉与体位】全麻;仰卧位。

【手术步骤与配合】

广泛性子宫切除

手术步骤	手术配合
1. 消毒铺单	皮肤消毒剂消毒皮肤,协助术者铺无菌单
2. 连接设备	器械护士将电刀及吸引装置整理好递予巡回护士,由其连接相应设备,操作端妥善固定于手术台上
3. 进腹	术者用 23 号刀切开皮肤,用电刀逐层进腹,上腹腔牵开器暴露腹腔,并用盐水纱布保护切口,纱垫置于腹腔挡住肠管
4. 暴露子宫,上提子宫	子宫暴露后,用双爪钳夹住子宫并上提,或用两把妇科大弯钳夹住两侧子宫角上提子宫
5. 离断骨盆漏斗韧带、圆韧带	用 Ligasure 切断双侧骨盆漏斗韧带,超声刀或剪刀剪阔韧带前叶达圆韧带,电刀电凝止血,或用剪刀剪开胖圆针 0 号慕丝线结扎
6. 分离膀胱宫颈间隙	用弯分离钳提起靠近圆韧带的腹膜,超声刀切开膀胱腹膜反褶,Ligasure 钝性分离膀胱宫颈间隙,推开宫颈旁疏松组织和膀胱至宫颈外口 3~4 cm,暴露膀胱子宫颈韧带,电刀电凝止血
7. 分离直肠阴道间隙	用超声刀在子宫骶骨韧带下 2 cm 处切开直肠阴道反褶,Ligasure 钝性分离直肠阴道后壁间隙,推直肠达宫颈外口 3~4 cm
8. 打开血管“隧道”	用超声刀或剪刀充分暴露子宫血管,用直角钳分离输尿管和子宫血管之间的间隙,缝扎子宫血管的近端和远端,用剪刀剪断
9. 打开韧带“隧道”	用超声刀分离输尿管,暴露输尿管“隧道”入口,弯分离钳夹输尿管两侧的结缔组织,直角钳分离子宫颈韧带,用 Ligasure 切断
10. 离断子宫骶、主韧带	用超声刀分离直肠侧窝,在阴道直肠窝与直肠窝之间充分暴露子宫骶骨韧带,用 Ligasure 切断;同法分离膀胱侧窝,充分暴露主韧带,贴近盆壁用 Ligasure 切断
11. 切除子宫	用 10 号刀将宫颈外口以下 3 cm 处切断阴道旁组织;距宫颈外口 3 cm 处环形切断阴道,取出子宫;用碘伏棉球消毒阴道残端,阴道内置碘伏小纱布 1 块,用 1/0 大圆针可吸收线锁扣式连续缝合阴道残端

续　表

盆腔淋巴结清扫

手术步骤		手术配合
1. 清扫右侧淋巴结	清扫髂总淋巴结	巡回护士调整手术床稍左倾,阴道残端缝合完后,用温生理盐水彻底冲洗盆腔,创面彻底止血;用弯分离钳或直角钳、超声刀分离髂总动脉前与髂总淋巴结之间的组织,剪除淋巴结,遇小血管用电刀止血或中号钛夹夹闭
	清扫髂外淋巴结	用无损伤钳夹髂外动脉,用超声刀清除髂外动脉上的淋巴结及其组织,在靠近髂总动脉分叉处,用弯分离钳钳夹并用超声刀剪除淋巴及其组织
	清扫髂内淋巴结	显露髂内动脉,用上述同样方法清除髂内动脉上的淋巴结及其组织
	清扫闭孔淋巴结	暴露闭孔神经,在闭孔神经上方钝性清扫闭孔淋巴结
2. 清扫左侧淋巴结		巡回护士调整手术床稍右倾,按照清扫右侧淋巴结的方法处理左侧淋巴结
3. 缝合切口		冲洗盆腔,证实无出血后,置入扁形引流管,清点无误后,PDSⅡ关腹,贴好敷贴

【注意事项】

1. 术中密切观察病人的生命体征情况,如有异常及时和麻醉医师、手术医生联系。若需留取盆腔冲洗液或腹水,需在抽取的盆腔冲洗液中加入肝素抗凝。

2. 清扫淋巴时,巡回护士应调整手术床使手术侧稍高,以减少出血。

3. 器械护士要将切下的淋巴结准确放置对应的标本袋内。

4. 手术时间较长,注意受压部位的保护,防止压疮的形成。

第八节　腹腔镜下子宫颈癌手术配合护理常规

【应用解剖】

1. 子宫呈梨状,分为底、体、颈三部分。子宫体呈三角形,愈向下愈狭窄。子宫体两上角与输卵管相通,下方经内口与颈部管道连接。子宫位于膀胱与直肠之间,子宫颈两侧为子宫动、静脉及输尿管终末端。

2. 子宫的主要韧带有子宫阔韧带(限制子宫向两侧移动)、子宫主韧带(固定子宫颈,防止子宫脱垂)、子宫圆韧带(使子宫保持前倾位)。

3. 卵巢为一对扁椭圆形的性腺,产生卵子及性激素。成年妇女的卵巢 4 cm×3 cm×1 cm 大,重5～6 g,呈灰白色;绝经后卵巢萎缩变小变硬。卵巢外侧以骨盆漏斗韧带连于骨盆壁,内侧以卵巢固有韧带与子宫连接。

4. 输卵管长 7～15 cm,内端借输卵管子宫口通子宫,外端又借输卵管腹腔口通腹腔,输卵管由内向外可分为四部分:子宫部、峡部、壶腹部、漏斗部。输卵管伞部的管壁由黏膜,肌层和浆膜三层构成。

5. 输卵管行于子宫阔韧带上缘,包于韧带前、后两层之间。输卵管系膜内含有至输卵管的血管、淋巴结和神经。

6. 输卵管为腹膜内位器官,移动度大,左侧输卵管与小肠和乙状结肠相邻,右侧与小肠阑尾接触。

7. 输卵管的血液供应主要由子宫动脉和卵巢动脉的分支供应。静脉一部分入卵巢静脉丛,一部分入阴道静脉丛;淋巴回流入腰淋巴结;神经支配来自卵巢神经丛和子宫阴道丛。

【适应证】宫颈浸润癌Ⅰb～Ⅱa期,Ⅰa期中有脉管浸润及融合性浸润者。

【用物准备】

1. 器械　妇科腹腔镜器械(30°镜头及常用腹腔镜器械)、腹腔镜包、妇科包、超声刀头、腔镜用 10 mm Ligasure,无损伤钳、Hem-o-Lok 夹及配套施夹钳、杯状举宫器。

2. 敷料　剖腹被、手术衣。

3. 一次性用物　11 号刀片、10 ml 或 20 ml 注射器、吸引器管、直头输血器、无菌保护套(15 cm×14 cm)、敷贴、可吸收线(1/0、2/0)、扁形引流管、引流袋。

4. 仪器　腹腔镜设备(摄像主机、显示器、气腹机、冷光源)、ForceTriad 能量平台、超声刀等。

【麻醉与体位】全麻;改良膀胱截石位。

【手术步骤与配合】

广泛性子宫切除

手术步骤	手术配合
1. 消毒铺单	皮肤消毒剂消毒皮肤,协助术者铺无菌单
2. 连接设备	器械护士将摄像头数据线、导光束、单双级电凝线、注气管、抽吸管、冲洗装置整理好,交待巡回护士,由其连接相应设备,操作端妥善固定于手术台上
3. 举宫	气囊导尿管导尿,窥阴器扩开阴道,暴露出宫颈,碘伏棉球消毒宫颈及阴道,用宫颈钳夹住宫颈前唇,探针探查子宫位置、大小和深度,安放杯状举宫器固定
4. 建立气腹	碘伏棉球再次消毒脐孔,用 11 号刀片在脐轮下缘 0.5 cm 做一横切口,长约 1.5 cm,两把布巾钳提起腹壁,用气腹针垂直或 45°角穿刺入腹腔,将抽有生理盐水的注射器接到气腹针上,拔出注射器针栓,生理盐水能顺利流注,证实气腹针已入腹腔,连接注气管,打开气腹机充气开关,建立气腹
5. 建立操作孔	在脐部切口置入 1 个 12 mm 穿刺器,将 30°镜放入腹腔,全面观察子宫、卵巢、输卵管及盆腔其他脏器,调整手术体位为臀高头低位,头板略抬高,依次在右、左下腹部麦氏点建立 1 个 5 mm 操作孔和 10 mm 操作孔,在耻骨联合上缘 2 cm 偏左2～3 cm处建立 1 个 5 mm 操作孔
6. 离断骨盆漏斗韧带、圆韧带	用 Ligasure 切断双侧骨盆漏斗韧带,超声刀或剪刀剪开阔韧带前叶达圆韧带,双极电凝止血

手术步骤	手术配合
7. 分离膀胱宫颈间隙	用弯分离钳提起靠近圆韧带的腹膜,超声刀切开膀胱腹膜反褶,Ligasure 钝性分离膀胱宫颈间隙,推开宫颈旁疏松组织和膀胱至宫颈外口 3~4 cm,暴露膀胱子宫颈韧带,双极电凝止血
8. 分离直肠阴道间隙	用超声刀在子宫骶骨韧带下 2 cm 处切开直肠阴道反褶,Ligasure 钝性分离直肠阴道后壁间隙,推直肠达宫颈外口 3~4 cm
9. 打开血管"隧道"	用超声刀或剪刀充分暴露子宫血管,用直角钳分离输尿管和子宫血管之间的间隙,Hen-o-Lok 夹闭子宫血管的近端和远端,用剪刀剪断
10. 打开韧带"隧道"	用超声刀分离输尿管,暴露输尿管"隧道"入口,弯分离钳钳夹输尿管两侧的结缔组织,直角钳分离子宫颈韧带,用 Ligasure 切断
11. 离断子宫骶、主韧带	用超声刀分离直肠侧窝,在阴道直肠窝与直肠窝之间充分暴露子宫骶骨韧带,用 Ligasure 切断;同法分离膀胱侧窝,充分暴露主韧带,贴近盆壁用 Ligasure 切断
12. 切除子宫	用电凝钩或超声刀在宫颈外口以下 3 cm 处切断阴道旁组织;距宫颈外口 3cm 处环形切断阴道,从阴道取出子宫;根据术者习惯,经腹腔镜下用1/0大圆针可吸收线锁扣式连续缝合阴道残端

盆腔淋巴结清扫

手术步骤		手术配合
1. 清扫右侧淋巴结	清扫髂总淋巴结	阴道残端缝合完后,用温生理盐水彻底冲洗盆腔,创面彻底止血;用弯分离钳或直角钳、剪刀分离髂总动脉前与髂总淋巴结之间的组织,剪除淋巴结,遇小血管用双极电凝止血或中号钛夹夹闭
	清扫髂外淋巴结	用无损伤钳夹髂外动脉,用超声刀清除髂外动脉上的淋巴结及其组织,在靠近髂总动脉分叉处,用弯分离钳夹并剪除淋巴及其组织,遇小血管用钛夹夹闭
	清扫髂内淋巴结	显露髂内动脉,用上述方法清除髂内动脉上的淋巴结及其组织
	清扫闭孔淋巴结	暴露闭孔神经,在闭孔神经上方钝性清扫闭孔淋巴结
2. 清扫左侧淋巴结		巡回护士调整手术床稍右倾,按照清扫右侧淋巴结的方法处理左侧淋巴结
3. 缝合切口		冲洗盆腔,证实无出血后,置入扁形引流管,排空腹腔内的 CO_2,撤除内镜器械,2/0 可吸收线缝合切口,贴好敷贴

【注意事项】

1. 若需留取盆腔冲洗液或腹水,需在抽取的盆腔冲洗液中加入肝素抗凝。

2. 清扫淋巴时,巡回护士应调整手术床使手术侧稍高,以减少出血。

3. 器械护士要将切下的淋巴结准确放置在对应的标本袋内。

4. 手术时间较长,注意受压部位的保护,防止压疮的形成。

第九节　经腹子宫内膜癌手术配合护理常规

【应用解剖】

1. 子宫呈梨状,分为底、体、颈三部分。子宫体呈三角形,愈向下愈狭窄。子宫体两上角与输卵管相通,下方经内口与颈部管道连接。子宫位于膀胱与直肠之间,子宫颈两侧为子宫动、静脉及输尿管终末端。

2. 子宫的主要韧带有子宫阔韧带(限制子宫向两侧移动)、子宫主韧带(固定子宫颈,防止子宫脱垂)、子宫圆韧带(使子宫保持前倾位)。

3. 卵巢为一对扁椭圆形的性腺,产生卵子及性激素。成年妇女的卵巢 4 cm×3 cm×1 cm 大,重 5~6 g,呈灰白色;绝经后卵巢萎缩变小变硬。卵巢外侧以骨盆漏斗韧带连于骨盆壁,内侧以卵巢固有韧带与子宫连接。

4. 输卵管长 7~15 cm,内端借输卵管子宫口通子宫,外端又借输卵管腹腔口通腹腔,输卵管由内向外可分为四部分:子宫部、峡部、壶腹部、漏斗部。输卵管伞部的管壁由黏膜,肌层和浆膜三层构成。

5. 输卵管行于子宫阔韧带上缘,包于韧带前、后两层之间。输卵管系膜内含有至输卵管的血管、淋巴结和神经。

6. 输卵管为腹膜内位器官,移动度大,左侧输卵管与小肠和乙状结肠相邻,右侧与小肠阑尾接触。

7. 输卵管的血液供应主要由子宫动脉和卵巢动脉的分支供应。静脉一部分入卵巢静脉丛,一部分入阴道静脉丛;淋巴回流入腰淋巴结;神经支配来自卵巢神经丛和子宫阴道丛。

【适应证】

1. 子宫内膜癌Ⅱ期。

2. 对Ⅲ~Ⅳ期病人,先孕激素、放射治疗或化学药物治疗,待有手术指征再行手术。

【用物准备】

1. 器械　大包、深部器械包、血管吻合包、子宫切除包、经腹 Ligasure 刀头、经腹超声刀头。

2. 敷料　剖腹包、剖腹被、手术衣。

3. 一次性用物　23 号和 10 号刀片、50 ml 注射器、吸引器管及铁头吸引器、电刀头、粘贴巾、美敷、可吸收线(1/0、2/0)、PDSⅡ缝线、扁形引流管、引流袋、纱垫等。

4. 仪器　Ligasure 能量平台、超声刀。

【麻醉与体位】全麻;仰卧位。

【手术步骤与配合】

广泛性子宫切除

手术步骤	手术配合
1. 消毒铺单	皮肤消毒剂消毒皮肤,协助术者铺无菌单
2. 连接设备	器械护士将电刀及吸引装置整理好,交待巡回护士,由其连接相应设备,操作端妥善固定于手术台上
3. 进腹	术者用 23 号刀切开皮肤,用电刀逐层进腹,上腹腔牵开器暴露腹腔,并用盐水纱布保护切口,纱垫置于腹腔挡住肠管
4. 暴露子宫,上提子宫	子宫暴露后,用双爪钳夹住子宫并上提,或用两把妇科大弯钳夹住两侧子宫角上提子宫
5. 离断骨盆漏斗韧带、圆韧带	用 Ligasure 切断双侧骨盆漏斗韧带,超声刀或剪刀剪开阔韧带前叶达圆韧带,电刀电凝止血,或用剪刀剪开胖圆针 0 号慕丝线结扎
6. 分离膀胱宫颈间隙	用弯分离钳提起靠近圆韧带的腹膜,超声刀切开膀胱腹膜反褶,Ligasure 钝性分离膀胱宫颈间隙,推开宫颈旁疏松组织和膀胱至宫颈外口 3～4 cm,暴露膀胱子宫颈韧带,电刀电凝止血
7. 分离直肠阴道间隙	用超声刀在子宫骶骨韧带下 2 cm 处切开直肠阴道反褶,Ligasure 钝性分离直肠阴道后壁间隙,推直肠达宫颈外口 3～4 cm
8. 打开血管"隧道"	用超声刀或剪刀充分暴露子宫血管,用直角钳分离输尿管和子宫血管之间的间隙,缝扎子宫血管的近端和远端,用剪刀剪断
9. 打开韧带"隧道"	用超声刀分离输尿管,暴露输尿管"隧道"入口,弯分离钳钳夹输尿管两侧的结缔组织,直角钳分离子宫颈韧带,用 Ligasure 切断
10. 离断子宫骶、主韧带	用超声刀分离直肠侧窝,在阴道直肠窝与直肠窝之间充分暴露子宫骶骨韧带,用 Ligasure 切断;同法分离膀胱侧窝,充分暴露主韧带,贴近盆壁用 Ligasure 切断
11. 切除子宫	在宫颈外口下 3 cm 处切断阴道旁组织;距宫颈外口 3 cm 处环形切断阴道,取出子宫;用碘伏棉球消毒阴道残端,阴道内置碘伏小纱布 1 块,用1/0 大圆针可吸收线锁扣式连续缝合阴道残端

盆腔淋巴结清扫

手术步骤		手术配合
1. 清扫右侧淋巴结	清扫髂总淋巴结	巡回护士调整手术床稍左倾,阴道残端缝合完后,用温生理盐水彻底冲洗盆腔,创面彻底止血;用弯分离钳或直角钳、超声刀分离髂总动脉前与髂总淋巴结之间的组织,剪除淋巴结,遇小血管用电刀止血或中号钛夹夹闭
	清扫髂外淋巴结	用无损伤钳夹髂外动脉,用超声刀清除髂外动脉上的淋巴结及其组织,在靠近髂总动脉分叉处,用弯分离钳钳夹并用超声刀剪除淋巴及其组织
	清扫髂内淋巴结	显露髂内动脉,用上述同样方法清除髂内动脉上的淋巴结及其组织
	清扫闭孔淋巴结	暴露闭孔神经,在闭孔神经上方钝性清扫闭孔淋巴结
2. 清扫左侧淋巴结		巡回护士调整手术床稍右倾,按照清扫右侧淋巴结的方法处理左侧淋巴结
3. 缝合切口		冲洗盆腔,证实无出血后,置入扁形引流管,清点无误后,PDSⅡ关腹,贴好敷贴

【注意事项】

1. 术中密切观察病人的生命体征情况,如有异常及时和麻醉医师、手术医生联系。若需留取盆腔冲洗液或腹水,需在抽取的盆腔冲洗液中加入肝素抗凝。

2. 清扫淋巴时,巡回护士应调整手术床使手术侧稍高,以减少出血。

3. 器械护士要将切下的淋巴结准确放置在对应的标本袋内。

第十节　腹腔镜下子宫内膜癌手术配合护理常规

【应用解剖】

1. 子宫呈梨状,分为底、体、颈三部分。子宫体呈三角形,愈向下愈狭窄。子宫体两上角与输卵管相通,下方经内口与颈部管道连接。子宫位于膀胱与直肠之间,子宫颈两侧为子宫动、静脉及输尿管终末端。

2. 子宫的主要韧带有子宫阔韧带(限制子宫向两侧移动)、子宫主韧带(固定子宫颈,防止子宫脱垂)、子宫圆韧带(使子宫保持前倾位)。

3. 卵巢为一对扁椭圆形的性腺,产生卵子及性激素。成年妇女的卵巢 4 cm×3 cm×1 cm 大,重 5～6 g,呈灰白色;绝经后卵巢萎缩变小变硬。卵巢外侧以骨盆漏斗韧带连于骨盆壁,内侧以卵巢固有韧带与子宫连接。

4. 输卵管长 7～15 cm,内端借输卵管子宫口通子宫,外端又借输卵管腹腔口通腹腔,输卵管由内向外可分为四部分:子宫部、峡部、壶腹部、漏斗部。输卵管伞部的管壁由黏膜,肌层和浆膜三层构成。

5. 输卵管行于子宫阔韧带上缘，包于韧带前、后两层之间。输卵管系膜内含有至输卵管的血管、淋巴结和神经。

6. 输卵管为腹膜内位器官，移动度大，左侧输卵管与小肠和乙状结肠相邻，右侧与小肠阑尾接触。

7. 输卵管的血液供应主要由子宫动脉和卵巢动脉的分支供应。静脉一部分入卵巢静脉丛，一部分入阴道静脉丛；淋巴回流入腰淋巴结；神经支配来自卵巢神经丛和子宫阴道丛。

【适应证】

1. 子宫内膜癌Ⅱ期。

2. 对Ⅲ～Ⅳ期病人，先孕激素、放射治疗或化学药物治疗，待有手术指征再行手术。

【用物准备】

1. 器械　妇科腹腔镜器械（30°镜头及常用腹腔镜器械）、腹腔镜包、妇科包、超声刀头、腔镜用 10 mm Ligasure、无损伤钳、Hem-o-Lok 夹及配套施夹钳、杯状举宫器。

2. 敷料　剖腹被、手术衣。

3. 一次性用物　11 号刀片、10 ml 或 20 ml 注射器、吸引器管、直头输血器、无菌保护套（15 cm×14 cm）、美敷、可吸收线（1/0、2/0）、扁形引流管、引流袋。

4. 仪器　腹腔镜设备（摄像主机、显示器、气腹机、冷光源）、ForceTriad 能量平台、超声刀等。

【麻醉与体位】全麻；改良膀胱截石位。

【手术步骤与配合】

广泛性子宫切除

手术步骤	手术配合
1. 消毒铺单	皮肤消毒剂消毒皮肤，协助术者铺无菌单
2. 连接设备	器械护士将摄像头数据线、导光束、单双级电凝线、注气管、抽吸管、冲洗装置整理好，交待巡回护士，由其连接相应设备，操作端妥善固定于手术台上
3. 举宫	气囊导尿管导尿，窥阴器扩开阴道，暴露出宫颈，碘伏棉球消毒宫颈及阴道，用宫颈钳夹住宫颈前唇，探针探查子宫位置、大小和深度，安放杯状举宫器固定
4. 建立气腹	碘伏棉球再次消毒脐孔，用 11 号刀片在脐轮下缘 0.5 cm 做一横切口，长约 1.5 cm，两把布巾钳提起腹壁，用气腹针垂直或 45°角穿刺入腹腔，将抽有生理盐水的注射器接到气腹针上，拔出注射器针栓，生理盐水能顺利流注，证明气腹针已入腹腔，连接注气管，打开气腹机充气开关，建立气腹

手术步骤	手术配合
5. 建立操作孔	在脐部切口置入1个12 mm穿刺器,将30°镜放入腹腔,全面观察子宫、卵巢、输卵管及盆腔其他脏器,调整手术体位臀高头低位,头板略抬高;依次在右、左下腹部麦氏点建立1个5 mm操作孔和10 mm操作孔,在耻骨联合上缘2 cm偏左2～3 cm处建立1个5 mm操作孔
6. 离断骨盆漏斗韧带、圆韧带	用Ligasure切断双侧骨盆漏斗韧带,超声刀或剪刀剪开阔韧带前叶达圆韧带,双极电凝止血
7. 分离膀胱宫颈间隙	用弯分离钳提起靠近圆韧带的腹膜,超声刀切开膀胱腹膜反褶,Ligasure钝性分离膀胱宫颈间隙,推开宫颈旁疏松组织和膀胱至宫颈外口3～4 cm,暴露膀胱子宫颈韧带,双极电凝止血
8. 分离直肠阴道间隙	用超声刀在子宫骶骨韧带下2 cm处切开直肠阴道反褶,Ligasure钝性分离直肠阴道后壁间隙,推直肠达宫颈外口3～4 cm
9. 打开血管"隧道"	用超声刀或剪刀充分暴露子宫血管,用直角钳分离输尿管和子宫血管之间的间隙,Hen-o-Lok夹闭子宫血管的近端和远端,用剪刀剪断
10. 打开韧带"隧道"	用超声刀分离输尿管,暴露输尿管"隧道"入口,弯分离钳钳夹输尿管两侧的结缔组织,直角钳分离子宫颈韧带,用Ligasure切断
11. 离断子宫骶、主韧带	用超声刀分离直肠侧窝,在阴道直肠窝与直肠窝之间充分暴露子宫骶骨韧带,用Ligasure切断;同法分离膀胱侧窝,充分暴露主韧带,贴近盆壁用Ligasure切断
12. 切除子宫	用电凝钩或超声刀切断宫颈外口以下3 cm处阴道旁组织,距宫颈外口3 cm处环形切断阴道,从阴道取出子宫;根据术者习惯,经腹腔镜下用1/0大圆针可吸收线锁扣式连续缝合阴道残端

盆腔淋巴结清扫

手术步骤		手术配合
1. 清扫右侧淋巴结	清扫髂总淋巴结	阴道残端缝合完后,用温生理盐水彻底冲洗盆腔,创面彻底止血;用弯分离钳或直角钳、剪刀分离髂总动脉前与髂总淋巴结之间的组织,剪除淋巴结,遇小血管用双极电凝止血或中号钛夹夹闭
	清扫髂外淋巴结	用无损伤钳夹髂外动脉,用超声刀清除髂外动脉上的淋巴结及其组织,在靠近髂总动脉分叉处,用弯分离钳夹并剪除淋巴及其组织,遇小血管用钛夹夹闭
	清扫髂内淋巴结	显露髂内动脉,用上述同样方法清除髂内动脉上的淋巴结及其组织
	清扫闭孔淋巴结	暴露闭孔神经,在闭孔神经上方钝性清扫闭孔淋巴结
2. 清扫左侧淋巴结		巡回护士调整手术床稍右倾,按照清扫右侧淋巴结的方法处理左侧淋巴结
3. 缝合切口		冲洗盆腔,证实无出血,置入扁形引流管,排空腹腔内的 CO_2,撤除内镜器械,2/0 三角针可吸收缝合切口,贴好敷贴

【注意事项】

1. 术中调节体位密切观察病人的生命体征情况,如有异常及时和麻醉医师、手术医生联系。头低足高后头板应略抬高,防止眼部充血。肩托和肩部之间应垫有软垫,防止病人术后肩痛。

2. 若需留取盆腔冲洗液或腹水,需在抽取的盆腔冲洗液中加入肝素抗凝。

3. 清扫淋巴时,巡回护士应调整手术床使手术侧稍高,以减少出血。

4. 器械护士要将切下的淋巴结准确放置在对应的标本袋内。

5. 术后缓慢放平病人下肢,并帮助病人按摩双下肢,防止静脉血栓的形成。

第十一节　宫腹腔镜下不孕症手术配合护理常规

【应用解剖】

1. 子宫呈梨状,分为底、体、颈三部分。子宫体呈三角形,愈向下愈狭窄。子宫体两上角与输卵管相通,下方经内口与颈部管道连接。子宫位于膀胱与直肠之间,子宫颈两侧为子宫动、静脉及输尿管终末端。

2. 子宫的主要韧带有子宫阔韧带(限制子宫向两侧移动)、子宫主韧带(固定子宫颈,防止子宫脱垂)、子宫圆韧带(使子宫保持前倾位)。

3. 卵巢为一对扁椭圆形的性腺,产生卵子及性激素。成年妇女的卵巢 4 cm×3 cm×1 cm大,重 5~6 g,呈灰白色;绝经后卵巢萎缩变小变硬。卵巢外侧以骨盆漏斗韧带连于骨盆壁,内侧以卵巢固有韧带与子宫连接。

4.输卵管长7～15 cm,内端借输卵管子宫口通子宫,外端又借输卵管腹腔口通腹腔,输卵管由内向外可分为四部分:子宫部、峡部、壶腹部、漏斗部。输卵管伞部的管壁由黏膜,肌层和浆膜三层构成。

5.输卵管行于子宫阔韧带上缘,包于韧带前、后两层之间。输卵管系膜内含有至输卵管的血管、淋巴结和神经。

6.输卵管为腹膜内位器官,移动度大,左侧输卵管与小肠和乙状结肠相邻,右侧与小肠阑尾接触。

7.输卵管的血液供应主要由子宫动脉和卵巢动脉的分支供应。静脉一部分入卵巢静脉丛,一部分入阴道静脉丛;淋巴回流入腰淋巴结;神经支配来自卵巢神经丛和子宫阴道丛。

【适应证】

1.原发和继发不孕症患者。

2.盆腔炎、输卵管积水患者。

3.并发宫腔粘连,鞍形子宫等的患者。

【用物准备】

1.器械　妇科腹腔镜器械(30°镜头及常用腹腔镜器械)、妇科包、无损伤钳、激光光纤、激光导杆、Hem-o-Lok夹及配套施夹钳。

2.敷料　剖腹被、手术衣。

3.一次性用物　11号刀片、5 ml注射器、无菌保护套(15 cm×14 cm)、敷贴、2/0可吸收线。

4.仪器　腹腔镜设备(摄像主机、显示器、气腹机、冷光源)、激光机。

【麻醉与体位】

全麻;改良膀胱截石位。

【手术步骤与配合】

手术步骤	手术配合
1.消毒、铺单	消毒皮肤,协助术者铺无菌单(腹部和会阴部)
2.连接设备	器械护士将摄像头数据线、导光束、单双级电凝线、注气管、抽吸管、冲洗装置整理好,交待巡回护士,由其连接相应设备,操作端妥善固定于手术台上
3.建立气腹	聚维酮碘棉球再次消毒脐孔,用11号刀片在脐轮下缘0.5 cm做一横切口,长约1.5 cm,两把布巾钳提起腹壁,用气腹针垂直或45°角穿刺入腹腔,将抽有生理盐水的注射器接到气腹针上,拔出注射器针栓,生理盐水能顺利流注,证明气腹针已入腹腔,连接注气管,打开气腹机充气开关,建立气腹

手术步骤	手术配合
4. 建立操作孔	在脐部切口置入 1 个 10 mm 穿刺器,将 30°镜放入腹腔,全面观察子宫、卵巢、输卵管及盆腔其他脏器,调整手术体位为臀高头低位;依次在右、左下腹部麦氏点各建立 1 个 10 mm、5 mm 操作孔
5. 探查腹腔、盆腔	腹腔镜置入后,探查腹腔,了解肝、胃、肠、大网膜等脏器;探查盆腔,了解子宫大小、活动度、附件是否异常,盆腔有无粘连
6. 分离粘连	用激光分离、并切除粘连,妥善保管切下的粘连组织,备送检
7. 在宫腔镜通液配合下进行输卵管造口、成形	用无损伤分离钳提起输卵管,激光切开积水的输卵管伞部,翻开输卵管伞反折,完全暴露输卵管伞,激光止血,予以 4/0 可吸收线,将输卵管伞端反折,固定缝合,行输卵管成形术
8. 输卵管近端阻断	使用 Hem-o-Lok 夹及配套施夹钳,将双侧输卵管峡部夹闭,以阻断输卵管通道
9. 缝合切口	用生理盐水冲洗盆腔,证实无出血后,排空腹腔内的 CO_2,撤除内镜器械,2/0 可吸收线缝合切口,贴好敷贴

【注意事项】

1. 在此手术中,激光是不可缺少的重要器械,激光纤维柔脆,需妥善放置,其使用功率应调节至 8 W 左右。

2. 粘连带易丢失,器械护士要妥善保管好标本并分开放置。

3. 病人体位为头低脚高,要注意术前放置肩托,固定好肩部,防止病人下滑坠床。要注意术中抬高头板,避免眼部充血。叮嘱扶镜头的医生注意保护病人双眼,避免把镜头直接压在病人脸部。

4. 钳夹输卵管时,使用无损伤钳固定,避免损伤输卵管。

第十二节　阴式全子宫切除、阴道前后壁修补手术配合护理常规

【应用解剖】

1. 子宫呈梨状,分为底、体、颈三部分。子宫体呈三角形,愈向下愈狭窄。子宫体两上角与输卵管相通,下方经内口与颈部管道连接。子宫位于膀胱与直肠之间,子宫颈两侧为子宫动、静脉及输尿管终末端。

2. 子宫的主要韧带有子宫阔韧带(限制子宫向两侧移动)、子宫主韧带(固定子宫颈,防止子宫脱垂)、子宫圆韧带(使子宫保持前倾位)。

3. 阴道位于真骨盆下部的中央,为性交器官及月经排出与胎儿娩出的通道。

4. 阴道前壁与膀胱和尿道邻接,后壁与直肠贴近。后壁长 10～12 cm,前壁长 7～

9 cm，平时阴道前后壁互相贴近。

【适应证】子宫脱垂、阴道前后壁松弛。

【用物准备】

1. 器械　经阴道器械包,大碗。

2. 敷料　剖腹包,剖腹被,手术衣,中单2包,FX电刀。

3. 一次性用物　一次性电刀,吸引皮条,吸引器头,14号导尿管,引流袋,小贴膜,薇乔1/0、2/0,慕丝0、2/0,大包套针,电刀清洁片,电极片。

4. 仪器　电刀。

【麻醉与体位】全麻或硬膜外;改良截石位。

【手术步骤与配合】

手术步骤	手术配合
1. 麻醉成功后取截石位,常规消毒铺单,消毒尿道口,插入导尿管放尿,夹闭尿管留置或放入金属导尿管放尿,排空膀胱	截石位的摆放,两腿外展,消毒棉球若干,14号尿管,尿袋
2. 组织钳夹住宫颈前唇向阴道外口牵拉,向阴道膀胱间隙及阴道直肠间隙内注入稀释后缩宫素,形成水囊	准备10 ml空针,缩宫素1 ml稀释生理盐水至10 ml
3. 沿阴道前壁的膀胱沟下作弧形切口,钝性分离阴道膀胱间隙及阴道直肠间隙	准备刀、艾力斯钳及血管钳,切开钳夹止血
4. 向上牵引膀胱,推开膀胱,钳夹切断双侧宫骶韧带及主韧带,双侧宫旁血管,双侧宫角部组织(包括双侧输卵管峡部,双侧卵巢固有韧带及阔韧带上缘),取下子宫	13×24胖圆针、7号丝线缝扎止血、1/0薇乔、血管钳、组织剪
5. 缝合阴道前壁及顶端,分离缝合阴道后壁,查无活动性出血,阴道填塞碘伏纱布,结束手术	2/0薇乔,填塞小纱布并注明

【注意事项】

1. 该例手术取改良截石位,老年人居多,体位摆放时切不可强行用力,骨突处用软垫保护,防止手术体位并发症。

2. 加强手术台的管理,会阴部手术,注意消毒隔离,防止器械污染。

3. 手术结束,双下肢的摆放复位不可同时,防止影响患者的血流动力学。

第十三节　全盆底重建手术配合护理常规

【应用解剖】

1. 骨盆底由多层肌肉和筋膜所组成,封闭骨盆出口,而尿道、阴道和直肠则经此贯穿而出。

2. 骨盆底的前面为耻骨联合,后面为尾骨尖,两侧为耻骨降支、坐骨升支及坐骨结节。

3. 骨盆底有三层组织:外层、中层、内层。

4. 外层(浅层筋膜与肌肉),其深面由 3 对肌肉及一括约肌组成浅肌肉层,此肌肉层的肌腱汇合于阴道外口与肛门之间,形成中心腱。

5. 中层(泌尿生殖膈),由上、下两层坚韧的筋膜及一层薄肌肉组成,覆盖于由耻骨弓与两坐骨结节所形成的骨盆出口前部三角形平面上,故亦称三角韧带。

6. 内层(盆膈),为骨盆底最里面最坚韧的一层,由肛提肌及其筋膜所组成,亦为尿道、阴道及直肠贯通。

【适应证】女性生殖器官脱垂。

【用物准备】

1. 器械　阴道手术器械。

2. 敷料　剖腹被、手术衣。

3. 一次性用物　导尿管、石蜡油、20 ml 注射器 2 个,冲洗器 1 个,盆底修复系统 1 套,2/0 可吸收线。

4. 仪器　电刀。

【麻醉与体位】硬膜外或全麻;改良截石位。

【手术步骤与配合】

手术步骤	手术配合
1. 会阴部及阴道消毒	(1) 用碘伏消毒手术区域、皮肤和阴道 3 次。消毒钳必须内外分开使用,不可混淆 (2) 放置截石位:患者取膀胱截石位,根据身高调整腿架的高度,使患者下肢呈髋关节屈曲 90°~100°,外展 45°,使膝关节弯曲 90°~100°,小腿处于水平位稍向上倾斜,两腿分开角度 80°~90°为宜;臀部超出床沿 5 cm,以利于手术的暴露和操作;一侧上肢外展于托手板上输液,另一上肢固定于身体侧边 (3) 常规铺单,准备操作者专用无菌台
2. 手术区的暴露和分离	(1) 递两把阴道拉钩暴露出子宫,递宫颈钳钳夹固定宫颈,中弯钳 2 把,一把距尿道口 4 cm 处钳夹牵引阴道壁,另一把钳夹牵引阴道前壁 (2) 递 20 ml 注射器在 2 把牵引钳中间于膀胱阴道间隙注入生理盐水,针头固定,2 个注射器抽满生理盐水交替进行,以利于此间隙分离 (3) 递尖刀在距尿道口 2 cm 处的阴道前壁作一个冠状切口达阴道膀胱间隙,潜行分离膀胱阴道筋膜达耻骨降支后缘,向左、右沿盆腔壁和坐骨棘锐性分离达盆腔侧壁的闭孔内肌,分离出阴道旁间隙 (4) 同样方法分离出下方的阴道直肠间隙和直肠旁间隙到坐骨棘和骶棘韧带水平,以利于补片的植入

手术步骤	手术配合
3. 对应体表穿刺切口的选择	(1) 对应体表作 6 个穿刺切口(因为修补网片有 6 个带头) (2) 前部 2 个分别位于尿道外口水平线与大腿根部的交界处 (3) 中部 2 个为前部穿刺点外侧 1 cm 再向下 2 cm 处 (4) 后部 2 个为肛门处缘 3 cm,再向下 3 cm 处 (5) 用尖刀切开 4 mm 的皮肤切口,作为修补系统中引导器的穿刺点和修补网片 6 个带头的固定点
4. 网片植入	(1) 取出修补系统,将导管套于穿刺引导器上,将引导器分别从体表的穿刺切口点穿入阴道旁间隙和直肠间隙 (2) 抽出引导器,再将网片导丝分别穿入相对应的导管套,导丝与网带头固定并牵引出引导器;将网片延展平铺于膀胱、阴道、直肠、阴道筋膜之间 (3) 将盆底前、中、后三部分完整托起,网片中间部分对应于阴道顶部;用直钳牵拉固定网片的 6 个带头 (4) 调整到合适位置后,2/0 可吸收线缝合阴道前、后壁上的切口,用碘伏浸湿的灭菌纱布填塞阴道,以压迫阴道壁,确保补片贴合 (5) 将露出皮肤切口的多余网带头剪掉,覆盖无菌敷料
5. 术后护理	(1) 密切观察患者生命体征,特别是老年患者和伴有心血管疾病的患者;并观察皮肤及四肢血运情况 (2) 手术植入物使用前仔细查看灭菌情况和有效期,外包装的完整性,并将其有关信息资料粘贴于手术护理记录单上,手术台上需要并确认后打开 (3) 手术结束时应整理好患者衣裤并加强患者的保暖,保护患者的隐私部位;逐一放平双腿,以免引起血压较大波动

【注意事项】

1. 该例手术取改良截石位,手术野的充分暴露非常重要。老年人居多,体位摆放时切不可强行用力,骨突处用软垫保护。

2. 手术台上管理好盆底修复系统一套,防止污染。

3. 加强手术台的管理,会阴部手术,注意消毒隔离,防止器械、耗品污染。

4. 手术结束,双下肢的摆放复位不可同时,防止影响患者的血流动力学。

第十四节　剖宫产手术配合护理常规

【应用解剖】

1. 子宫呈梨状,分为底、体、颈三部分。子宫体呈三角形,愈向下愈狭窄。子宫体两上角与输卵管相通,下方经内口与颈部管道连接。子宫位于膀胱与直肠之间,子宫颈两侧为子宫动、静脉及输尿管终末端。

2. 子宫的主要韧带有子宫阔韧带(限制子宫向两侧移动)、子宫主韧带(固定子宫颈,防止子宫脱垂)、子宫圆韧带(使子宫保持前倾位)。

3. 子宫体增大变软,足月时子宫的大小为 35 cm×22 cm×25 cm,容量为 5 000 ml,重量为 1 000 g,子宫肌细胞也变得肥大,子宫肌壁厚度增加。子宫妊娠后,收缩增加。

4. 妊娠晚期的子宫呈不同程度的右旋。妊娠期,子宫动脉由非孕时屈曲至足月时变直且增粗,是子宫主要的供血来源。

5. 子宫峡部在妊娠 12 周后,逐渐伸展拉长变薄,扩展为子宫腔的一部分(子宫下段),足月时可达 7~10 cm。宫颈临产时,宫颈管变短并出现轻度扩张。

【适应证】

1. 各种原因造成的分娩期子宫收缩异常、胎儿宫内窘迫。

2. 产妇自身骨盆或阴道异常。

3. 胎儿胎位异常及胎儿发育异常。

4. 产妇妊娠期患有各类不宜经阴道分娩的疾病。

【用物准备】

1. 器械　大包、剖宫产包、刮匙、大碗。

2. 敷料　剖腹包、剖腹被、手术衣、大纱布。

3. 一次性用物　导尿包、吸引管,20 cm×30 cm 贴膜,9 cm×20 cm 美敷,1/0、2/0 可吸收缝线数根,4/0 皮肤缝合线。

4. 仪器　婴儿辐射台、婴儿体重秤。

【麻醉与体位】硬膜外麻醉;仰卧位。

【手术步骤与配合】

手术配合	
手术步骤	手术配合
1. 消毒铺单	皮肤消毒剂消毒皮肤,协助术者铺无菌单
2. 连接设备	器械护士将吸引装置整理好交予巡回护士,由其连接相应设备,操作端妥善固定于手术台上
3. 进腹	术者用 23 号刀切开皮肤,并逐层进腹,用盐水纱布保护切口,递腹腔拉钩、大 S 拉钩暴露子宫下端
4. 切开子宫	用 10 号刀片切开子宫下端肌层,子宫剪向左右两侧剪开子宫,羊膜囊露出

续　表

手术步骤	手术配合
5. 娩出胎儿	术者血管钳钝性穿破羊膜,吸引器吸引羊水,术者右手伸入子宫内接触胎儿胎头,协助娩出;胎儿娩出后,迅速挤出新生儿口中羊水及分泌物,递2把直血管钳钳夹脐带,剪刀剪断
6. 胎盘娩出	胎儿娩出后,递有齿卵圆钳数把,夹持子宫宫体剪开部位;2 ml缩宫素宫体注射,取方盘放置胎盘
7. 处理子宫内膜	卵圆钳夹持干纱布擦拭宫腔,清洁宫腔内残留的子宫内膜组织,探查宫颈的卵圆钳弃于台下
8. 清点纱布	器械护士与巡回护士共同清点纱布、器械,用1/0可吸收缝线连续缝合子宫壁肌层和浆膜层
9. 缝合切口	检查腹腔,再次清点纱布、器械,1/0可吸收缝线逐层缝合腹壁、肌肉,2/0可吸收缝线缝合皮下,4/0可吸收缝线缝合皮肤,美敷覆盖切口

婴儿护理

步骤	配合
1. 铺设婴儿台	婴儿包被铺于操作台上,打开婴儿辐射台开关,加热操作台面
2. 连接吸痰管	将无菌单铺于包被之上,打开脐带护理包,脐圈和无菌吸痰管,连接吸引装置
3. 协助护理	助产士将婴儿从手术台接下,置于辐射台上的无菌单上,断脐、查体、采集脚印,巡回护士协助处理相关事宜
4. 协助称重	巡回护士调试婴儿体重秤,协助称体重
5. 包裹胎儿	助产士包被包裹胎儿送回病房

【注意事项】

1. 手术涉及产妇和胎儿,术前的准备工作要充分完备,避免手术当中混乱。

2. 为预防麻醉后仰卧位低血压的发生应提前进行适量的扩容。

3. 胎儿娩出前,将器械放置妥当,防止碰伤新生儿。

4. 胎儿娩出后及时进行静脉的缩宫素滴注,预防术中出血。同时观察吸引量和台上出血量,统计术中出血总量。

5. 注射器的保护帽妥善保管,避免遗留宫腔或腹腔。

6. 擦拭宫腔的海绵钳视为污染,不能随意放置。

7. 接触宫腔的0号可吸收缝线不能用于关闭腹膜反折或腹膜,以免造成内膜种植。

8. 配合助产士护理出生的新生儿和称重,必要时配合抢救。

第七章　耳鼻咽喉科手术配合护理常规

第一节　腭咽成型手术配合护理常规

【应用解剖】

咽是呼吸道和消化道上端的共同通道,上宽下窄、前后扁平略呈漏斗形。自上而下分鼻咽、口咽和喉咽三部分。口咽又称中咽,是口腔向后方的延续部,介于软腭与会厌上缘平面之间,上接鼻咽,下续喉咽。通常所谓咽部即指此区。前方经咽峡与口腔相通。

所谓咽峡,系由上方的悬雍垂和软腭游离缘、下方舌背、两侧舌腭弓和咽腭弓共同构成的一个环形狭窄部分。侧壁由软腭向下分出两腭弓,居前者称舌腭弓,居后者称咽腭弓,两弓之间为扁桃体窝,(腭)扁桃体即位于其中。

咽及咽峡的血液供应很丰富,均来自颈外动脉的分支。

【适应证】

1. 鼾声响度大于 60 dB。

2. 阻塞型睡眠呼吸暂停综合征(OSAS),睡眠期每次憋气 10 秒以上,每 7 小时睡眠呼吸暂停 30 次以上。

3. 呼吸暂停时伴血氧饱和度下降。

【麻醉与体位】鼻插管全麻;颈过伸位,垫高肩部,头向后仰,头圈固定头部。

【用物准备】

1. 器械　扁桃体切除包,戴维氏开口器。

2. 敷料　扁桃体切除包内敷料。

3. 一次性物品　电刀头,12 号刀片,3/0 丝线,整形套针,吸引管,无菌手套,根据术者需要备超声刀及五官科超声刀头。

【手术步骤及配合】

手术步骤	手术配合
1. 摆体位,放置器械托盘,眼睛保护	器械托盘固定于患者胸前上方,高度合适;红霉素或金霉素眼膏涂于双眼
2. 常规消毒、铺单	0.5%碘伏及纱布消毒面部皮肤和口腔黏膜,两块小开刀巾包头,然后铺甲状腺单,开口端铺于头两侧,下端覆盖器械托盘,托盘上加盖一块小开刀巾
3. 连接电刀头、吸引器装置;按需要连接超声刀,放置开口器	调节电刀输出功率,协助固定开口器

手术步骤	手术配合
4. 沿舌腭弓外侧 0.5 cm 做弧形切开,起自扁桃体下极,上达悬雍垂基部;后转向切开咽腭弓与扁桃体交接处黏膜	递刀(7 号刀柄、12 刀片)及电刀或超声刀,用扁桃抓钳或扁桃钳钳夹提拉切除组织,干棉球压迫、电刀止血
5. 切除扁桃体,修剪咽腭弓、软腭及悬雍垂处的黏膜,悬雍垂可全部切除也可适当保留上 1/3	递扁桃剥离子、扁桃剪,扁桃体可圈套器切除或电刀切除,套好圈套器钢丝备用,注意保持吸引通畅
6. 缝合切缘,关闭扁桃体死腔	清点棉球及小纱布,清理口腔积血,递 6×14 圆针、3/0 丝线间断缝合
7. 观察咽腔宽畅程度,有无渗血及软腭活动度	延迟清理器械,做好止血及再次缝合准备

【注意事项】

1. 此手术患者大多体形偏胖,术中摆体位、使用电刀及术后搬运时注意安全护理,防止意外伤害的发生。

2. 术前检查患者牙齿情况,有无假牙、松动牙及残缺牙,针对情况做相应处理,避免意外及纠纷发生。开口器的牙托部分套硅胶或乳胶套后再使用。

3. 防窒息发生,备好窒息所需抢救用品,如负压吸引装置、喉镜等,注意防止因术者操作牵拉使气管导管脱出、漏气等,术后延迟拔管或带管回病房。

4. 对带管回病房患者做好心理疏导工作。

第二节 经鼻内镜鼻窦手术配合护理常规

【应用解剖】鼻窦是围绕鼻腔的含气腔,包括额窦、蝶窦、筛窦、上颌窦。额窦位于额骨内,眉弓的后方,开口于中鼻道;筛窦是筛骨迷路内的蜂窝状小腔,分前、中、后三群,前、中群开口于中鼻道,后群开口于上鼻道;上颌窦位于鼻腔两侧的上颌骨内,开口于中鼻道;蝶窦开口于蝶筛隐窝。

【适应证】

1. 慢性及慢性复发性鼻窦炎保守治疗无效者。

2. 鼻息肉。

3. 霉菌性鼻窦炎。

4. 慢性泪囊炎。

5. 鼻腔、鼻窦良性肿瘤切除。

6. 鼻腔、鼻窦恶性肿瘤探查与早期鼻腔、鼻窦恶性肿瘤的切除。

7. 难治性鼻腔止血。

8. 鼻、鼻窦、眶内和颅底异物取出等。

此外,鼻内镜手术的应用还可以扩大到鼻神经外科或鼻眼相关外科领域。

【麻醉与体位】全身麻醉;仰卧位,头部置头圈。

【用物准备】

1. 器械 鼻内镜包,鼻内镜特殊器械。

2. 敷料　剖腹被,手术衣。

3. 一次性物品　鼻通或盐酸肾上腺素,吸引器管,无菌保护套(14 cm×20 cm),20 ml 注射器,一次性切割吸引器头。

4. 内镜及仪器　鼻内镜镜头 0°、30°、70°;内镜摄像系统(摄像头、监视器等),冷光源;切割吸引器动力系统及手柄。

【手术步骤及配合】

手术步骤	手术配合
1. 消毒、铺单	协助麻醉,眼膏涂眼,贴膜固定气管导管,递 0.5% 碘伏消毒垫消毒面部皮肤,大开刀巾和小开刀巾包头,巾钳一把固定,小开刀巾三块围外鼻呈三角形铺单,三把巾钳固定,铺剖腹被
2. 连接内镜系统、切割吸引系统	台上台下配合,协助套保护套,连接光纤、摄像头、切割吸引手柄;协助抽取鼻通或盐酸肾上腺素,收敛鼻孔黏膜
3. 从前向后法:切除钩突,开放或切除前组筛窦,开放上颌窦自然口,开放或切除后组筛窦,开放蝶窦,开放额窦	选择合适角度镜头,递适角度和粗细的吸引器,递切割吸引器(常用型号为 18—84004 和 18—84006),及时冲洗,保证使用
4. 从后向前法:切除中鼻甲后部,暴露蝶筛隐窝,定位并开放蝶窦,再开放筛窦、额窦、上颌窦(二次手术或仅蝶窦病变者)	递中鼻甲剪,递筛窦钳及各种角度的咬骨钳和咬切钳
5. 术腔填塞	膨胀海棉或可吸收海棉或凡士林油纱条

【注意事项】

1. 做好内镜仪器、设备及器械的使用、维护和保养。

2. 术中使用切割吸引器时,应轻踩轻放,使转速呈线型变化,如遇病变黏稠吸引不畅时,随时用注射器冲洗一次性切割吸引器头和手柄,以保证正常使用,用毕手柄洗净吹干、等离子消毒备用。

3. 术后器械的预处理:注意轴节、腔隙、沟槽内的血迹和组织碎片要清理干净,防止机洗不彻底,影响下次使用。

4. 术后麻醉恢复期观察鼻腔出血情况,包括前鼻孔和经后鼻孔流入口腔以及已经吞咽的出血。

5. 术后观察眶及眶周有无肿胀、眼球运动情况及有无脑脊液鼻漏等。

第三节　全喉全下咽全食管切除、全胃上提修复手术配合护理常规

【应用解剖】

下咽又称喉咽,是口咽的延续部分,位于喉的后方及两侧,始于会厌皱襞,终于环状软骨下缘。前壁为会厌、杓会厌襞和杓状软骨所围成的喉入口;后壁平对第四至第六颈椎;侧壁为梨状窝。下咽又分为下咽上区、下咽下区(梨状窝区)、下咽后壁区和环后区。

喉既是发声器官又是呼吸门户,位于颈前正中,上通喉咽,下接气管,由软骨、韧带和肌肉构成支架,内衬黏膜。单个软骨有会厌软骨、甲状软骨和环状软骨,成对软骨有杓状软骨、楔状软骨和小角状软骨。喉腔内有重要的发声器官声带,其围成的声门是上呼吸道最狭窄的部位。喉的神经由迷走神经的分支喉上神经和喉返神经支配。

食管系消化道的一部分,上接下咽,下续贲门。成人食管全长 20～25 cm,按其通过的解剖区分为颈段、胸段和腹段。颈段食管自第六颈椎至食管入口,前为气管颈段,后为椎体,两侧有甲状腺及颈部的大血管。颈段癌可原发于食管,也可能来自下咽和喉。

胃是消化管最膨大的部分,大部分位于左季肋区,小部分位于腹上区,上端由贲门部接食管,下端由幽门部接十二指肠。上缘凹向右上方为胃小弯,下缘凸向左下方为胃大弯。分胃底、胃体和幽门部三部分。胃壁由内向外分黏膜、黏膜下层、肌层和浆膜层。胃的血管供应有六条,胃左、右动脉终支互相吻合成胃小弯动脉弓,胃网膜左、右动脉终支互相吻合成胃大弯动脉弓,另外还有来源于脾动脉的胃短动脉和胃后动脉供应胃底的血液。相应的静脉有胃左、右静脉、胃网膜左、右静脉、胃短静脉和胃后静脉。

【适应证】

1. 咽食管或颈食管癌向下扩展累及上胸段食管者。

2. 咽食管或颈食管癌向下扩展其下缘不能经颈彻底切除或不能整复者。

【麻醉与体位】全麻;仰卧位,垫高肩部,头向后仰,头下置头圈,暴露颈部及上腹部。

【用物准备】

1. 器械　颈部器械:甲亢包,全喉切除包,按需要备气管切开包和支撑喉镜器械。腹部器械:普通器械包,胸科器械包,大碗,框架拉钩两套。

2. 敷料　剖腹包,剖腹被,中单,开刀巾,手术衣。

3. 一次性物品　23 号、11 号、10 号刀片,电刀头及中长刀头,超声刀及刀头,4/0、3/0、2/0、1/0 号丝线,30 cm×50 cm 皮肤保护膜,吸引装置及吸引管 2 套,大包套针及整形套针,电刀清洁片,妇科纱条,大纱垫 2～3 块,无菌石蜡油 10～20 ml,引流管,喉套管,鼻饲管,导尿包,食管剥脱器,直线切割缝合器。

【手术步骤及配合】

手术步骤	手术配合
1. 需局麻下气管切开或支撑喉镜下取病理	备好局麻药及相应的器械包,协助麻醉师完成气管插管
2. 消毒、铺单(颈组和腹组一次性铺单,颈组洗手护士先上台,铺单后在头侧配合颈部手术,颈组所用电刀、吸引器的连接线固定于胸部,勿污染胸部以下的部位)	递0.5%碘伏纱布消毒颈部和上腹部,注意范围;常规包头,小开刀巾铺颈部切口和上腹部切口,上腹部切口粘贴30 cm×50 cm皮肤保护膜,器械托盘上铺中单,第一块剖腹被开口对上腹部切口,头端折叠置于胸部,第二块剖腹被开口对颈部切口,尾端折叠置于胸部;器械托盘上加盖开刀巾
3. 切开皮肤、皮下组织及颈阔肌	递23号刀切开皮肤,皮下递血管钳和电刀止血,干纱布拭血
4. 翻转颈阔肌皮瓣暴露颈前带状肌(牵开切口显露喉周围肌肉)	递甲状腺拉钩牵开显露
5. 离断喉外肌群	递血管钳分离夹持肌肉,递组织剪或刀(10号刀)离断,2/0丝线结扎或电凝止血
6. 分离舌骨周围组织,剪断并切除舌骨体,松动喉体	递剥离器分离舌骨,递骨剪剪除部分舌骨,生理盐水纱布拭血
7. 游离、结扎两侧喉上动脉	递花生米剥离,递小直角钳游离动脉,弯血管钳夹住,剪刀或刀断离,2/0丝线结扎或中圆针、2/0丝线贯穿缝扎;同样方法处理对侧
8. 分离并切开甲状腺峡部,游离喉体、喉体下方和食管分离,探查食管病变情况,确定食管是否需要切除,腹组手术医生和洗手护士上台,完全游离喉体后取下	递弯血管钳分离夹持,递组织剪剪开,中圆针、2/0丝线缝扎止血,盐水纱布拭血,分离下咽黏膜,将取下之喉体放入弯盘内
9. 正中进腹,探查腹腔,切断肝三角韧带,拉肝右叶向右,显露裂孔	铺腹组器械台,协助术者穿手术衣、戴手套,递电刀、吸引器、超声刀,递23号刀、纱布、有齿镊开腹,纱垫放置框架拉钩,更换盐水纱布,弯血管钳钳夹,2/0丝线结扎
10. 切断结扎胃左动脉、胃网膜左动脉,胃短动、静脉。保留胃右动、静脉,胃网膜右动、静脉分支2~3支	递S拉钩暴露术野,超声刀切断分离,无损伤镊,中、长血管钳,2/0、1/0丝线结扎
11. 管状胃的制作(3~5 cm宽)	递直线切割缝合器和闭合器(按术者要求术前备好),6×14圆针、3/0丝线或5×12圆针、4/0丝线加固浆膜层
12. 食管胸段内剥脱:在癌瘤下方的正常食管,缝荷包线,插入剥脱器的橄榄头至贲门,收紧荷包线打结;贲门上断食管,上断端用双股1/0丝线或1号丝线结扎在剥脱器的橄榄头上,用30 cm长同样丝线一头结扎在食管残端,另一头结扎在纱布卷一端(用妇科纱条制作,石蜡油、100 ml生理盐水加盐酸肾上腺素2 mg浸泡),纱布卷的另一端与袖袋胃的标记线结扎,颈部缓慢牵拉剥脱器,将食管拉出颈部切口,纱布卷经食管裂孔牵拉到食管床,停留10~15分钟(压迫、止血、扩张);将纱布卷从颈部创口拉出,胃亦随着牵拉到颈部,摆正胃的位置	协助台上医生制作纱布卷,递粗丝线、食管剥脱器(最大橄榄头),食管剥脱后由颈部拉出,由颈组护士接收、清点

手术步骤	手术配合
13. 放置腹腔引流,必要时,空肠造瘘	据术者需要备乳胶管或扁形引流管,空肠造瘘者备好空肠造瘘管
14. 仔细清点,逐层关腹,敷料包扎	9×24 圆针 1/0 丝线和 9×24 三角针 3/0 丝线关腹,或据术者要求备 1/0PDSII、钉皮机
15. 胃咽吻合	递 5×12 圆针 4/0 丝线
16. 缝合颈前肌肉	递 6×14 圆针 3/0 丝线
17. 冲洗切口,放置引流	递生理盐水 250 ml 加 0.5% 碘伏 50 ml 冲洗切口,递负压引流、三角针 3/0 丝线固定
18. 缝合气管断端造口皮肤和黏膜	递 9×24 三角针 0 号丝线
19. 清点无误后缝合切口、皮下组织及皮肤	递 6×14 圆针 3/0 丝线缝合皮下组织,三角针 3/0 丝线缝合皮肤
20. 包扎切口	纱布覆盖,胶布固定,绷带加压包扎
21. 更换喉套管	喉套管置入颈部造口处

【注意事项】

1. 此手术由耳鼻喉科和胸科医生共同完成,术前尽早和术者沟通,熟悉手术步骤,备齐用物。

2. 食管剥脱时需麻醉医师控制性降压,以减少出血,巡回护士要密切观察生命体征的变化,洗手护士关注手术出血情况,随时发现问题,及时处理。

3. 全喉切除器械和腹部器械绝对分开使用,两名洗手护士分别配合手术,以免发生腹腔感染和种植转移。

4. 颈部手术打开喉腔后注意无菌无瘤操作,及时处理接触肿瘤的器械,随时更换手套。

5. 手术用物较多,缝针、纱布用量较大,术中添加要及时记录,严格执行清点制度。

6. 术毕固定好各种管道,做好标识,防止滑脱。

第四节 乳突改良根治手术配合护理常规

【应用解剖】中耳是一含气的不规则腔道,位于颞骨岩部内,包括鼓室、咽鼓管、乳突窦、乳突小房四部分,鼓室有六个壁,上壁－盖壁,下壁－颈静脉壁,前壁－颈动脉壁,后壁－乳突壁,外侧壁－鼓膜,内侧壁－迷路壁。

【适应证】

1. 胆脂瘤局限于上鼓室、鼓窦,中、下鼓室正常或炎症轻微。

2. 鼓膜松弛部穿孔或后上边缘性穿孔,听力较好。

3. 上鼓室外侧壁有骨破坏及穿孔,而鼓膜紧张部大部分尚完好者。

【麻醉与体位】一般全麻,平卧位,患侧向上,头下置头圈。耐受力强的成年人也可采用局麻,用 1% 利多卡因加 0.1% 肾上腺素作耳颞、迷走及耳大神经阻滞麻醉,耳后乳突区皮下浸润麻醉。

【用物准备】

1. 器械 乳突包,耳用显微器械 1 套,耳科动力系统,电凝器 1 台,耳科手术显微镜。

2. 敷料 剖腹被,手术衣。

3. 一次性物品 电刀头(单极和/或双极),吸引器管,15 号刀片,甲亢套针,3/0 丝线,输血器,2 ml,5 ml 注射器各 1 个,14×200 cm 保护套 2 个,耳科动力系统手柄及钻头(切割钻及磨砂钻头),冷却管及冷却水,盐酸肾上腺素,氧氟沙星滴耳液,明胶海绵,碘仿纱条。

【手术步骤及配合】

手术步骤	手术配合
1. 切口周围皮下注射盐酸肾上腺素盐水,切皮,耳后(也可耳内)切口,分离暴露乳突骨皮质	抽取盐酸肾上腺素盐水(浓度一般 50 ml 加 2 滴),递 15 号切皮刀和小纱布,递电凝止血
2. 皮瓣向两边翻开	递乳突牵开器
3. 耳钻磨开上鼓室,清除胆脂瘤,削低面神经嵴后方骨部,清除被其掩蔽的面神经隐窝的病变组织	递耳钻,根据需要及时更换钻头,磨削过程中及时冲洗,以降温和冲净骨屑,暴露术野
4. 检查砧镫关节,清理胆脂瘤上皮,重建听骨链	根据需要递合适的耳科显微器械,及时冲洗各种吸引器头,保证通畅
5. 剪开穿孔,切除穿孔缘上皮,清除边缘的胆脂瘤上皮	递显微剪刀、吸引器
6. 修复鼓膜耳道皮瓣,覆盖上鼓室,使鼓膜与镫骨头相连接,如缺皮用耳后颞筋膜皮片覆盖	递显微器械,协助制作颞筋膜皮片
7. 用氧氟沙星滴耳液和明胶海绵、碘仿纱条作耳道填塞,固定移植皮片和外耳道皮瓣,缝合切口,加压包扎	递碘仿纱条,递 6×14 圆针和三角针 3/0 丝线逐层缝合切口,纱布包扎,绷带加压

【注意事项】

1. 正确安装、使用耳科动力系统,并注意用后的清洗、保养和维护。

2. 耳科动力系统使用过程中,随时观察冷却水的循环情况,发现问题及时处理。

3. 正确使用显微镜,并注意保养和维护。

4. 术后标本及时送检,严防遗失。

5. 术后注意观察有无面神经麻痹和迷路症状的发生。

第五节 人工电子耳蜗植入手术配合护理常规

人工耳蜗是一种为重度、极重度或全聋的成人、小儿恢复或获得听力的一种电子装置。此装置能把声音信号转变为电信号直接刺激听神经纤维,从而产生听觉。

【应用解剖】

颞骨是一对比较复杂的头颅骨,位于头颅的两侧,与蝶骨、顶骨和枕骨相连接,与听觉器官的外耳、中耳、内耳都有密切关系。颞骨由三部分组成,即鳞部、鼓部和岩乳突部。

外耳包括耳郭和外耳道两个部分。

　　中耳包括鼓室、鼓窦、乳突、咽鼓管。鼓室为颞骨内的一个含气腔,外由鼓膜与外耳道隔开,内经前庭窗和蜗窗连接内耳。前方经咽鼓管通鼻咽部,后上方经鼓窦入口通鼓窦和乳突。

　　内耳又名迷路,构造复杂,组织精密,是由本身的骨质包围埋藏在颞骨岩部里面的一个器官。

　　【适应证】成人语后聋、小儿语前聋或语后聋,经听力学检查确诊为双耳重度感音性耳聋。

　　【麻醉与体位】全麻;仰卧头侧位。

　　【用物准备】

　　1. 器械　乳突包1个,耳用显微器械1套,电钻2台,微型钻1台,电凝器1台(备单、双极电刀头),双目手术显微镜,模型1套。

　　2. 敷料　剖腹被,手术衣。

　　3. 一次性物品　脑外用粘贴巾1个(有集液袋的手术薄膜1个),显微镜套1个,橡皮筋8根,粘贴巾(7 cm×10 cm)2个,20 ml注射器1个,5 ml注射器1个,5号针头1个,15号刀片、无菌保护套1个、脑压板2个。

　　4. 其他　0.1%肾上腺素1支。

　　【手术步骤及配合】

手术步骤	手术配合
1. 切皮:采用耳后弧形或"S"形切口,距耳后沟5 mm;根据不同类型人工耳蜗植入体的需要,切口可向后上端延长5～8 cm	递15号切皮刀和纱布
2. 切口分为两层,表层为皮肤—皮下组织层,深层为肌层—骨膜层	递双极电凝止血
3. 皮瓣向前、后翻开	递乳突牵开器
4. 将骨膜层向前后剥离,暴露骨性外耳道后上壁和乳突部骨皮质	递骨膜剥离器
5. 乳突切开:用切割钻开放乳突腔,充分暴露水平半规管和砧骨短脚,保持钻头清洁,接生理盐水冲洗冷却钻头	接好电钻,注意及时冲洗吸引器头,保持其通畅
6. 开放面隐窝,暴露圆窗龛	递磨砂钻开放面隐窝
7. 磨制植入体骨床:在模板定位下用电钻于颞骨鳞部和乳突部磨出与植入体形状、大小相同的骨槽,深达2～3 mm,将接收装置放入槽内,这一骨槽则被称为人工耳蜗植入床	递模板、脑压板、骨蜡
8. 在植入床上、下两侧钻孔,供固定植入体的丝线通过	原配丝带或2/0涤纶编织线
9. 鼓岬开窗和插入电极:在圆窗龛前鼓岬上,用1 mm微型电钻开窗,进入耳蜗鼓阶;从开窗处插入人工耳蜗电极串,固定人工耳蜗植入体装置	递微型电钻和植入电极

续 表

手术步骤	手术配合
10. 电极测试,目的包括两个方面:检测电极的工作状态是否正常,检测病人是否收到了听觉刺激信号以及对此做出的反应;测试时应将手术切口复位	用无菌保护套将外接圈装入后置于接收装置的皮肤上,由于磁力吸引的缘故,两者自动吸附,然后进行电极测试
11. X线检查:耳蜗植入后,常规行耳蜗X线检查、摄片,了解电极插入的位置、插入深度以及电极是否扭曲、打结等	切口注意无菌保护,加盖开刀巾
12. 缝合切口:电极测试结果正常,逐层缝合切口,如果遇到伤口出血,使用双极电凝止血	

【注意事项】

1. 严格无菌操作。人工电子耳蜗植入手术对无菌程度的要求很高,因此,应严格按照规程铺置无菌台,认真检查器械、敷料包的消毒效果指示带,遵守无菌原则,台面如浸湿,应及时采用无菌敷料加盖,物品疑有污染立即更换,监督手术人员的无菌操作,尽量减少参观人员或谢绝参观,杜绝一切可能造成感染的因素。电子耳蜗价格昂贵,如手术因感染而导致失败,将给病人及其家属带来沉重的经济负担。

2. 器械管理是器械护士工作的关键部分,器械管理得好,手术配合才能顺利。显微器械与一般器械分开,不得投掷或碰撞。对人工耳蜗手术来说,吸引器畅通是至关重要的,因为打磨的骨屑需不断吸净,否则就无法保证术野清晰。器械护士必须注意力集中,根据术野大小、深浅等情况随时更换吸引器头并确保通畅。钻头的规格、型号多样,分为切割钻和磨砂钻,选择起来比较困难,将切割钻和磨砂钻排成两列置于阶梯架上,拿取方便,缩短了每次选择钻头的时间,提前准备好下一步所需的钻头,使工作效率提高。

第八章　口腔颌面外科手术配合护理常规

第一节　腮腺切除手术配合护理常规

【应用解剖】

腮腺是最大的唾液腺,位于颜面部的两侧,颧弓下方,外耳道的前下方,下颌支外后方,其大部分位于下颌后窝内。腮腺可分为上、外、前内及后内四面。各面隔腮腺腺鞘与下列结构毗邻:上面与外耳道及颞下颌关节后面相邻;外面邻浅筋膜;前内面邻咬肌、下颌支及翼内肌后部;后内面与乳突、胸锁乳突肌、二腹肌后腹、茎突及茎突各肌、颈内动静脉和第Ⅸ～Ⅻ对脑神经毗邻。

临床上常以面神经主干和分支将腮腺分为深、浅两叶,中间有峡部连接,面神经穿行于两叶之间。

【适应证】腮腺良、恶性肿瘤。

【麻醉与体位】全麻;颈仰卧位,肩下垫一小圆枕,头偏向健侧,病侧外耳道塞棉球保护。

【用物准备】

1. 器械　甲亢包,眼科四件套。

2. 敷料　剖腹包,手术衣,剖腹被,开刀巾。

3. 一次性物品　电刀笔,吸引管,负压球,电刀清洁片,整形缝针,幕丝线。

【手术步骤及配合】

手术步骤	手术配合
1. 一般作"S"形切口:从耳屏前作纵向切口,向下绕过耳垂至乳突前下方,再向下呈弧行绕过下颌角,距下颌角下 2 cm 继续向前延伸 2～3 cm,切开皮肤、皮下组织、颈阔肌	用美蓝划线,递切皮刀切开皮肤,两块干纱布擦拭止血;电刀切开皮下,电凝止血,吸引器吸引,中弯血管钳或 3～4 把艾力斯钳夹皮下组织,作牵引暴露,便于分离,递弯蚊钳分离组织,3/0 丝线结扎或缝扎;肌层递小弯血管钳,2/0 丝线结扎或缝扎(注意调节好电刀电凝值的大小)
2. 翻瓣:可沿腮腺嚼肌筋膜浅层、颈阔肌深面解剖分离,向前掀起皮肤及皮下组织瓣,暴露腮腺前、上、下和后缘,随之将皮瓣向两侧牵开	用电刀分离组织瓣,递小弯血管钳钳夹血管,递组织剪、2/0 丝线结扎或缝扎,组织钳牵拉组织瓣,电刀边切边止血边分离,小血管用蚊钳钳夹,3/0 丝线结扎,组织剪或眼科剪剪开
3. 寻找面神经:主要有两种方法,一种是先找出面神经总干,然后再沿总干向各分支解剖分离;另一种是先找出某一分支,沿该分支解剖分离至总干,随后沿总干向其他分支分离,该法中最常用的是先分离下颌缘支	备好蚊钳、眼科小剪刀、盐水纱布,分离出的神经用橡皮条牵引;出血时用电凝止血、蚊钳钳夹,组织剪或眼科小剪刀剪开,带 3/0、2/0 丝线结扎或缝扎
4. 切除腮腺浅叶及肿瘤:在分离出面神经的同时,用艾力斯钳夹牵拉切除的肿瘤组织,逐步将腮腺浅叶分别剪开、剥离,直至腮腺浅叶完全分离,此时腮腺浅叶及位于浅叶的肿瘤被一并切除	小弯血管钳钳夹、组织剪剪开、带 2/0 丝线结扎或缝扎,边分离边钳夹结扎,备好弯盘,注意保管切下的标本
5. 腮腺深叶切除:腮腺浅叶切除后,将面神经总干及其分支从腮腺实质中完全分离出来,并加以保护,用橡皮片提拉,分离腮腺深叶的四周并切除之	备橡皮皮片,牵引分离出的神经,分离深部组织用小血管钳,带 3/0 或 2/0 丝线结扎或缝扎
6. 冲洗及引流:用生理盐水冲洗创面,彻底止血,放置负压引流,分别用细丝线缝合皮下组织,再缝合皮肤,切口用纱布或美敷包扎,连接负压球	无菌生理盐水冲洗,放置负压球、引流管;干纱布擦拭,电凝止血,7×17 中圆针 2/0 丝线缝合;4/0 丝线 5×12 三角针缝合皮下、皮肤

【注意事项】

1. 腮腺切除术时应尽量保护面神经,操作时应仔细、轻柔,切忌强力牵拉,术中如有出血,除非出血点明确辨认,一般忌钳夹。

2. 术中应注意仔细止血,术后常规引流,防止血肿形成。

第二节 口腔颌面部恶性肿瘤联合根治手术配合护理常规

口腔颌面部各种恶性肿瘤,如舌癌、口底癌、颊癌、牙龈癌、上、下颌骨恶性肿瘤等均应考虑应用联合根治＋同期皮瓣修复术。联合根治术的特点是:手术范围大、手术时间长、危险性高、术后并发症多。

【应用解剖】口腔颌面部是口腔和颌面部的统称,其范围上至额部发际,两边到颞骨乳突垂直线,下到舌骨水平。口腔的解剖区域可分为口腔前庭部、牙及牙槽骨部、舌部、腭部及口底部等。颌面部的解剖区域可分为额部、眼眶部、眶下部、颧部、鼻部、口唇部、颏部、颊部、腮腺咬肌部、下颌下部等。

【适应证】舌癌、口底癌、颊癌、牙龈癌、上下颌骨恶性肿瘤。

【麻醉与体位】全麻;仰卧位,肩下垫一方枕,使头后仰,用头圈固定头部。

【用物准备】

1. 器械 甲亢包,下颌骨包,特殊小钛板固定手术器械一套,整形包,电锯或气锯,显微手术器械,气管切开包,电钻1套。

2. 敷料 剖腹包,剖腹被,开刀巾,中单。

3. 一次性物品 电刀笔,电刀清洁片,吸引管,整形缝针,一次性显微镜保护套,骨蜡,负压球,丝线,7/0、8/0普理灵缝线,一次性气管套管和金属气管套管。

4. 其他 手术显微镜,电池,生理盐水,肝素。

【手术步骤及配合】

以舌癌为例

手术步骤	手术配合
1. 仰卧:肩下垫软枕,头下放置头圈	(1) 双耳塞干棉球,双眼涂金霉素眼膏,并用输液贴封双眼 (2) 建立稳固的静脉通路,常规开放两路:一路用于麻醉用药,一路用于输液、输血等 (3) 麻醉完成后导尿,插鼻饲管
2. 颈淋巴清扫术的配合:常规患侧颈部矩形切口设计;切开皮肤、皮下组织及颈阔肌,于切侧锁骨上方约2cm处分离出胸锁乳突肌并切断,递圆针4号线缝扎;继续用电刀或血管钳清扫锁骨上窝、颈动脉区、颈前区、颈后三角、颏后区及颏下、颌下区等淋巴、脂肪、结缔组织,包括胸锁乳突肌;如做功能性颈清,则术中保留颈内静脉、副神经;颈清过程中注意保护迷走神经、膈神经、颈内动脉、颈总动脉等重要的神经血管	(1) 备好电刀、蚊式钳、小弯血管钳 (2) 备好盐水纱布,3/0、2/0及4/0号丝线 (3) 如果术中出血较多,及时提示拿血、输血 (4) 23号刀片切开皮肤,电刀切开皮下组织,电凝止血,蚊钳钳夹分离淋巴周围组织,组织剪剪开,3/0丝线结扎,电刀分离组织,小血管递小弯血管钳钳夹,带2/0丝线结扎,分离出的神经用橡皮条牵引,注意保护

续 表

手术步骤	手术配合
3. 舌癌原发灶扩大切除:颈淋巴清扫术结束后进行舌癌原发灶手术,自唇正中全层切开下唇及颏部软组织,切口与颌下切口相连,深至下颌骨表面;自前向后掀起唇颊组织瓣至下颌升支;截断患侧部分下颌骨,保留下颌骨下缘的完整性;扩大切除原发灶,连同患侧部分口底、下颌舌骨肌、部分下颌骨,整块切除	备好线锯或氮气锯、骨蜡、颌骨专用手术包;如需颌骨重建,则备好钛板、电钻等,用电刀切开下唇及颏部软组织,电凝止血,骨膜剥离器潜行分离至下颌骨表面,用线锯锯断下颌骨,必要时用骨蜡断端止血,备好钛板、电钻,行下颌骨重建术
4. 可采用前臂游离皮瓣或带蒂胸大肌肌皮瓣等修复口腔颌面部切除后的组织缺损。胸大肌肌皮瓣切取术的配合:需要第二组洗手护士、手术器械,包括备第二个电刀。备好胸带	(1) 术前备好电动止血带,固定于上臂 (2) 止血带的手术时间定在 1 小时 (3) 离断游离皮瓣供血动、静脉,用肝素溶液冲洗血管腔(200 ml 生理盐水加入肝素 12 500 U),并放在盐水纱布中保存
5. 游离前臂皮瓣的血管吻合:首先吻合静脉支,7/0 普理灵线吻合,吻合完毕,再吻合动脉,用 8/0 普理灵线吻合,通常动脉吻合 1 根,静脉吻合 1～2 根,最后观察皮瓣的颜色	备好手术显微镜、显微手术器械;递血管夹夹住近端血管,递显微针持和 7/0 普理灵线吻合静脉,给肝素溶液间断冲洗血管腔,递显微针持和 8/0 普理灵吻合动脉,吻合完毕检查有无漏血
6. 检查吻合血管通畅且无渗漏后,给予生理盐水冲洗切口,彻底止血,放置 3 根负压引流管,缝合手术切口	备好负压引流球,放置负压引流管,递 7×17 圆针 2/0 丝线缝合肌层,递 6×12 圆针 3/0 丝线缝合皮下,递 6×12 三角针 4/0 丝线缝合皮肤
7. 气管切开术,保证呼吸道通畅	打开气管切开包,配合气管切开术

【注意事项】

1. 此手术比较复杂,手术器械比较多,护士应熟悉手术步骤,用物准备齐全,保证及时准确递送,并严格执行无菌操作。

2. 手术中,器械护士严格遵守无瘤操作,并应提醒和监督术者不污染无瘤区,将取皮瓣器械和切除病灶器械分开放置,防止肿瘤种植。

3. 术中密切观察病人情况,做好出入量记录,同时保持室温 25℃ 左右,因为室温过低可能使吻合血管痉挛。

第九章 整形烧伤科手术配合护理常规

第一节 乳癌根治、扩张器植入手术配合护理常规

【应用解剖】

1. 女性乳房一般呈半球形,体积有很大差异,位于前胸第 2 或第 3 肋骨下至第 6 肋间,

内界胸骨旁,外界腋前线。乳头在乳房前方中央突起,周围有色素沉着,称乳晕。

2. 乳房由腺体、脂肪和纤维组织构成。乳房腺体有 15～20 个腺叶,分许多腺小叶,腺叶以乳头为中心,每个腺叶有单独的腺管,以储藏乳汁,腺体呈放射状排列,分别开口于乳头。

3. 整个乳房腺体有一层脂肪包围。乳房的深面是胸大肌,覆盖于胸廓前面上部,起于锁骨内半侧胸骨,第 2～6 或 7 肋骨和腹直肌鞘到肱骨大结节。胸小肌位于胸大肌的深面,起于第 2～5 肋骨至肩胛骨的喙突。

4. 乳房的血液供应来自降主动脉,胸廓内动脉和腋动脉的 3 个分支。

5. 神经主要是肋间神经的分支,称肋间臂神经。

6. 乳房的淋巴网很丰富,乳房腺体内各小叶间都有微细的淋巴网。

【适应证】对侧乳房体积小到中等,并轻微下垂的妇女。乳房假体可以根据对侧乳房来选择与之匹配的尺寸、形状和轮廓。近年来大多数乳房假体都采用盐溶液作为填充的材料。

【用物准备】

1. 器械 中包、乳癌根治包、超声刀头。

2. 敷料 剖腹包、剖腹被、手术衣、中单、绷带、平纱布。

3. 一次性用品 手套、刀片、吸引皮条及头、电刀笔、电刀清洁片、扁形引流管 2 根、皮肤缝合器、伤口敷料,4/0 可吸收缝线,2/0、3/0 丝线,无菌水、植入扩张器、头皮针。

4. 仪器 电刀。

【麻醉与体位】全麻;仰卧位、患侧胸部抬高、头高足低。

【手术步骤及配合】

手术步骤	手术配合
1. 常规消毒皮肤	距离癌肿边缘 4～5 cm 作一梭形切口,切开皮肤、皮下组织,递海绵钳夹持碘伏纱布依次消毒皮肤,铺单,包裹患侧手臂并用绷带固定;递 23 号刀片,切开,干纱布拭血,电凝止血
2. 分离皮瓣	上界为锁骨下缘,下界达肋弓处,内侧界近胸骨,将乳腺从胸大肌筋膜浅面分离,更换刀片,递 6～10 把巾钳提夹皮缘,电刀分离皮瓣,干纱布压迫止血,递甲状腺拉钩暴露术野
3. 清除胸小肌筋膜和胸肌间淋巴结	递组织钳将乳腺组织向外牵拉,递血管钳,电刀分离,4 号线结扎出血点或电凝止血,干纱布覆盖创面
4. 清扫腋窝淋巴结	解剖腋窝,递甲状腺拉钩牵开显露,弯血管钳,组织剪分离腋静脉,钳夹向下的分支血管,2/0 丝线结扎或 6×14 圆针 1/0 丝线缝扎血管,或用超声刀止血
5. 切除乳腺,胸肌间淋巴结,腋淋巴结	递电刀切除,弯血管钳钳夹出血点,电刀止血或 2/0 丝线结扎
6. 冲洗切口	递温水冲洗,更换干净纱布;清点器械,缝针,纱布等数目
7. 放入扩张器	预先检查扩张器是否完整;放入后,用头皮针注入生理盐水,使其与对侧乳房等大
8. 放置扁形引流管	递 23 号刀切开,弯血管钳放置扁形引流管,4 号线固定引流管于皮肤上

手术步骤	手术配合
9. 缝合皮瓣,缝合皮肤	4/0 可吸收线缝皮下,6/0 普里灵缝合皮肤
10. 覆盖伤口	递碘伏棉球消毒皮肤,递纱布覆盖伤口,腋窝用棉垫数块覆盖,绷带或弹力绷带加压包扎

【注意事项】

1. 冲洗伤口使用温无菌水。

2. 严格无菌技术操作,抗生素按规定执行。必要时遵医嘱,台上扩张器内注入的生理盐水中加入抗生素。

3. 严格手术间管理,防止感染。

第二节 重度烧伤削切痂手术配合护理常规

烧伤面积在 31%～50% 或Ⅲ度烧伤面积在 11%～20% 为重度烧伤。削切痂手术是救治重度烧伤行之有效的方法之一,及时去除烧伤坏死组织,可有效控制感染,促进愈合。

【适应证】

1. 深Ⅱ度烧伤。

2. 混合度与偏浅的Ⅲ度烧伤。

3. Ⅲ度烧伤。

4. 重度烧伤。

【麻醉与体位】静脉复合麻醉及气管插管;根据削切痂部位放置相应的体位。

【用物准备】

1. 器械 整形包、中手术器械包、滚轴刀、压皮机、清创碗(大碗)。

2. 敷料 剖腹包、剖腹单、手术衣、治疗巾、纱布、中单、平纱布、凡士林纱布、绷带、自粘绷带等。

3. 一次性物品 手套、缝针缝线、清洁片、一次性电刀头,双极电凝镊,皮肤缝合器,吸引管、吸引头等。

4. 药品准备 乳林格、贺斯、生理盐水、肾上腺素、3%过氧化氢、0.5%碘伏等。

5. 仪器设备 高频电刀、中心吸引器、电动止血带、电动取皮机。

6. 其他 各种体位垫。

【手术步骤及配合】

手术步骤	手术配合
1. 开放静脉、放置体位	选择适合的部位及留置针行静脉穿刺,以保证术中输液输血通畅,必要时作颈内静脉或锁骨下静脉穿刺;麻醉插管平稳后根据削痂部位放置相应的体位,常用体位是仰卧位和俯卧位;留置导尿;根据病情及手术要求固定电动止血带袖带

续　表

手术步骤	手术配合
2. 清创	递清创碗,10%软皂液加 3%过氧化氢、大纱布、清创刷,清洗刷洗创面,清除污物,递生理盐水冲洗创面,递组织剪、组织镊,清除坏死脱落表皮,递 0.25%碘伏液冲洗
3. 消毒、铺单	手术野皮肤常规消毒;根据手术部位按无菌原则铺设无菌手术区域
4. 取皮	递滚轴刀或电动取皮刀取皮,递石蜡油棉球,润滑刀面与皮肤,递大纱布、直剪刀、有齿镊,辅助取皮离断皮缘,递肾上腺素生理盐水纱布(肾上腺素 1 mg 加生理盐水 100 ml)创面覆盖止血;生理盐水纱布包裹自体皮,妥善保存
5. 削痂、切痂	递滚轴刀削痂,递肾上腺素生理盐水纱布(肾上腺素 1 mg 加生理盐水 100 ml)创面覆盖止血;递手术刀、电刀切痂,递大纱布拭血,蚊钳止血,递组织钳夹持痂缘牵拉暴露术野,电刀、双极电凝镊止血
6. 清洗创面	削痂切痂完成后清洗创面,递大量生理盐水冲洗,递 0.25%碘伏液冲洗;递中单、治疗巾,手术区域重新更换或覆盖无菌单
7. 植皮	邮票状植皮:递植皮板,自体皮平铺于上,用压皮机片状刀具,制成邮票状皮片,递整形镊,将游离皮片散在移植于创面 　微粒皮植皮:递大碗、生理盐水、0.25%碘伏液,清洗同种异体皮,递手术刀,协助将异体皮戳孔呈筛状,用生理盐水纱布覆盖备用;递小药杯、眼科剪,将自体皮剪切为微粒皮($\leqslant 1.0$ mm^2),递微粒皮制作容器、绸布、生理盐水,协助将微粒皮均匀分散的沉在绸布上;将微粒皮绸布覆盖于同种异体皮的真皮面,去除绸布,微粒皮与异体皮粘合并真皮面向外,协助将此复合皮覆盖于削切痂后的创面,递有齿镊、线剪、5×12 三角针穿 4/0 幕丝线缝合或递皮肤缝合器缝合
8. 包扎	递生理盐水纱布,擦净创面周边皮肤血迹,递碘伏纱布消毒,缝合创口,递凡士林纱布、各类抗菌敷料、平纱布、绷带、自粘绷带,四肢部位加压包扎,躯干部位覆盖平纱布,胶布粘贴固定

【注意事项】

1. 手术前应建立有效静脉通路,正确评估出入量,保持出入量平衡。

2. 切痂和取皮的器械严格区分,避免混淆使用,导致供皮区污染。

3. 患者手术中加强体温管理,非手术区应加盖敷料注意包暖。

4. 保护病人隐私。

5. 术中取自体皮后要注意妥善保管,防止丢失。

6. 根据手术需要正确处理异体皮。

第八篇
手术室护理工作流程及质量标准

第一章 手术室护理管理工作质量标准

第一节 核心制度执行

（一）输血护理流程及质量标准

项目	输血护理流程	质量标准	分值
操作前准备	1. 评估患者：① 病情、手术进展及出血情况；② 局部皮肤及血管情况；③ 血型、输血史及过敏史	患者评估全面	2*
	2. 护士准备：洗手	符合服务规范要求	2*
操作过程	1. 接到输血科通知血液备好的信息	及时落实取血	1
	2. 医务人员携带病历、临床用血取血单、专用取血箱到血库取血	核对单齐全	5
	3. 在输血科核对		
	3.1 根据临床用血取血单与输血科工作人员核对输血记录单和血袋上的相关内容。核对内容：姓名、性别、年龄、血型、Rh 血型、病区、床号、住院号、就诊卡号、输血品种、输血量、血袋号、产品码、交叉配血试验结果		5*
	3.2 检查血液的有效期，血袋的外观、血液的质量符合要求		5*
	4. 有疑问及时向输血科工作人员提出，无疑问在输血记录单"领血人"上签字		2
	5. 使用专用取血箱，回科室途中血袋平放，勿挤压，勿接触锐器	核对方式正确	3*
	6. 回科室核对		
	6.1 检查血液的有效期，血袋的外观、血液的质量符合要求，在输血记录单"科室接收时间"上记录时间		5*
	6.2 护士或医生双人核对，先核对病历是否与手术间病人一致，无误后再核对其他内容。一人朗读输血记录单的相关内容，一人核对血袋标签（病历）上相应内容		5*
	6.3 核对后两人签署全名于输血记录单"接收科室核对人"的相应位置		5*
	7. 输血前双人再次核对姓名、年龄、血型、住院号（就诊卡号），签署全名于输血记录单的相应血袋号前	方式正确	5
	8. 输血前将血袋内成分轻轻混匀，避免剧烈震荡		5
	9. 拉掉血袋的封口环，将输血器与血袋连接	连接正确	2
	10. 根据患者年龄、病情及输入血液成分调节滴速，输血速度原则上先慢后快，密切观察输血反应，保证任何血液成分从出库到输血结束不超过 4 小时	核对正确	5
	11. 再次核对姓名、年龄、血型、住院号（就诊卡号）观察有无输血反应		5*

项目	输血护理流程	质量标准	分值
操作后	1. 整理用物	用物整齐,消毒处理方法正确	1
	2. 按垃圾分类处理用物,血袋单独放置于黄色垃圾袋内,保存24小时		5
	3. 洗手		2
	4. 麻醉医生在麻醉记录单上记录输血时间和输血量		
	5. 继续观察有无输血反应并汇报	符合处理要求	5 *
	6. 将输血记录单保留于病历中		2
注意事项	1. 取回的血应尽快输用,不可再自行放回冰箱贮存,保证任何血液成分从出库到输血结束不超过4小时	符合要求	3 *
	2. 血袋内不得加入任何药物,输入两袋以上的血液时,两袋血之间用0.9%氯化钠注射液冲洗输血器	符合操作要求	5 *
	3. 本班未完成的输血一定要床边交班	未输完交接清楚	2
	4. 在血库核对时,凡血袋有下列情形之一,应及时向输血科工作人员提出	正确评估血液的外观、质量无异常	5
	4.1　标签破损、字迹不清		
	4.2　血袋有破损、漏血		
	4.3　血液中有明显凝块		
	4.4　血浆呈乳糜状或暗灰色		
	4.5　血浆中有明显气泡、絮状物或粗大颗粒		
	4.6　未摇动时血浆层与红细胞的界面不清或交界面上出现溶血		
	4.7　红细胞呈紫红色		
	4.8　过期或其他需查证的情况		
	5. 连续输血超过12小时需更换输血器	规定时间内	2
	6. 在规定时间内完成血液成分的输注(红细胞类成分不超过4小时,血小板、血浆和冷沉淀以患者能耐受的最快速度输注;必要时冷沉淀可汇在同一袋中输注)	顺序正确	2
	7. 同时输注多种血液成分时,应先输注血小板、冷沉淀,然后输红细胞、血浆,如果必须同时输注,需选择不同的静脉通路	符合要求	2
	8. 记录中必须有"输血开始时间、观察输血的全过程、输血结束时间"	符合要求	2

（二）值班、交接班制度执行质量标准

项目	值班、交接班制度内容	质量标准	分值
1	按时到岗，与值班同志清点钥匙、洗手衣裤、口罩、帽子、拖鞋、急诊物品器械等并登记	提前15分钟接班，做好各项交接班工作	5
2	严格执行各项规章制度，履行值班工作职责，非本科值班人员不得进入手术室	不擅离职守，无与手术无关人员进入手术室	15*
3	做好空气消毒及登记。紫外线灯管有损坏及时报修	消毒时间及记录规范，报修及时	5
4	接班时、睡觉前、交班前均须检查整个手术室的水电气、门窗是否符合安全规定及急诊电话畅通情况	各项工作安全运行	15*
5	做好急诊手术交接班工作，交班者必须将本班工作交接完成后方可下班。接班者应将一切接清楚，在接班后发生的问题应由接班者负责	减少交接环节、次数，在人员、能级相匹配的情况下进行交接，做好台上台下工作的交接并记录	15*
6	服从组长的协调安排，完成急诊手术的配合	手术配合工作任务和考核标准同相应岗位	15*
7	择期手术的交接服从护士长安排，禁止私自找人接班，禁止私自接他人工作	手术未交接清楚，擅自离岗和接班，按相关管理制度处理	10
8	急诊手术申请及内容填写完整，费用落实	手术申请和实际完成手术一致，无漏费	5
9	督促卫生员按排班接患者入室，先接轻患者，后接重危患者，患者入室必须戴一次性帽子	手术患者安全，按时接入手术室	5
10	下班前整理好值班床，做好护士办公室的整理清洁工作，认真交班，特殊事情向护士长汇报	急诊用物、护士站工作及环境安全情况交接清楚	5
11	检查督促当班卫生员完成当日工作	卫生工作符合要求	5

（三）手术清点护理流程及质量标准

项目		手术清点护理流程	质量标准	分值
手术前		1. 器械护士、巡回护士唱点器械、敷料等物品数目2遍；无器械护士时，与第二助手清点器械、敷料等物品数目2遍	2人共同唱点2遍	10*
		2. 清点后，巡回护士将数字记录在手术清点记录单上	记录及时、准确	8*
手术过程		1. 手术台上已清点的纱布（蓝色尾带）、纱垫、棉球不剪开使用	纱布、纱垫、棉球保持完整	8*
		2. 缝针用后别在针板上，断针完整保存，掉在台下的缝针由巡回护士保存	妥善、完整保存缝针	10*
		3. 记录术中临时增加的器械、敷料等物品	记录及时、准确	8*
		4. 大手术、危重手术和新开展手术，从开始至结束由同一人完成	原则上中途不换人	5

续　表

项目	手术清点护理流程	质量标准	分值
手术过程	5. 手术交接班时,交接人员当面交清器械、纱布、缝针、棉球、敷料等物品的数目,共同签名	交接清楚无误,签名符合要求	8 *
	6. 关闭体腔或深部伤口前,巡回护士与器械护士清点并记录,与术前登记的数字核对	认真、仔细清点,记录及时、准确	8 *
	7. 关闭体腔或深部伤口后,再次清点并记录		8 *
	8. 关闭切口后,覆盖伤口敷料前,再次清点		8 *
	9. 清点数目有误时,告知手术者,进行查找	沟通及时,查找到位,应急预案启动适宜	8 *
	10. 清点查找未果,按应急预案处理		6
手术后	洗手护士、巡回护士分别在手术清点记录单上签名	签名符合要求	5

(四)手术患者交接工作流程及质量标准

项目	手术患者交接工作流程	质量标准	分值
1	交接患者诊断、麻醉方式、手术名称	查看病历并口头交接	10
2	交接手术进行情况	手术间查看手术进展,和手术医生沟通	10
3	交接输液、输血种类及输注量,穿刺部位有无外渗、是否通畅	查看病历、病人,现场仔细交接	15 *
4	交接用药情况	查看病历记录并口头交接	10
5	交接体位固定是否牢靠、舒适,皮肤有否接触金属物及受压情况	现场查看	15 *
6	交接病区带来物品	看交接记录和实物	5
7	交接清点纱布、器械、缝针等数目	和洗手护士、巡回护士、接班护士共同清点	20 *
8	交接精密仪器使用情况	当面清点查看	10
9	手术患者护理记录单签名	交班者、接班者均及时签名	5

第二节　手术护理

(一)手术配合护理流程及质量标准

手术配合护理流程	质量标准	分值
1. 调节手术间温、湿度	手术间温度、湿度适宜	5
2. 手术间所有平面常规清洁	无灰尘及血迹、污迹	5
3. 准备手术所需物品、仪器,使之处于备用状态	物品摆放合理,各种仪器性能良好、洁净,配件齐全	5

续 表

手术配合护理流程	质量标准	分值
4. 准备各种器械包、敷料包、一次性物品及其他物品	满足手术需求	5
5. 和麻醉师安全核查、交接带入物品,给予患者心理疏导	核对方法正确,物品交接到位,患者安静、不紧张,主动配合	5 *
6. 开放静脉,遵医嘱术前用药	静脉穿刺位置适当,术前用药规范有记录	5
7. 准备无菌台	准备适时,无菌操作规范	5
8. 安置手术体位,及时加盖保暖,避免不必要的暴露,必要时加变温毯或加温仪	所需体位垫等物品准备齐全。体位安置符合要求。患者保暖措施得当	5
9. 打开无影灯,调节灯光	无影灯完好,亮度位置适中	5
10. 切皮前和手术医生、麻醉师共同安全核查,清点物品,记录手术护理过程	安全核查方法正确,手术清点及时准确,记录签名符合要求	5 *
11. 了解手术进程,主动配合手术,术中有序管理器械、敷料,数目清楚	动作熟练规范,器械护士11点前不坐凳	5
12. 严格监督、管理无菌操作,按照洁净规范管理手术间	无菌操作符合要求,术中手术间门关闭,参观管理及人数符合要求	5
13. 供应加温液体进行术中冲洗	冲洗液体温度适中	3 *
14. 配合手术过程中所需物品的供应及术中护理需求	巡回护士在岗在位,及时主动供应,手术中不看书不看报不闲聊	5 *
15. 观察病情及手术进展,保持输液通畅及出入量平衡	及时发现并报告病情变化,观察处理到位	5
16. 术中体位管理及预防压疮护理,按要求放引流管标识,按规范送检病理标本	患者皮肤不受压、无灼伤,引流管标识符合要求,标本送检及时正确	5 *
17. 及时清点手术用物,手术结束,患者未送出手术间,注意观察病情	用物清点无误,不影响手术进程。连续观察患者病情至出手术间	5 *
18. 手术结束进行清洁整理,垃圾分类处理,连台手术按要求清场彻底	无提前清洁整理,清场彻底无缝针、纱布遗留	5
19. 最后一台手术结束,按手术间管理规范要求做终末处理	用物还原,仪器登记养护符合要求	5
20. 据实记录手术耗材使用情况,并按规定执行高值耗材管理	手术收费合理,高值耗材使用按规定在护理记录单中贴条形码	5 *
21. 术后器械处理规范	贵重器械当面交接,器械数目相符无损坏,需更换器械用黑丝线标记	2

（二）急诊手术管理流程及质量标准

项目	急诊手术管理流程	质量标准	分值
急诊室	1. 相关专科会诊确定需要手术	通知手术室	5
	2. 完善相关检查	完成B超、拍片、出凝血、血常规等	10*
	3. 必要时鉴定血型、备血	及时抽血送血库	5
	4. 病历记录	包括相关检查及病情等描述	5
	5. 病人送至手术室	当面做好交接班	5
病区	1. 上级医师确定需要手术		5
	2. 完善相关检查	完成B超、拍片、出凝血、血常规等	10
	3. 鉴定血型、备血	及时抽血送血库	5
	4. 做术前准备	术前谈话、备皮、签字、开医嘱等手续完善	10*
	5. 通知手术室	术前针、禁食禁饮等符合要求后送急诊手术通知单	5
手术室	1. 接到急诊手术通知单或电话,评估病情及紧急程度	评估到位,了解病情	5
	2. 和相关科室及时沟通	沟通及时,了解手术需求	10
	3. 积极做好术前准备,手术多时合理协调	物品、器械、手术间、人员准备及时到位	10*
	4. 必要时启动应急预案.,及时安排手术	保证病人安全,安排合理	10*

（三）手术病人护理评估流程及质量标准

项目	手术病人护理评估流程	质量标准	分值
1	术前一日,评估手术排班情况	了解手术名称、手术方式、手术步骤、注意事项、手术体位及麻醉要求、手术特殊要求、手术医生习惯	5
2	访视病人,评估手术相关信息	相互认识,了解病人病情、皮肤、血管、心理状况等	5
3	术晨评估手术间环境	手术间温、湿度适宜,所有平面清洁	5
4	评估手术所需仪器物品	电刀、无影灯及仪器性能良好,配件及摆放合理;手术器械、手术敷料包、一次性物品的效期、包装、数量及体位垫等符合要求	5
5	评估病房带入物品	按照手术病人交接记录单核对带入物品并签名	5
6	评估病人心理状况	自我介绍及手术间环境介绍;病人能以平和心态配合手术	5
7	评估病人病情	了解病人术前准备到位情况,了解病情、病史、术前八项、血糖、出凝血时间、阳性检验结果等	5*

续　表

项目	手术病人护理评估流程	质量标准	分值
8	安全核查	麻醉前共同安全核查签名	5 *
9	评估病人血管	静脉开放部位及留置针选择符合要求	5
10	评估病人皮肤、体重、手术体位	手术体位安置符合原则,负极板黏贴及电刀使用安全规范	5
11	评估手术间开台环境,无菌物品灭菌效果	环境整洁,手术间门关闭,无菌物品符合要求,铺设无菌台规范	5
12	安全核查	按照规范内容及要求在切皮前共同安全核查签名	10 *
13	评估手术需求及术中病情变化	履行职责到位,配合主动默契	5 *
14	评估手术标本处理	标本申请、固定及登记符合要求	5
15	评估病人术后处理	病人皮肤完整、输液通畅、切口清洁、引流管有标识	5
16	安全核查	病人离开手术间前共同安全核查签名	5
17	评估护理文件	护理文件书写及时符合规范	5
18	评估术后手术间规范化管理情况	手术间消毒,所有平面清洁无尘,器械、仪器、物品登记归位,无菌物品在有效期内基数符合要求	5
19	评估手术护理效果	病人及手术医生对手术室护理工作满意	5

（四）下肢深静脉血栓预防护理流程及质量标准

项目	操作流程	质量标准	分值
评估	1. 术前评估患者年龄、体质指数、病情、活动能力及用药史等	评估内容全面	10
	2. 评估患者有无风湿性心脏病、房颤、冠心病、糖尿病、晕厥、血管病变等病史	评估内容全面,无遗漏	10
	3. 评估手术时间、手术体位及特殊要求	评估内容全面、准确	10
	4. 评估手术风险、术中用药等情况	评估内容全面、准确	10
深静脉血栓预防护理	5. 巡回护士根据评估情况及需要,正确安全地使用气压泵或抗血栓袜	操作符合要求	10
	6. 按规范及流程安置手术体位	体位安置符合要求	10
	7. 原则上在上肢开放静脉通路	静脉通路开放正确	10
	8. 术中密切监测患者生命体征及病情变化	观察细致全面	10
	9. 手术时间超过2小时者,在手术允许情况下,定时按摩下肢	按摩指证掌握准确,操作正确	10
	10. 观察患者下肢血液循环状况(皮温、有无肿胀、皮肤颜色)等	发现问题及时、汇报处理及时	10

第三节　安全护理

（一）安全护理质量标准

项目	安全护理质量标准	分值
1	手术排班表相关信息与病历核对无误	5*
2	病房带入物品、术前相关准备核对到位,签名及时,有问题及时沟通	5
3	患者身份、手术部位、手术方式核对准确无误	10*
4	手术用无菌物品包装完整,在有效期内	10*
5	正确评估压疮意外发生的可能性,采取适当预防措施,体位安置符合原则	5
6	不发生坠床、跌倒、烫伤等不良事件	5
7	护士熟悉仪器性能,线路连接正确,仪器处于备用状态	5
8	巡回护士在岗尽职,观察病情仔细及时准确,物品供应及时	10
9	巡回护士、器械护士严格遵守无菌操作规范,履行岗位职责	10
10	输血严格执行"三查七对"制度,双人核对双签名	10*
11	严格执行手术清点制度,记录准确及时	10*
12	手术交接规范认真,交接内容及方法正确无误	5
13	妥善保管手术标本无遗失,送检准确及时	5
14	污染器械和无菌器械管理符合规范要求	5

（二）手术安全用药流程及质量标准

项目	手术安全用药流程	质量标准	分值
1	病人入室时,核对带入药物	按照药物执行单核对所带药物的药名、剂量、使用方法	10*
2	对不熟悉的药物,查看药物说明书	了解药物的药理作用、使用不良反应及注意事项	5
3	询问患者,查看病历,了解药物过敏史及药物过敏试验结果	发现有过敏史或药敏试验阳性者,和医生沟通,暂不用药	10*
4	核对药物名称、剂量与执行单一致后,查药物包装完好,在有效期内,按无菌操作原则配置药液	符合"三查七对"及无菌操作规范要求	10*
5	药液配置完成在输液袋上注明药物名称、剂量。静脉推注药物在空针针管上标明药物名称	药物配置正确,剂量准确	5
6	与麻醉医生沟通,核对病人姓名、病区、床号、住院号、药名、剂量、使用方法及时间后,输注药液	核对病人正确,使用时间适宜	5

项目	手术安全用药流程	质量标准	分值
7	根据药液性质和要求调节合适的滴速或推注速度。预防性使用抗生素,尽可能在麻醉诱导前滴注完毕	静脉滴注或推注速度符合要求	10
8	观察用药后的反应	无不良反应,有不良反应能及时发现	5
9	及时在手术护理记录单的备注栏中记录使用药物的名称、剂量、使用时间、使用途径	记录及时准确	10
10	再次核对药物空瓶或安瓶	核对无误	10
11	整理用物,垃圾分类放置	用物处理及时、垃圾分类规范	5
12	手卫生或手消毒	及时洗手或手消毒,无带手套继续其他操作	5
13	出现异常情况立即汇报并配合处理	及时发现异常情况,配合处理积极	5
14	使用腐蚀性药物或化疗药物时,护士需做好自身防护	戴手套操作	5

（三）手术标本管理流程及质量标准

项目	手术标本管理流程	质量标准	分值
1	医生填写病理申请单及标本袋信息	信息准确、项目齐全、字迹清楚	5
2	洗手护士将标本交与医生	洗手护士亲自交标本至医生手中	5
3	医生将标本装入填写好的标本袋中	在手术间及时完成	5
4	微小标本放入专用标本瓶再放至标本袋中	相关信息填写齐全准确清楚	10
5	快速病理:巡回护士在快速标本登记本上填写相关信息	信息项目填写完整、准确,交代清楚	10
6	常规标本:手术医生至标本室,倒入10%中性甲醛	液面高于标本5 cm	5
7	仔细封口	无溢漏、外渗	5
8	标本放于标本橱中	放置于指定位置	5
9	病理申请单置于文件篓中	申请单清洁无污染	5
10	登记病人基本信息、标本名称、数量、签名	信息项目完整准确,字迹清楚	5
11	洗手护士检查标本固定及核对登记情况后签名	核对签名及时,发现问题及时解决	20 *
12	巡回护士确认标本送检情况后在手术安全核查表中签名	核对签名及时,发现问题及时解决	15 *
13	病理科收集核对标本并签名	核对准确,有问题及疑问及时沟通	5

（四）手术病人安全核查流程及质量标准

项目	手术病人安全核查流程	质量标准	分值
1	核对手术排班表和病历相关信息	手术间、手术顺序、病人信息正确，核对及时	10 *
2	核对病历中病人姓名、床号、手术名称及部位，由患者自述姓名、手术部位	由病人自述，结果一致	5
3	核对输血前八项、血型、术前手术同意书签字	有检查结果、有知情同意签名	5
4	核对病历和病人腕带信息	核查方法及信息正确一致	5
5	核查手术部位备皮及标记情况	符合标准及要求	5
6	核查病人术前准备到位情况	禁食禁饮、术前检查等符合要求	5 *
7	核查带入药物及影像学资料和交接记录	和医嘱及交接单记录一致	5
8	核查手术用物灭菌效果及有效期	核查仔细无遗漏	10 *
9	核查仪器设备完好情况	性能完好，处于备用状态	5
10	麻醉前核对病人姓名、手术部位、手术方式并签名	和麻醉医生共同核查，信息正确，记录及时准确	10 *
11	切皮前和麻醉医生、手术医生共同核对病人姓名、手术部位、手术方式并签名	三方共同核查，方法正确，记录及时准确	10 *
12	检查手术用物灭菌效果及效期	正确无误	5
13	病人离开手术间前和手术医生再次共同核对病人姓名、手术部位、手术方式等并签名	共同核查，方法正确，记录及时准确	10 *
14	护士再次核对确认手术用物	清点无误，记录及时准确	5
15	核查手术标本、患者皮肤、引流管等情况并记录	核查及时到位	5

（五）手术患者接送流程及质量标准

项目	手术患者接送流程	质量标准	分值
接患者	1. 携带手术排班信息，按照约定时间至病房	信息准确，按时到达	5
	2. 和病房护士共同核对腕带信息、诊断、手术名称、部位	共同核对，信息准确	10
	3. 核对禁食禁饮、术前用药情况，贵重物品及首饰不带入手术室	核对仔细，符合规范	5 *
	4. 交接带入手术室物品并签字	交接清楚，签名全名	5
接入手术室	1. 手术推床护栏拉紧，上下坡时保持患者头在高位	患者安全、舒适	5
	2. 患者肩部和脚部遮盖保暖，枕头舒适	肩部、脚部不外露，患者舒适	5

项目	手术患者接送流程	质量标准	分值
入手术间	1. 患者移至手术床上并固定	患者舒适、安全	10*
	2. 手术室护士核对患者、交接带入物品签字	核对方式正确,签名及时、清楚	10*
手术结束	转运患者至手术床	皮肤完好、管路无滑脱	5
入复苏室	交接带回病房物品及手术情况	交接清楚无遗漏	5*
送回病房	1. 手术推床护栏拉紧,上下坡时保持患者头在高位	患者安全、舒适	5
	2. 患者肩部和脚部遮盖保暖	肩部、脚部不外露,患者舒适	5
	3. 保持静脉输液通畅	无移位、无外渗	5
	4. 观察生命体征	观察仔细,发现异常及时汇报处理	5
	5. 转运患者至病床	皮肤完好、管路无滑脱	5
	6. 和病房护士交接生命体征、引流管、皮肤、静脉输液等情况	交接仔细、全面	5
	7. 交接带回物品并签字	物品无缺失,签名及时	5

第四节　护理文件记录

手术护理文件书写质量标准

项目	手术护理文件书写内容	质量标准	分值
总体要求	1. 楣栏填写齐全、正确	符合要求	5
	2. 字迹清楚		5
	3. 内容真实、客观,尊重客观事实,不修改记录内容		5*
	4. 发现异常及时通知医生,并记录汇报具体医生和时间		5*
手术护理记录单	1. 书写规范及时	记录准确及时,数目相符	5
	2. 手术开始前清点、记录		5
	3. 关闭体腔前清点、记录		5
	4. 关闭体腔后清点、记录		10*
	5. 术前使用抗生素在备注栏填写药名、剂量、具体执行时间	填写齐全属实	10
	6. 术中使用植入物,将条形码粘贴于备注栏	条形码完整	5
	7. 签全名,字迹清楚	符合要求	5

项目	手术护理文件书写内容	质量标准	分值
手术患者核对交接记录单	1. 病区护士填写患者楣栏：病区、床号、姓名、住院号、诊断、拟手术名称、手术日期，术前带入和术后带出物品无差错，术后交病房项目内容填写齐全	符合要求	2
	2. 病区护士完成对手术患者核对内容，在相应的备选项中打"√"	符合要求	2
	3. 病区护士填写术前交接内容，在相应的备选项中打"√"	符合要求	1
	4. 皮肤若有破损应注明部位、大小	符合要求	5*
	5. 病区护士签全名	由病区护士签名	5
	6. 手术室接者核对术前交接内容无误后签全名	手术室卫生员签名	5
	7. 术后交接内容由手术室护士填写，血压应平稳，皮肤若有破损应注明部位、大小并和病区护士当面交接	符合要求	5*
	8. 病区护士核对术后患者的交接内容无误后签全名	病区护士签名	2
	9. 手术室卫生员送回病房应签全名，再交给病区	卫生员签名	2
	10. 由急诊直接进入手术室的患者，急诊不填写手术患者核对、交接记录单，由手术室填写手术患者核对、交接记录单，并带至病房进行交接	符合要求	2
	11. 由手术室到 ICU 或 ICU 到手术室的患者，只填写手术患者核对、交接记录单，不填写 ICU 患者转科交接记录单	符合要求	2
	12. 除局麻外，其余手术患者均需填写手术患者核对、交接记录单	符合要求	2

第五节　感染管理

（一）手卫生（洗手）护理流程及质量标准

项目	手卫生操作流程	质量标准	分值
操作前准备	1. 洗手指征正确	洗手指征正确	
	（1）接触患者黏膜、破损皮肤或伤口前后，接触患者的血液、体液、分泌物、排泄物、伤口敷料之后		2
	（2）直接接触患者前后，接触不同患者之间，穿脱隔离衣前后		2
	（3）戴手套前、脱手套后进行卫生洗手（戴手套不能代替洗手）		2
	（4）进行无菌操作前后，处理清洁、无菌物品之前，处理污染物品之后		5*
	（5）处理药物及配餐前		2
	（6）手部有可见的污染物或者被患者的血液、体液等蛋白性物质污染后		2

续　表

项目	手卫生操作流程	质量标准	分值
操作前准备	2. 洗手用品		2 *
	(1) 洗手液(皂液)、可拆卸重复使用的洗手液(皂液)容器、固体肥皂及有筛孔皂盒	洗手液准备齐全	2 *
	(2) 一次性抽纸巾或干手毛巾或干手器	有干手设备	1
	(3) 护肤用品	有护肤用品	
操作过程	1. 湿手:用水打湿双手	流水湿手	3 *
	2. 涂皂:适量皂液涂抹	均匀涂抹皂液	3 *
	3. 揉搓:认真揉搓双手,按照六步法洗手,时间不得少于 15 秒	六步洗手步骤正确、不少于 15 秒	
	(1) 掌心对掌心搓揉		8 *
	(2) 手指交叉掌心对手背搓揉		8 *
	(3) 手指交叉掌心对掌心搓揉		8 *
	(4) 双手互握搓揉手指		8 *
	(5) 拇指在掌中搓揉		8 *
	(6) 指尖在掌心中搓揉		8 *
	4. 冲洗:用流动水冲洗、清洗双手。关水龙头:如为接触式,则干手方式应为纸巾或一次性小毛巾,用纸巾或小毛巾关闭水龙头	流水冲洗	5 *
	5. 干手:用纸巾或干手毛巾干燥双手或干手器烘手	干手用品及方式正确	3 *
	6. 适量护肤用品护手	使用护肤品护手	2
操作后	1. 整理用物	用物整齐	3
	2. 按垃圾分类处理用物	垃圾分类处理正确	2
评价	1. 动作熟练、连贯、稳重、准确	操作完整,步骤正确	8 *
	2. 工作服干燥	无水溅出	3

(二) 环境管理护理质量标准

项目	环境管理内容	质量标准	分值
用物	用物准备	用物分区放置	5
工作区域	1. 工作区域(手术间、走廊):第一台手术病人入室前、手术结束后彻底清洁消毒	清洁及时,到位	10 *
	2. 连台手术之间,对手术间进行清洁消毒处理	按清洁卫生制度执行	10 *
	3. 术晨:擦拭吊塔、仪器车、仪器、无影灯、手术床表面,整理手术间设备、调节温湿度	所有平面无污迹,物品摆放有序,温湿度符合要求	10 *
	4. 清扫内外走廊地面	无污迹、无积水、无杂物	5
	5. 清洁洗手池	无污垢,无杂物	5

续 表

项目	环境管理内容	质量标准	分值
用物	用物准备	用物分区放置	5
工作区域	6. 整理刷手用物	清理及时,保证供应	5
	7. 每周清洗净化空调滤网	无积尘,清洗有记录	5*
	8. 打扫无菌间地面,擦拭货架	地面清洁,货架无积灰	5
	9. 整理无菌间用物	用物分类放置,规范合理	5*
护士站	1. 整理衣柜、鞋柜、抽屉、文件篓等物品	清洁整齐,无杂物,无私人物品	5
	2. 整理电脑、键盘、打印机,管理手术信息显示屏,清洁整理白板信息	电线、连接线整齐,显示屏按时打开、关闭	5
	3. 申领洗手衣裤,整理一次性口罩、帽子、拖鞋、钥匙	清洁整齐,数量充足	5
	4. 清洁整理更衣间	无杂物,地面无积水	5
辅助用房	1. 清洁整理办公室、值班房、休息厅、示教室等	地面清洁,桌面清洁整齐,无杂物	5
	2. 打扫污物间	地面清洁,无积水,无污物,垃圾清理及时,分类符合要求	5
	3. 打扫男女厕所	清洁,无臭味,无积垢	5

(三) 手术室感染管理操作流程及质量标准

项目	手术室感染管理操作流程	质量标准	分值
1	根据功能和消毒隔离要求,区域划分为限制区、半限制区和非限制区	遵守人流、物流、洁污通道分开的原则	5
2	手术室内物品必须保持清洁、整齐	物面无尘,地面无碎屑、无污迹	5
3	手术间每日两次清洁消毒	每日手术开始前和结束后,对手术间各种设施、仪器等物体表面及地面采用湿式打扫。术中被血液或体液污染应及时用含氯消毒剂擦拭	5
4	不同区域、不同手术间的保洁工具应分开使用	限制区、半限制区和非限制区的拖布、抹布等标记清楚	5
5	洁净手术室净化系统每日应提前开启,接台前应自净	每日提前 30 分钟开机;接台手术前自净 30 分钟	5
6	设备层有专人管理,保持洁净系统洁净效果	每周清洗回风口及滤网并记录	5
7	手术物品洁污分流,严格管理	术中产生的废弃物按《医疗废物管理条例》及有关规定处理	5
8	手术人员经专用通道进入手术间	更衣室更换洗手衣裤、鞋、戴口罩、帽子后方可进入手术间	5
9	患有感染性疾病的工作人员应当限制进入手术室	患有上感、皮肤化脓性感染、其他传染病等医务人员不得进入手术间	5

续 表

项目	手术室感染管理操作流程	质量标准	分值
10	限制非手术人员进入手术室	控制参观人数,参观者按指定手术间参观手术,不得随意走动和出入,与手术者和手术无菌台保持 30 cm 以上的距离	5
11	参加手术的医务人员应认真执行外科手消毒法	符合外科洗手消毒法要求	5
12	严格执行无菌技术操作规程	穿无菌手术衣、戴无菌手套后方可接触无菌物品和无菌区域;不在手术者背后传递器械和用物,坠落在手术器械台面以下的器械和物品视为污染等	10 *
13	进入洁净区的物品、设备清洁无尘	拆除外包装,擦拭干净方可进入	5
14	手术器械及物品管理按规范灭菌处理	手术器械及物品必须一用一灭菌,耐温、耐湿物品首选高压蒸汽灭菌方法灭菌,不能用高压灭菌的物品应采用低温灭菌,尽量减少使用化学消毒剂浸泡灭菌法	10 *
15	无菌器械存放环境和条件符合要求	卫生部《消毒技术规范》	5
16	使用后手术器械送供应室统一处置	密闭及时运送	5
17	使用后腔镜器械的清洗消毒灭菌必须符合要求	《内镜清洗消毒技术规范》	10 *

（四）低温灭菌工作流程及质量标准

项目	低温灭菌工作流程	质量标准	分值
工作前准备	1. 工作前做好自身防护	戴口罩、手套、圆帽,穿具有防渗透性能的隔离衣或围裙;必要时戴防护眼镜、头罩	2
	2. 清洁整理各区域环境及卫生	台面整齐无杂物、清洗槽清洁无污垢,各种物品管理有序。地面清洁无积水	2
	3. 清洁超声清洗机、治疗车,检查高压水枪、气枪配件,备齐不同规格的软毛刷及相关工作用具	仪器设备清洁,物品性能完好,满足使用要求	2
	4. 配置多酶溶液	多酶浓度 1∶400,每次使用后更换	2 *
	5. 检查各种物品基数及有效期	消毒指示卡(胶带)、胶囊、酶液、包装材料数量满足使用,无过期和积压	5
物品回收清洗	1. 清点手术器械,评估器械污染程度,器械预处理	清点无误,预处理后内镜表面无污迹	5
	2. 用流动水彻底清洗内镜各部件,器械的轴节部、弯曲部、管腔内用软毛刷彻底刷洗,管腔用高压水枪彻底冲洗并擦干	部件拆至最小化,除去血液、黏液等残留物质,内镜镜面无划伤。无镜头超声清洗现象	10 *
	3. 置于多酶洗液中浸泡后超声清洗	浸泡 3 分钟,超声清洗 3~5 分钟	10
	4. 流水冲净后擦干或用高压气枪吹干	无干燥不彻底致灭菌失败现象	10 *

续　表

项目	低温灭菌工作流程	质量标准	分值
物品包装	1. 核对器械及配件数量,检查器械的清洁度、功能完好程度	和包内器械卡数量一致,清洁度、性能完好	5
	2. 包装前检查无纺布等包装材料完好性、消毒盒等开启灵敏度、化学指示卡和胶带在有效期内	根据物品的性能选择恰当符合要求的包装材料	5
	3. 按照顺序先后,摆放包内器械,打开关节位及咬合部位,尖锐的器械加用保护套,化学指示卡放置于包内中心位置,器械排放整齐	包内物品摆放合理,灭菌指示卡位置符合要求,器械防护得当,方便使用,便于核对	10 *
	4. 再次查对器械的清洁度、数目、规格、功能及结构完好性	符合规范要求	5 *
	5. 分次两层包装待灭菌物品	灭菌包松紧适宜	5
	6. 包外粘贴化学指示胶带及标签,注明器械包名称、灭菌日期、失效日期、包装者、核对者、灭菌者或代码	字迹清楚,标注规范,符合管理规范要求	2
灭菌终末处理	1. 按操作流程启动低温灭菌程序	符合操作流程要求	5
	2. 每天灭菌的第一锅同步做生物培养,有植入物灭菌时每锅做生物培养	生物培养结果合格后灭菌物品放行	10
	3. 做好灭菌记录,检查、登记、签名、确认	记录完整,保留两年以上	3
	4. 垃圾分类处理、清洁各区域卫生、整理用物	环境整洁,物品放置有序,符合感控规范要求	2

第六节　物品仪器管理

(一)物品仪器管理质量标准

项目	物品仪器管理质量标准	分值
1	无菌间清洁、整齐无灰尘	5
2	手术器械集中供应,无菌物品清洗质量、包装质量、储存条件符合要求(参考 2011 年江苏省医院感染管理专项检查)	5
3	各类无菌物品分类定点放置,标记清楚	5
4	灭菌物品按效期先后顺序摆放,无过期物品	10 *
5	无菌物品除去外包装后进入无菌区	5
6	无菌物品数量品种满足手术需求,供应及时	10 *
7	仪器设备功能良好,处于备用状态	10 *
8	使用后仪器、器械按规定清洁消毒保养	5
9	零部件及仪器妥善放置,归回原位	5

续　表

项目	物品仪器管理质量标准	分值
10	按规定登记使用情况并记账收费	5
11	发现仪器有故障及时报修并登记	5
12	每台仪器附操作流程卡及使用登记本	5
13	腔镜器械使用前后数目相符,妥善保管放置	5
14	精细器械无使用清洗不当损坏现象	5
15	专科护士掌握专科仪器性能及使用	5
16	耗材请领有计划,无积压过期现象	5
17	固定资产记录完整,账物相符	5

（二）高值耗材追踪管理流程及质量标准

项目	手术高值耗材追踪管理流程	质量标准	分值
1	与库管员一一清点交接高值耗材	品种、规格、数量当面交接清楚	4
2	在耗材出库单上签名	签名及时、清楚	4
3	确认手术需求后,耗材打上手术台	无提前或未确认就打上台现象	10
4	耗材使用后,巡回护士在 HIS 系统输入自己工号	无借用他人工号进入系统现象	4
5	负责将所有使用后耗材扫码收费	扫码及时、正确、无遗漏	20 *
6	点击"暂存"键保存	点击成功	5
7	点击"提交"键完成收费	点击成功	5
8	进入"查询业务",点击"患者费用查询",核对计费是否正确、成功	查询及时,确认计费正确、成功	10
9	将使用的耗材产品码黏贴在手术清点记录单备注栏中	使用的产品数量、规格和产品条形码一致,黏贴整齐、规范	20 *
10	如无手术清单记录单,将使用的耗材产品码黏贴在手术安全核查单背面	使用的产品数量、规格和产品条形码一致,黏贴整齐、规范	4
11	如手术安全核查单也没有,将使用的耗材产品码黏贴在手术知情同意书背面	使用的产品数量、规格和产品条形码一致,黏贴整齐、规范	4
12	再次核对使用耗材和黏贴条形码是否一致	确保准确、一致	10

备注:1. 所有植入物和单个价值伍佰元以上的耗材均须在病历中黏贴条形码;
　　2. 必须黏贴产品码,院内码不需要黏贴;
　　3. 护理记录中黏贴的产品码和数量必须和实际使用一致。

第七节 服务规范

（一）护理服务规范质量标准

项目	服务规范质量标准	分值
1	着装规范,洗手衣下摆系于洗手裤内	5
2	口罩遮住口鼻,帽子遮住头发	5
3	不带手镯手链、戒指,项链不外露	5
4	不涂指甲油、不带假睫毛	5 *
5	手机处于关机状态	5
6	坚守岗位,不聊天、不脱岗、不迟到早退	5 *
7	动作轻稳,举止沉着	5
8	态度和蔼,礼貌待人,服务热情	5
9	说话轻、动作轻、关门轻、走路轻	5
10	具有爱伤观念,注意保护患者隐私	5 *
11	创造良好手术环境,注意患者保暖	5 *
12	接听电话使用礼貌用语,态度和蔼、耐心	5
13	接听电话语速适中,语调温和	5
14	接电话流程:"你好! 手术室"——"再见! 不客气"!	5
15	根据接听电话内容进行应答处理	5
16	接听急诊手术电话必须问清病情紧急程度,及时通知急诊值班人员	5 *
17	接听急诊插管电话必须问清病区、床号、患者年龄、性别,并迅速通知麻醉值班人员	5 *
18	未经培训的进修生、实习生等不得接听电话	5
19	本班未能转告事项,要做好交班	5
20	未及时办理事项需在电话接听记录本上记录	5

（二）术前访视护理流程及质量标准

项目	术前访视流程	质量标准	分值
1	术前一日至病房,主动向患者及家属自我介绍	对待患者及家属热情礼貌	5
2	说明术前访视的目的、意义	讲解清楚,取得配合	10
3	查看病历,了解患者生命体征、病情、各项检查结果	信息了解全面	5
4	床边查看患者皮肤、血管、术前准备等情况	查看仔细、认真	10 *
5	了解患者心理状态、对手术知晓度、对医护信任度	沟通方式及语言适当得体	5
6	介绍手术医生、护士,手术室环境设备	态度诚恳,语言通俗易懂	5
7	详细讲解手术前个人卫生、禁食禁饮、肠道准备等要求	病人理解并掌握	10 *
8	告知患者进入手术室时间和配合要点	简洁、明了,患者易掌握	5

项目	术前访视流程	质量标准	分值
9	确认患者护理问题和需求,做心理护理	护理问题准确,患者能配合手术	10
10	了解手术特殊性和要求	信息准确、全面	10＊
11	完整、规范填写访视记录单	书写规范、全面	5
12	复习手术配合流程	术中配合熟练	5
13	做好手术特殊器械、仪器及物品准备	术前准备到位,处于备用状态	10＊
14	次日晨会反馈	汇报清楚、重点突出	5

(三) 术后随访护理流程及质量标准

项目	术后随访护理流程	质量标准	分值
1	术后三日内至病房,主动向患者及家属自我介绍	对待患者及家属热情礼貌	5
2	说明术后回访的目的、意义	沟通方式及语言适当得体	10
3	查看病历,全面了解患者生命体征及病情	查看病历认真,信息掌握全面	10
4	床边查看患者皮肤完整及疼痛感觉等情况	查看仔细,病情掌握全面	10＊
5	了解患者对术前心理护理的情绪体验	态度诚恳,语言得体,取得患者理解和配合	10＊
6	了解患者对体位安置舒适度的评价	态度诚恳,语言得体,取得患者理解和配合	10＊
7	了解患者对手术护理服务满意度情况	态度诚恳,语言得体,取得患者理解和配合	10＊
8	告知患者手术成功、配合顺利等有利信息	态度诚恳,语言得体,取得患者理解	5
9	指导患者饮食、体位、活动等知识	语言通俗易懂,患者能理解和掌握	10
10	对手术护理及配合做出效果评价	客观、公正	5
11	针对存在问题提出改进措施	措施具体可实施	10
12	填写随访记录单	填写完整、规范	5

(四) 手术室护理工作流程及质量标准

项目	手术室护理工作流程	质量标准	分值
术前访视	1. 手术前一日访视	态度热情,沟通有效	5
	2. 了解并评估病情及手术情况	对病情及手术评估准确	5＊
	3. 介绍术前、术中注意事项	语言通俗易懂,患者理解并掌握	5＊
	4. 介绍手术室环境、设备	语言通俗易懂,病人理解	5
	5. 进行心理护理	患者能配合手术	5
前往病房接患者	1. 按照预约时间接患者	按时到达	1
	2. 和病房护士详细核对腕带、诊断、手术名称、部位标记等信息	核对方式正确无误	5
	3. 确认患者禁食禁饮、术前用药情况	信息确认准确	5＊
	4. 交接带手术室物品、双方签字确认	物品无遗漏,签全名	5
入手术间	再次核对患者及手术部位	核对方法内容正确	5

项目	手术室护理工作流程	质量标准	分值
术前准备	1. 开放静脉通路、配合麻醉、安置手术体位	穿刺部位正确,体位安置符合规范要求	5
	2. 洗手护士提前15分钟洗手、整理无菌台、和巡回护士共同清点	符合操作规范要求	5*
术中配合	1. 巡回护士提供手术所需用物	及时正确,满足上述所需	5
	2. 调节手术间环境、密切观察病情及手术进程	手术间温、湿度适宜,观察仔细,及时发现病情变化	5
	3. 根据手术步骤及进程,密切配合手术	手术配合熟练、默契	5*
	4. 监督手术过程中无菌规范执行,及时按规范清点手术用物	无菌台管理规范、手术清点符合要求	5
术后护理	1. 协助擦净切口、妥善固定并标识引流管,病理标本按规范送检	引流管无滑脱,标识清楚,标本处理规范	5
	2. 术后器械处置及手术间规范处理	符合规范要求	5
麻醉复苏	监测生命体征、给氧、吸痰、保暖	病情观察仔细及时,处理得当,患者安全、舒适	3
返回病房	1. 外出人员更衣换鞋、路途注意观察生命体征	仪表符合要求,患者安全	2
	2. 和病房护士交接病情、用物并签字	交接仔细全面,签名及时	2
术后随访	1. 了解病情、床边查看评估		4
	2. 了解患者手术后感受及对手术室工作评价		3

第二章　手术室布类、敷料、器械准备及供应

布类、敷料、器械是手术必需的基本用品。布类、敷料和器械的准备,因手术种类不同而有所差异,因各个医院手术室硬件差别及传承习惯不同,也有所差异。各种用物的准备并非一成不变,而是随医学发展在不断更新。应当遵守的原则是:适应医学和护理学的发展,充分保证手术需求。

一、常用布类

手术室各种布类,主要用于建立手术无菌区域,铺设完整的手术无菌平台,防止手术感染。手术布类用品采用质地适宜的去浆纯棉布(可选用21支纱、密度108×58全棉纱卡),色彩可选择深绿色,品种宜少而精,便于使用和管理。目前,使用无纺布成品更优于使用全棉制品,因此,采用无纺布成品将成为发展方向。

常用布类见下表。

手术室常用布类

布类名称	简称*	长(cm)	宽(cm)	剪裁规格(cm)	层数
剖腹单	腹单	330	200	距上端100,正中开 42×2 的长方形孔,开孔四周 90×80,为双层	单层
剖胸单	胸单	330	200	距上端 90,正中开 2×42 的长方形孔,开孔四周 80×90,为双层	单层
开颅单	脑单	330	200	距上端 110,正中开直径为 36 的半圆形孔,开孔四周 90×80,为双层	单层
甲状腺单	颈单	200	110	距上端正中,开 45×1 的叉口,叉口周边 3,为双层	单层
孔单	洞巾	100	80	距上端 50,正中开直径为 10 的圆孔,开孔四周 35×35,为双层	单层
中单	中单	215	160		双层
大手术巾	大开刀巾	145	75		双层
小手术巾	小开刀巾	75	50		双层
大包布	大包巾	110	110		三层
中包布	中包巾	85	85		三层
小包布	小包巾	58	58		双层

注:*"简称"是指医院手术室习惯用名称。

二、常用敷料

手术室各种敷料,主要用于术中拭血、止血引流、包扎、敷贴伤口、皮肤消毒等,选择脱脂纱布、脱脂棉等。

手术室常用敷料

敷料名称	简称	规格	敷料名称	简称	规格
医用手术巾	大纱布	20 cm×40 cm,3 层	医用手术巾	大纱垫	45 cm×45 cm,6 层
医用纱布块	小纱布	8 cm×10 cm,8 层	医用纱布块	平纱布	30 cm×35 cm
医用绷带	绷带	10 cm×6 m	灭菌凡士林纱布	凡士林	
灭菌石蜡油棉球	油球	0.3 g/粒	医用消毒棉球	小棉球	0.5 g/粒
灭菌碘伏纱布	碘伏纱条	6 cm×60 cm,6 cm×30 cm	纱条	纱条	1.2 cm×50 cm,4 层
大纱条	妇科纱条	10 cm×160 cm,4 层			

三、常用布类敷料包

将各种布类敷料,按手术需要,组成各种布类敷料包,便于消毒灭菌、存放和使用。

手术室常用布类敷料包

名称	简称	包布	中单	大手术巾	小手术巾	大纱布	小纱布	剖腹单	开颅单	剖胸单	大纱垫	手术衣
基本包	剖腹包	1(大)	1	1	6	14	5					
剖胸包	胸包	1(大)			4					2		
开颅包	脑包	1(大)	2		4		5		1			
剖腹单	剖腹单	1(大)						2				
腔镜包	LC敷料	1(大)	1	2	5	6	5	1				
中单	中单	1(中)	2									
手术巾	开刀巾	1(小)			4							
手术衣	手术衣	1(中)										4
大纱布	大纱布	1(小)				10						
大纱垫	大纱垫	1(小)									1	

四、器械

器械是外科手术的必需用品,有基本器械和特殊器械,根据手术要求,准备充足的基本器械包和特殊器械包,固定其基数,常规按器械卡打包、灭菌备用,手术可以随时选用适宜的基本器械包和特殊器械包,进行组合使用,以保证手术顺利进行。

1. 常用基本器械包

手术室常用基本器械包

基本器械包名称	简称	基本器械包名称	简称
大手术器械包	大包	中手术器械包	中包
小手术器械包	小手术包	清创缝合手术包	缝合包
整形手术包	整形包	微创手术器械包	LC包

【基本器械包范例】

大手术器械包(大包)

器械名称	简称	数量	器械名称	简称	数量
海绵钳	消毒钳	3	20 cm组织剪(直)	直剪	2
消毒盘	消毒盘	1	20 cm敷料镊(无钩)	长无齿镊	2
弯盘	弯盘	1	12.5 cm组织镊(有钩)	短有齿镊	2

续　表

器械名称	简称	数量	器械名称	简称	数量
药杯	小杯	1	18 cm 持针钳	针持	3
18 cm 止血钳(弯)	中弯钳	14	深部拉钩	带状拉钩	2
16 cm 组织钳	艾力斯钳	8	腹壁拉钩(双头)	腹腔拉钩	1
14 cm 布帕钳	巾钳	4	阑尾拉钩	小拉钩	1
4 号刀柄	大刀柄	2	甲状腺拉钩	甲状腺拉钩	2
7 号刀柄	小刀柄	1	腹腔吸引管(直)	吸引头	1
20 cm 综合剪(弯)	组织剪	1			

注:将器械排列整齐,放入器械筐内,用大包布和大手术巾打包。

中手术器械包(中包)

器械名称	简称	数量	器械名称	简称	数量
海绵钳	消毒钳	3	14 cm 布帕钳	巾钳	4
消毒盘	消毒盘	1	4 号手术刀柄	大刀柄	2
弯盘	弯盘	1	7 号手术刀柄	小刀柄	1
药杯	小杯	1	20 cm 综合剪(弯)	组织剪	1
治疗碗	小碗	1	20 cm 组织剪(直)	直剪	2
18 cm 止血钳(弯)	中弯钳	4	20 cm 敷料镊(无钩)	长无齿镊	2
16 cm 止血钳(弯)	小弯钳	4	12.5 cm 组织镊(有钩)	短有齿镊	2
16 cm 止血钳(直)	直血管钳	8	18 cm 持针钳	针持	3
16 cm 组织钳	艾力斯钳	6	腹壁拉钩(双头)	腹腔拉钩	1
16 cm 肠夹持钳	阑尾钳	2	阑尾拉钩	小拉钩	1
腹腔吸引管	吸引头	1	甲状腺拉钩	甲状腺拉钩	2

注:将器械排列整齐,放入器械筐内,用大包布和大手术巾打包。

整形手术包(整形包)

器械名称	简称	数量	器械名称	简称	数量
海绵钳	消毒钳	2	12.5 cm 解剖剪(直)	直解剖剪	1
消毒盘	消毒盘	1	眼用剪(弯)	弯眼科剪	1
弯盘	弯盘	1	眼用剪(直)	直眼科剪	1
药杯	小杯	2	整形镊	无齿整形镊	1
治疗碗	小碗	1	整形镊(1×钩)	有齿整形镊	1
14 cm 止血钳(弯)	小弯钳	2	眼用镊	无齿眼科镊	1
14 cm 止血钳(直)	直钳	2	眼用镊(1×钩)	有齿眼科镊	1
12.5 cm 止血钳(弯蚊式)	弯蚊钳	4	14 cm 持针钳	小针持	2

器械名称	简称	数量	器械名称	简称	数量
12.5 cm 止血钳(直蚊式)	直蚊钳	4	甲状腺拉钩	甲状腺拉钩	2
16 cm 组织钳	艾力斯钳	4	皮肤钩	皮钩	1
14 cm 布帕钳	巾钳	4	腹腔吸引管	吸引头	1
4 号手术刀柄	大刀柄	1	小纱布	小纱布	5
7 号手术刀柄	小刀柄	1	大纱布	大纱布	4
18 cm 综合剪(弯)	组织剪	1	小手术巾	小开刀巾	6
18 cm 组织剪(直)	直剪	1	大手术巾	大开刀巾	1
12.5 cm 解剖剪(弯)	弯解剖剪	1	甲状腺单	颈单	1

注:将器械、布类敷料整理齐,放入器械筐内,用中单和大包布打包。

2. 常用特殊器械包

手术室常用特殊器械包

特殊器械包名称	简称	特殊器械包名称	简称
胃手术器械包	胃包	膀胱手术器械包	全膀胱切除包
肠手术器械包	直肠包	尿道下裂手术器械包	尿道下裂包
肛肠手术器械包	肛肠包	上肢手术器械包	上肢骨包
肝脾手术器械包	肝脾包	下肢手术器械包	下肢骨包
肝移植器械包	肝移植包	脊柱手术器械包	椎间盘包
胆囊手术器械包	胆囊包	关节置换器械包	全髋包
胰手术器械包	胰切包	手外科手术器械包	手外科包
甲状腺手术器械包	甲亢包	关节镜手术器械包	关节镜包
乳腺手术器械包	乳癌根治包	乳突根治手术包	乳突包
小儿手术器械包	小儿外科包	鼓膜修补手术包	鼓膜修补包
静脉切开包	静切包	耳前瘘管切除器械包	耳前瘘管包
血管缝合器械包	血管吻合包	鼻侧切开手术器械包	鼻侧切开包
大隐静脉剥脱器械包	大隐静脉包	鼻息肉摘除包	鼻息肉包
胸科手术器械包	胸包	鼻窦内窥镜手术包	鼻窥镜包
颅脑手术器械包	脑包	上颌窦手术包	上颌窦包
经口鼻垂体瘤切除器械包	垂体包	扁桃体切除包	扁桃包
体外循环心脏手术器械包	体外包	扁桃体挤切包	扁桃挤切包
冠脉搭桥手术器械包	搭桥包	全喉切除器械包	全喉包
肾手术器械包	肾癌根治包	气管切开手术包	气管切开包
肾移植器械包	肾移植包	气管镜检包	气管镜包

续　表

特殊器械包名称	简称	特殊器械包名称	简称
输尿管手术器械包	输尿管取石包		
输尿管再植器械包	输尿管再植包		

【特殊器械包范例】

胰手术器械包(胰切包)

器械名称	简称	数量	器械名称	简称	数量
12.5 cm 止血钳(弯蚊式)	弯蚊钳	4	26 cm 腔静脉无损伤钳(1～3式)	沙氏钳	3
12.5 cm 止血钳(直蚊式)	直蚊钳	4	25 cm 综合剪(弯)	长组织剪	1
20 cm 止血钳(弯全齿)	大弯钳	4	25 cm 敷料镊(无钩)	长无齿镊	1
脾蒂钳(25 cm)	胃钳	4	20 cm 胸腔镊(无钩)	无齿爱迪森氏镊	2
20 cm 扁桃止血钳(微弯)	扁桃钳	2	20 cm 无损伤镊	无损伤镊	2
20 cm 扁桃止血钳(角弯)	小直角钳	2	25 cm 持针钳	长针持	2
22 cm 直角钳	直角钳	2	20 镶片持针钳(细)	镶片针持	1
25 cm 肠钳(直)	直肠钳	1	22 cm 肾窦拉钩 2 号	肾窦拉钩	1
25 cm 肠钳(弯)	弯肠钳	1	钝性剥离子	花生米	1
			20 cm 无损伤阿列斯	平齿阿列斯	3

注:将器械排列整齐,放入器械筐内,用大手术巾和大包布打包。

颅脑手术器械包(脑包)

器械名称	简称	数量	器械名称	简称	数量
海绵钳	消毒钳	3	后颅凹牵开器	弯牵开器	1
消毒盘	消毒盘	1	乳突牵开器	乳突牵开器	1
弯盘	弯盘	1	骨膜剥离器	剥离器	2
药杯	小杯	1	颅骨骨撬	骨撬	1
治疗碗	小碗	1	颅钻手柄	手摇钻	1
25 ml 量杯	量杯	1	颅钻钻头	钻头	2
18 cm 止血钳(弯)	中弯钳	2	颅钻接头	小脑接头	1
18 cm 止血钳(直)	直血管钳	10	线锯手柄	线锯柄	2
16 cm 头皮夹钳	头皮夹钳	3	线锯条	线锯	2
12.5 止血钳(弯蚊式)	弯蚊钳	1	颅骨剪	颅骨剪	1

器械名称	简称	数量	器械名称	简称	数量
12.5 止血钳(直蚊式)	直蚊钳	1	枪状咬骨钳	咬骨钳	1
16 cm 组织钳	艾力氏钳	4	取样钳	万能钳	1
14 cm 布帕钳	巾钳	4	刮匙(大、中、小)	刮匙	3
4 号手术刀柄	大刀柄	2	脑压板	脑压板	5
7 号手术刀柄	小刀柄	1	脑针	脑针	1
20 cm 综合剪(弯)	组织剪	1	槽针	槽针	1
20 cm 组织剪(直)	直剪	2	吸引管(直径 2、2.5、3、4、5)	吸引头	5
12.5 cm 组织镊(有钩)	短有齿镊	2	神经剥离子	剥离子	2
20 cm 胸腔镊(无钩)	无齿爱迪森氏镊	2	脑棉片	脑棉	1套
20 cm 胸腔镊(有钩)	有齿爱迪森氏镊	1	橡皮筋	皮筋	10
18 cm 持针钳	针持	2	7 号长注射针头	7 号针	1
椎板牵开器	牵开器	1	9 号长注射针头	9 号针	1
			14 号硅胶导尿管	14 号尿管	2

注:将器械、物品理齐,放入器械筐内,用大手术巾和大包布打包。

胸科手术器械包(胸包)

器械名称	简称	数量	器械名称	简称	数量
26 cm 腔静脉无损伤钳(2 式)	沙氏钳	1	22 cm 无损伤镊	无损伤镊	2
25 cm 支气管钳(直角)	大直角钳	2	25 cm 持针钳	长针持	2
24 cm 剥离子夹持钳	花生米钳	1	胸腔牵开器(中号)	牵开器	1
25 cm 胸腔止血钳	胸科扁桃钳	2	肋骨合拢器	合拢器	1
22 cm 肺钳	肺钳	2	肩胛骨拉钩	肩胛拉钩	1
25 cm 脾蒂钳	胃钳	2	肋骨骨膜剥离器	剥离器	2
22 cm 直角钳	直角钳	2	肋骨骨剪	肋骨剪	1
20 cm 扁桃止血钳	扁桃钳	2	方头肋骨剪	方头骨剪	1
22 cm 止血钳(弯)	大弯钳	2	钝性剥离子	花生米	1
12.5 cm 止血钳(弯蚊式)	弯蚊钳	2	牵引带	纱条	1
12.5 cm 止血钳(直蚊式)	直蚊钳	2			
25 cm 综合剪(弯)	长组织剪	1			
25 cm 敷料镊(无钩)	无齿长镊	1			

注:将器械排列整齐,放入器械筐内,用大手术巾和大包布打包。

第三章 手术室基础护理操作流程及质量标准

第一节 无菌技术操作流程及质量标准

（一）无菌持物钳及无菌容器的使用、取无菌溶液

项目	步骤	标准分	扣分依据
个人准备	服装鞋帽整洁,洗手,戴口罩,仪表大方,举止端庄	5	一项不符扣2分
环境准备	操作台宽阔,清洁,干燥,手术间光线明亮	5	一项不符扣1分
物品准备	有盖的无菌干燥罐内放置无菌持物钳,无菌容器内放无菌碗,无菌溶液,棉签,碘伏溶液,弯盘,纸,笔,开瓶器,纱布	10	少1件扣1分
操作流程	1. 检查无菌物品灭菌效果及有效期	3	
	2. 检查无菌容器密封性及内装物品名称	3	
	3. 检查无菌溶液,名称、剂量、浓度、有效期	3	
	4. 检查瓶盖有无松动,瓶身有无裂痕,溶液有无沉淀、浑浊、变质、变色	3	
	5. 打开无菌罐的上半盖	2	
	6. 钳端闭合,垂直取出	4	使用过期无菌物品及时纠正扣5分,未及时纠正扣15分
	7. 打开无菌容器盖,无菌面向上	2	
	8. 取出无菌物品	5	
	9. 盖好容器盖	2	无菌物品污染,及时处理扣5分,处理不当继续使用扣20分
	10. 钳端闭合,垂直放入无菌罐内	4	
	11. 盖好罐盖	2	
	12. 取出无菌容器	5	小跨越扣5分,大跨越扣10分
	13. 撬开铝盖,打开瓶塞	2	
	14. 手持溶液瓶,瓶签向手心	3	
	15. 旋转冲洗瓶口	4	
	16. 由冲洗处倒出溶液	4	
	17. 塞进瓶塞,自瓶口分别向上、向下消毒瓶塞上翻部分和瓶口	4	
	18. 盖好瓶塞	2	
	19. 注明开瓶日期和时间	3	

项目	步骤	标准分	扣分依据
理论回答	无菌持物钳使用,无菌容器使用,取用无菌溶液注意事项	10	少1条扣1分
评价	1. 遵守无菌技术操作原则	4	酌情扣分
	2. 无菌物品无污染	4	
	3. 无菌溶液取量准确	1	
	4. 瓶签未浸湿,液体未溅到桌面	1	

(二) 打开无菌包、铺无菌盘、戴无菌手套

项目	步骤	标准分	扣分依据
个人准备	服装鞋帽整洁,洗手,戴口罩,仪表大方,举止端庄	5	一项不符扣2分
环境准备	操作台宽阔、清洁、干燥,手术间光线明亮	5	一项不符扣1分
物品准备	无菌持物钳、无菌包(内放治疗巾)、无菌物品、治疗盘、无菌手套、弯盘、纸、笔	10	少一件扣1分
操作流程	1. 检查无菌包名称、有效期、包裹是否完好,有无潮湿或破损	3	使用过期无菌物品及时纠正扣5分,未及时纠正扣15分
	2. 检查无菌手套有效期及手套尺码	3	
	3. 解开无菌包系带,卷放于包下	3	
	4. 逐层打开无菌巾包	3	
	5. 取出无菌巾,放于治疗盘中	3	
	6. 按原折痕关闭无菌巾包,系带横形缠绕	3	
	7. 注明开包时间,签名	2	
	8. 双手持无菌巾上层两角外面抖开(横折法双手持无菌巾横中线外面)	3	
	9. 对折铺于治疗盘上	3	无菌物品污染,及时处理扣5分,处理不当继续使用扣20分
	10. 扇形折叠上层无菌巾,边缘向外	3	
	11. 放入无菌物品	3	
	12. 拉平上层无菌巾,上、下层边缘对齐	3	
	13. 开口处向上两折,两侧边缘向下一折	3	小跨越扣5分,大跨越扣10分
	14. 注明铺盘时间、内容、签名	2	
	15. 打开手套袋	3	
	16. 同时取出两只手套	3	
	17. 对准五指戴上一只手套	3	
	18. 戴手套的手指插入另一只手套的反折部内面	3	
	19. 戴上另一只手套	3	

续　表

项目	步骤	标准分	扣分依据
操作流程	20. 将手套的反折部翻套在工作服衣袖外面	3	
	21. 手套翻转脱下	2	
理论回答	打开无菌包、铺无菌盘、戴无菌手套注意事项	10	少1条扣1分
评价	1. 遵守无菌技术操作原则	2	酌情扣分
	2. 无菌物品及无菌包布的内面、无菌巾的无菌面未被污染	2	
	3. 无菌巾内的物品放置合理,无菌巾折叠的大小适宜	2	
	4. 系带未污染手套及无菌区	2	
	5. 手套未被污染或破损	2	

第二节　外科洗手操作流程及质量标准

项目	步骤	标准分	扣分依据
个人准备	衣着整洁,戴口罩、帽子,举止大方,不佩戴饰物,不涂指甲油,修剪指甲	5	一项不符合扣1分
环境准备	清洁、安静、整齐	5	一项不符合扣1分
物品准备	擦手纸(检查效期、打开盖),洗手刷(检查效期),碘伏纱布(洗手液),肥皂液、看钟	3 2 3 2	少一件扣0.5分
操作流程	1. 初步洗手:用肥皂液初洗至肘上10 cm,冲净皂液(指尖向上冲水,肘关节最低)	5	一项不符扣1分
	2. 取洗手刷:压肥皂液5 ml于手刷毛面,操作限于胸前	1	
	3. 刷手:分三节段、双手交替进行(顺序:指尖→指沟→指蹼→手掌→手背→腕部→前臂→肘部→肘上10 cm) 第一段:右手持刷,左手五指相聚刷指尖,再从大拇指桡侧,依次刷向小指,其中指蹼、指关节处顺皮肤纹理刷,刷不离开左手,将左手翻转,手心向上,依次从小指刷向拇指桡侧,相交要求超过腕横纹。同法刷右手	8	
	第二段:不用换手,从右前臂桡侧刷向尺侧后翻转,肘关节处顺应皮肤纹理刷。同法刷左前臂	8	
	第三段:从左上臂桡侧依次刷至尺侧,肘关节处重复刷,至肘上10 cm。同法刷右上臂	4	
	4. 弃手刷:弃于指定容器内	1	

项目	步骤	标准分	扣分依据
操作流程	5. 冲手:指尖向上,肘部最低位,由指尖→肘部,由肘上→肘部	4	一项不符扣1分
	6. 擦手:擦手巾的正面擦干手掌→手背,抓住擦手巾两对角,翻转内面朝外呈三角状,尖角朝向手指,由腕部开始,旋转朝上擦至肘上,一只手由内向外轻提一角,翻转一面。同法擦干对侧 顺序:手掌→手背→腕部→前臂→肘部→肘上	5	
	7. 弃擦手巾:从身体内侧捏擦手巾一角,向外轻弃于容器内	1	
	8. 取碘伏纱布2块:微湿以不滴水为限,按三段刷手的顺序,依次涂抹均匀,不留下空白区,擦2遍,注意第二遍涂抹高度略低于第一遍 洗手液洗手:① 取洗手液:于凹形手掌心中,在湿润状态下搓擦,双手交替。② 消毒手:手指尖在另一手掌旋转搓擦→掌心相对,双手交叉沿指缝相互搓擦→手心对手背沿指缝相互搓擦→弯曲各手指关节,双手相扣进行搓擦→一手握另一手大拇指旋转搓擦。③ 消毒前臂:取洗手液从腕关节→肘关节→肘上10 cm,螺旋上升,旋转搓擦,不留空白。④ 肘上重复一遍:第二遍高度略低于第一遍。⑤ 消毒手:取洗手液,重复消毒手步骤	20	
	9. 自然干燥:双手举放胸前,保持无菌状态进手术间	3	
理论回答	目的、注意事项	10	少1条扣1.5分
评价	1. 按流程进行操作,物品放置合理		酌情扣分
	2. 动作轻稳、准确、娴熟,注意节力原则		
	3. 遵守无菌技术操作原则		

【目的】

1. 去除手和手臂皮肤上的暂存菌及部分居留菌。

2. 防止患者在手术中遭到感染。

【注意事项】

1. 刷洗原则为先手后臂、先指后掌、先掌面后背侧面,并注意指尖、指蹼、甲缘、甲沟的刷洗。

2. 冲洗原则为先手部后前臂再上臂,指尖始终处于最高位,肘部处于最低位,避免水逆流向手部。

3. 刷洗时动作规范,用力恰当。

4. 洗手刷应事先灭菌处理。

5. 洗手时应控制水流,以防水溅到洗手衣裤上,若有潮湿,及时更换。

第三节　穿手术衣、戴无菌手套操作流程及质量标准

项目	步骤	标准分	扣分依据
个人准备	衣着整洁,戴口罩、帽子,举止大方,不佩戴饰物,不涂指甲油,修剪指甲	5	一项不符合扣1分
环境准备	清洁、安静、整齐	5	一项不符合扣1分
物品准备	无菌手术衣、无菌手套	10	少一件扣1分
操作流程	1. 查无菌包:名称,效期,指示胶带,无菌包的规格,包布整洁,有无潮湿、破损,包扎是否完好	5	一项不符合扣1分
	2. 打开无菌包、无菌手套	5	
	3. 取手术衣,双手提起手术衣,禁碰手术衣外面	3	
	4. 提领,提捏手术衣领内面	2	
	5. 抖开,检查有无破损、潮湿	3	
	6. 轻抛衣服,伸手入袖	2	
	7. 系手术衣后带(由巡回护士协助完成)	5	
	8. 戴手套(退一步)	30	
	(1) 闭合式:双手保持在手术衣的袖口内,不得露出。隔衣袖取出一只手套,与同侧手掌心相对,手指朝向身体肘关节方向置于袖口上。双手隔衣袖打开手套反折部,对准五指,翻起反折,套扎住手术衣袖口。同法戴好另一只手套后,双手调整舒适		
	(2) 开放式:将两手套拇指相对,捏住反折面之拇指侧,先伸入左手,然后左手伸入右手套反折面内面,伸入右手,勾起反折内面包裹衣袖		
	(3) 协助他人式:撑开一手套,拇指对准被戴者,手指自然下垂协助被戴者将手伸入手套内,并包裹袖口		
	9. 系腰带:松开腰带,右手腰带递予他人,保持无菌,原地旋转360°,将左右两端系于腰前	5	
理论回答	目的、注意事项	10	少1条扣1.5分
评价	1. 按流程进行操作,物品放置合理		酌情扣分
	2. 动作轻稳、准确、娴熟,注意节力原则		
	3. 遵守无菌技术操作原则		

【目的】

1. 防止手术人员身体与服装所带的微生物感染患者。

2. 建立无菌屏障。

【注意事项】

1. 穿无菌手术衣时应选择相对宽敞的空间,以免被污染。

2. 手术衣大小长短合适,要求无污染、潮湿、破损。

3. 拿取手术衣时,单手抓取手术衣衣领,只可触碰手术衣内面。

4. 已戴手套之手不可触及手套的内面,未戴手套之手不可触及手套的外面。

5. 穿戴好手术衣、手套后,双手置胸前,不可将双手置于腋下或上举过肩、下垂过腰,不得离开手术间,不触摸非无菌物品。

6. 手术衣如有血液及体液污染,应及时更换。

第四节　准备及整理无菌手术台操作流程及质量标准

项目	步骤	标准分	扣分依据
个人准备	洗手、戴口罩帽子符合规范,洗手衣裤穿着符合要求	5	一项不符合扣1分
环境准备	清洁、安静、整齐	5	一项不符合扣1分
物品准备	持物钳、手套、敷料包、器械包、器械台、一次性无菌物品	10	少一件扣1分
操作流程	1. 查无菌包:名称,效期,指示胶带,无菌包的规格,包布整洁,有无潮湿、破损,包扎是否完好	3	一项不符合扣1分,清点方法不正确扣5分
	2. 打开无菌包:①(巡回护士)用手打开外层包布,先对侧,再左右两侧,最后内侧,不跨越无菌区、不触及包布内面;②(巡回护士)用持物钳打开内层包布(顺序同外层),检查包内指示卡(口述位置、颜色),正确使用无菌钳,不倒举,不随意甩动,不低于操作平面(干燥无菌钳使用时间不能超过6小时)	5	
	3. 打开一次性无菌物品:① 检查物品名称、有效期,包装有无破损;② 从开口处打开,无菌面向外;③ 无菌持物钳夹持上台	5	
	要求:包布四层,台面平整,无污染,布单下垂3 cm以上		
	4. 器械护士刷手,穿手术衣、戴手套	1	
	5. 打开器械包内层包布,将器械筐上移	1	
	6. 手术衣、手套移至器械桌近己方	1	
	7. 取一小开刀巾,3/4铺于器械车的右下方,将大碗从器械车的左下方移至右下方	3	
	8. 器械框移至器械车的左下方,大开刀巾、剖腹被、小开刀巾依次放于器械桌远己方。纱布、小纱布依次放于器械车的右上方	3	
	9. 取出器械筐内的刀、剪、镊、持针钳,依次排在左下方,拉钩、卵圆钳、吸引器头放于左上方,弯盘放于大碗与纱布之间,弧度一致	10	
	10. 取出器械筐内器械放于器械车的左上方(如图示)	3	

项目	步骤	标准分	扣分依据
操作流程	左上方　　　　　　　　　　右上方 拉　吸　　　　　　　　　小　大 钩　液　血管钳　特殊器械　纱　纱 　　头　　　　　　　　　　布　布 持　　　　　弯　盘 刀、剪、镊、针　　　　　　消毒盘 钳　　　　　大　碗 左下方	5	一项不符合扣 1 分,清点方法不正确扣5分
	11. 和巡回老师共同清点,依次是大纱布(打开)、小纱布(分开)、缝针、针持、镊、剪、刀、拉钩、器械等	10	
	12. 整理器械:按手术使用顺序排列整齐,分类清晰,关节合拢,不过台缘	3	
	13. 装配手术刀:用持针钳持刀片前端背侧,将刀片与刀柄槽对合向下嵌入	4	
	14. 准备缝针:① 针的位置:用持针器夹住针的中后 1/3,放置时针孔向下。② 线的长度:短线是线长的 1/3,并嵌于钳端内。传递手术器械	4	
	15. 血管钳:右手持血管钳前端,使其弯度向手背,将钳柄轻击于手术者的掌心	3	
	16. 带线针持:手持针持中段,线握于掌心,将针持柄轻击手术者掌心	3	
	17. 手术刀:放于弯盘中,传递至手术者	3	
理论回答	目的、注意事项	10	少1条扣1分
评价	1. 动作规范	4	酌情扣分
	2. 顺序正确	3	
	3. 符合节力原则	3	

【目的】

1. 建立无菌屏障,防止无菌手术器械及敷料再污染。

2. 加强手术器械管理,防止手术器械、敷料遗漏。

3. 防止手术人员身体与服装所带的微生物感染患者。

【注意事项】

1. 无菌包应在手术体位安置后打开。

2. 打开无菌包时,第一层用手、第二层用持物钳,按照先对侧、再左右、最后内侧顺序,检查包内指示卡(注意位置、颜色)。手与未消毒物品不能触及包内面,操作时不能跨越无菌区域。

3. 器械台布单要求平整,四层各边下缘平均下垂 30 cm 以上。

4. 手术器械台缘平面以下应视为有菌区,物品不可超过台缘,带无菌手套的双手不得把持无菌台边缘。凡垂落台缘平面以下物品,必须重新更换。

5. 术中污染的器械、用物不能直接放回器械台面,应放于弯盘内,避免污染其他无菌物品。

6. 器械护士应及时清理更换无菌台上器械及用物,以保持无菌器械台清洁、整齐、有序,保证及时供应手术人员所需的器械及物品。

7. 各类物品放有定数,传出收回均心中有数,关闭胸腹腔(缝合伤口)前,必须清点器械、敷料、缝针,并记录签名。

8. 器械护士手不离湿纱布,及时擦净收回器械,湿的纱布敷料不得放于无菌台面。

第五节 常用手术体位放置流程及质量标准

放置体位原则:

1. 患者安全、舒适、暴露良好。

2. 放体位之前根据手术部位和手术者需要准备用物,做到安全、齐全。

3. 放体位时保证患者呼吸和循环不受影响。

4. 放体位注意保护好肌肉、神经不受损伤,防止术后发生麻痹,同时充分暴露手术野。

5. 视患者为整体,考虑患者的尊严和情绪,清醒患者做好说服解释工作,不过分暴露身体,做好保暖工作。

6. 肢体不能悬空放置,必须托垫稳妥。

7. 妥善固定,方便观察及操作。

(一)侧卧位操作流程及质量标准

项目	步骤	标准分	扣分依据
个人准备	衣着整洁,举止大方,操作前洗手	5	一项不符合扣1分
环境准备	环境清洁、安静、整齐	5	一项不符合扣1分
物品准备	长方形、方形体位垫,约束带,托盘,搁手架,弹力绷带,托盘	10	少一件扣1分
操作流程	1. 核对手术医嘱,核对患者姓名、床号、手术名称、手术部位,嘱患者脱去上衣反穿	3	体位不舒适扣10分,不能满足手术需求扣10分
	2. 在肩胛骨平面于健侧床垫下,放置双层托手架	3	
	3. 患者完成麻醉,生命体征平稳后,脱去患者上衣	3	
	4. 将患者向患侧平移10~15 cm,翻转至90°侧卧位,双上肢分别置于可调节托手架的上下层,向患侧平移10~15 cm	10	
	5. 胸下置长方形软垫,高度以下位肩部能通过一平掌为宜	10	
	6. 双下肢屈髋屈膝,双膝关节之间用长方形软垫支撑。特殊手术例外	10	

项目	步骤	标准分	扣分依据
操作流程	胸腔手术:上方下肢屈曲 60°～70°,下方下肢自然伸直(有利于保持侧卧位的稳定性,使腹部肌肉放松)		体位不舒适扣 10 分,不能满足手术需求扣 10 分
	肾脏手术:上方下肢自然伸直,下方下肢屈曲 60°～70°(使肾区平坦,有利于暴露手术野),腰桥对准 11～12 肋		
	7. 骨盆前后各置方形软垫一块,分别置于耻骨联合和骶尾部	5	
	8. 约束带固定,不宜过紧,以能通过一指为宜	3	
	9. 固定患侧上肢	3	
	10. 固定健侧上肢	3	
	11. 放置头架	2	
	12. 放置托盘	2	
	13. 调节灯光	3	
理论回答	目的、注意事项	10	少 1 条扣 1 分
评价	1. 动作规范,顺序正确	4	酌情扣分
	2. 符合节力原则	3	
	3. 体现以患者为中心原则	3	

【适用手术】适用于胸腔及肾脏手术。

【注意事项】

1. 双上肢外展勿大于 90°,避免损伤臂丛神经;患者手臂固定部位应在肘关节上方 10 cm 处。

2. 双上肢自然伸展,有利于呼吸。

3. 固定肢体时松紧适中,以免过度压迫肢体。

4. 肾脏手术时,腰桥要对准 11～12 肋,有利于肾区平坦。

5. 注意肩、臀部固定不移动,防止身体过度前倾、前屈而压迫下位上肢,导致桡神经损伤及头静脉和腋静脉回流受阻。

6. 约束带固定,不宜过紧,以免引起下腔静脉回流受阻,血容量减少,引起生命体征改变。避免压迫股静脉而诱发静脉血栓形成,男性应避免压迫外生殖器。

(二)俯卧位操作流程及质量标准

项目	步骤	标准分	扣分依据
个人准备	衣着整洁,举止大方,操作前洗手	5	一项不符合扣 1 分
环境准备	清洁、安静、整齐	5	一项不符合扣 1 分
物品准备	长方形体位垫,约束带,托盘,搁手架,弹力绷带,托盘	10	少一件扣 1 分

续 表

项目	步骤	标准分	扣分依据
操作流程	1. 核对手术医嘱,核对患者姓名、床号、手术名称、手术部位,嘱患者脱去上衣反穿	3	眼部受压扣 10 分,颜面受压扣 5 分,体位不舒适扣 10 分,不能满足手术需求扣 10 分
	2. 患者完成麻醉,生命体征平稳后,脱去患者上衣,在麻醉医师的协助下上头架	3	
	3. 将患者上移,肩胛平手术床背板上缘	3	
	4. 将患者右移,双手放于体侧,一人扶住患者头部,一人扶住肩胛部,一人托臀	10	
	5. 将患者翻转成俯卧位(注意保持头、颈、胸椎在同一轴线上同步旋转)	10	
	6. 将患者头部放于头架上(注意保护眼球和颜面勿受压)	10	
	7. 胸部、下腹耻骨联合部各置长方形体位垫(胸腹悬空,防止影响呼吸和循环)	5	
	8. 小腿胫前横置一长方形体位垫→双髋双膝关节屈曲 20°～30°,足趾悬空	5	
	9. 固定上肢(根据手术需要双手自然放于体侧,或手臂向前安放,外展不超过 45°)	3	
	10. 固定下肢	3	
	11. 放置托盘	2	
	12. 调节灯光	3	
理论回答	目的、注意事项	10	少 1 条扣 1 分
评价	1. 动作规范,顺序正确	4	酌情扣分
	2. 符合节力原则	3	
	3. 体现以患者为中心原则	3	

【适用手术】适用于后颅凹、脊柱及背部手术、肛门直肠手术。

【注意事项】

1. 翻转患者时,同时将病人头部移出手术台。

2. 翻转患者时,应将双上肢紧贴于身体两侧,防止翻转身体时牵拉扭伤。

3. 减少对胸部及下腹部的受压,以保证正常呼吸。

4. 使小腿微屈,防止足背过伸。

5. 使用传统头架时,应注意前额和双颊部垫棉纸,防止面部、眼眶受压,保证血流畅通,避免压疮发生。

6. 安置体位时动作要轻稳,协调一致,因为在麻醉药和肌松药的作用下,肌肉已失去保护脊柱的功能,稍有不慎,可能会造成脊柱损伤。

7. 男性病人注意保护会阴部。

（三）颈仰伸位操作流程及质量标准

项目	步骤	标准分	扣分依据
个人准备	衣着整洁,举止大方,操作前洗手	5	一项不符合扣1分
环境准备	清洁、安静、整齐	5	一项不符合扣1分
物品准备	长方形体位垫、小沙袋、三角垫、约束带、托盘	10	少一件扣1分
操作流程	1. 核对手术医嘱,核对病人姓名、床号、手术名称、手术部位。嘱病人脱去上衣反穿	5	体位不舒适扣10分,不能满足手术需求扣10分
	2. 病人完成麻醉,生命体征平稳后脱去病人上衣	3	
	3. 肩背下垫一三角垫,上端平肩,使头呈后仰(角度根据医师习惯)	10	
	4. 头两侧用小沙袋固定,使颈部暴露	7	
	5. 健侧上方放一升降台,台面的一角对准病人的口角(健侧),升降台高出面部约10 cm,旋紧螺丝	10	
	6. 膝下放置长方形体位垫	5	
	7. 固定双下肢,松紧合适	5	
	8. 固定双上肢于病人体侧,松紧合适	5	
	9. 将手术床背板抬高15°～20°	5	
	10. 小腿上方放置器械托盘	2	
	11. 调节灯光	3	
理论回答	适用手术、注意事项	10	少1条扣1分
评价	1. 动作规范,顺序正确	4	酌情扣分
	2. 符合节力原则	3	
	3. 体现以病人为中心原则	3	

【目的】

1. 使病人舒适、安全,充分暴露手术野,缩短手术时间,减少术中出血。

2. 适用于头面及颈部手术。

【注意事项】

1. 约束带松紧要合适。

2. 放置托盘时注意高度勿压迫气管插管,以免影响通气。

3. 注意托盘上金属柄勿直接触及病人的皮肤。

4. 头板放下应在病人麻醉状态下进行,注意颈部勿过度后仰,勿使头悬空。

（四）截石位操作流程及质量标准

项目	步骤	标准分	扣分依据
个人准备	衣着整洁,举止大方,操作前洗手	5	一项不符合扣1分
环境准备	清洁、安静、整齐	5	一项不符合扣1分
物品准备	腿架、胸置软垫	10	少一件扣1分
操作流程	1. 核对手术医嘱,核对病人姓名、床号、手术名称、手术部位	4	体位不舒适扣10分,不能满足手术需求扣10分
	2. 放置腿架:位置髋关节平面	10	
	3. 病人完成麻醉,生命体征平稳后脱去病人长裤	2	
	4. 下移病人:尾骨略超过手术床背板下线,臀部抬高15°～30°(臀下垫软垫或通过手术床调节)	10	
	5. 置小腿于腿架上,足部略抬高(双腿呈60°～90°夹角)	10	
	6. 固定双下肢,松紧合适	2	
	7. 固定膝关节,腘窝处垫以软垫,不能紧贴腿架,以防腓总神经和腘动脉受压	10	
	8. 放下手术床腿板	2	
	9. 根据手术需要,双上肢固定于体侧,或放置在托手架上,注意外展不超过90°	5	
	10. 放置器械托盘	2	
	11. 调节灯光	3	
理论回答	适用手术、注意事项	10	少1条扣1分
评价	1. 动作规范,顺序正确	4	酌情扣分
	2. 符合节力原则	3	
	3. 体现以病人为中心原则	3	

【目的】

1. 使病人舒适、安全,充分暴露手术野,缩短手术时间,减少术中出血。

2. 适用于会阴部手术及腹会阴联合手术。

【注意事项】

1. 托手板上的手外展勿大于90°,避免损伤臂丛神经。

2. 腘窝不紧贴腿架,防止损伤腘窝血管神经及腓肠肌。

3. 足部略抬高,有利于静脉回流,避免静脉血栓形成。

4. 头低脚高10°,有利于暴露手术野;背板抬高5°,有利于呼吸。

5. 妥善固定肢体,不使肢体悬空。

第六节　静脉输液操作流程及质量标准

项目	步骤	标准分	扣分依据
个人准备	着装整齐,洗手,戴口罩、帽子	5	一项不符合扣2分
环境准备	整洁,便于操作	5	一项不符合扣2分
物品准备	液体、输液器、留置针、棉签、止血带、三通、延长管、输液贴、碘伏	10	少1件扣2分
操作流程	1. 检查被输入液体的有效期,外包装有无破损、裂缝、渗漏,液体有无混浊、霉变等	5	未一针见血扣5分,手法不当扣3分,操作血液外溢扣2分
	2. 检查输液器、三通、延长管的有效期、外包装等	5	
	3. 连接液体及输血(液)器、三通、延长管	5	
	4. 排气备用(液体排入污物桶)	2	
	5. 评估、核对、向患者解释	3	
	6. 选择穿刺部位(首选上肢、粗直、弹性好,避开静脉瓣)	10	
	7. 选择合适的留置针,于穿刺点的上方10 cm处扎止血带	2	
	8. 以穿刺点为中心碘伏螺旋式由内向外消毒,直径为8 cm,消毒两遍	5	
	9. 告知患者,血管上方以15°～30°进针,见回血后压低角度5°～10°再进针少许送套管"针心部"和"套管部"	10	
	10. 套管置入后,松止血带,抽出针芯,连接输液器,打开调速器	3	
	11. 将穿刺点置于输液贴中心,延长管U型固定	2	
	12. 记录置管日期及时间	5	
	13. 整理用物,安置病人,垃圾分类处置,洗手	3	
理论回答	目的、注意事项	10	少1条扣2分
评价	1. 严格执行无菌技术操作原则和查对制度	4	酌情扣分
	2. 关爱患者,动作熟练、轻巧、准确,与患者沟通交流好	3	
	3. 选择合适的静脉及留置针,输液贴固定正确	3	

【目的】

供给液体、营养、电解质、能量以及各种药物,保持手术期间病人的内环境稳定,建立安全有效的静脉输液通路。

【注意事项】

1. 严格执行无菌操作及查对制度,检查液体有无混浊、渗漏、变质、沉淀、霉变,输液器、连接管、三通等有效期和外包装等。

2. 每次给药前均需抽回血确定留置针在血管内方可给药。

3. 执行静脉观察流程，保证静脉通路的通畅。

第七节　静脉输液观察流程及质量标准

流程	观察内容	质量标准
评估患者	已有静脉通路情况	评估正确
	患者病情、手术部位	标注正确
	局部皮肤、血管	
	意识状态及合作程度	
麻醉诱导	输液速度	无阻力,滴注通畅
	判断导管是否在血管内	见回血;穿刺部位无异常
	推注阻力	观察有无过敏反应及时处理
	穿刺部位	
放置手术体位	输液速度	无阻力,滴注通畅
	检查穿刺部位	肢体妥善固定处于功能位
	留置针固定可靠	固定正确、可靠
	肢体固定可靠	固定正确、可靠
手术中	输液速度	无阻力,滴注通畅
	手术体位改变	体位变化及时检查
	手术医生站位改变	45 分钟～60 分钟检查 1 次
	定时将手伸入固定布单下,触摸穿刺点周围情况	
手术结束	输液速度	无阻力,滴注通畅
	检查穿刺部位	肢体妥善固定
	留置针固定可靠	固定正确、可靠
	肢体固定可靠	固定正确、可靠
	及时书写护理文件(交接单、核查表、手术清点单)	交接准确、详细

【目的】建立安全有效短期静脉输液通路,保证患者输液安全。

【注意事项】

1. 操作中严格执行无菌技术原则及"三查七对"制度。

2. 选择合适穿刺部位及套管针型号。

3. 贴膜方法正确,妥善固定。

4. 使用带入静脉通路之前,均需抽回血确认静脉通畅后方可使用,使用过程中严密观察静脉通路情况。

5.评估内容:穿刺部位、导管型号、手术体位、手术时间、手术方式、病人病情、观察的有效性等。

第八节　女病人留置导尿操作流程及质量标准

项目	步骤	标准分	扣分依据
个人准备	着装整齐,洗手,戴口罩、帽子	5	一项不符合扣2分
环境准备	整洁,便于操作	5	一项不符合扣2分
物品准备	一次性无菌导尿包一只(根据病人的年龄确定合适的尿管型号)、导尿管标签贴	10	少一件扣2分
操作流程	1. 导尿包放置操作台上	2	导尿管污染扣20分
	2. 为病人脱去裤腿至膝以下并摆两腿至屈曲状态,暴露外阴部,注意保暖	5	
	3. 打开导尿包(必要时放入合适的尿管),戴无菌手套,检查导尿管气囊,取石蜡油棉球将尿管前端的6~8 cm均匀涂抹,放于弯盘内	5	
	4. 取小包装袋内镊子及碘伏棉球消毒外阴。消毒顺序为:阴阜→对侧大阴唇→近侧大阴唇→对侧小阴唇→近侧小阴唇→尿道口→阴道口→肛	10	
	5. 铺洞巾,更换手套,将弯盘移至洞巾的无菌面上,连接尿管与尿袋	10	
	6. 左手分开大小阴唇,暴露尿道口。右手取另一把镊子夹碘伏棉球,再次消毒尿道口→对侧小阴唇→近侧小阴唇→尿道口	10	
	7. 右手将尿管徐徐插入尿道中,插入6~8 cm后见尿液流出,再插入少许	5	
	8. 于气囊内注入10 ml水后轻轻抽出尿管至有阻力停止,再向内插1 cm	3	
	9. 将尿袋挂至床旁,观察有无尿液流出	2	
	10. 填写导尿管标签并贴于导尿管远端	3	
	11. 整理用物,安置病人,垃圾分类处置,洗手	3	
	12. 记录	2	
理论回答	目的、注意事项	10	少一条扣2分

项目	步骤	标准分	扣分依据
评价	1. 严格执行无菌操作原则	4	酌情扣分
	2. 操作过程中注意保暖,保护病人隐私	3	
	3. 动作熟练轻柔	3	

【目的】

1. 观察尿量、颜色等,以了解肾灌注及全身灌注情况、肾功能状态。

2. 盆腔手术时,留置导尿,有助于防止膀胱、输尿管等脏器的损伤。

【注意事项】

1. 严格执行无菌操作,如插入阴道,需更换尿管。

2. 插入尿管时,动作要轻柔,以免损伤尿道黏膜。

3. 尿袋的平面不应超过尿道口平面,以防逆行感染。

4. 观察尿量及时记录,与手术医生及麻醉医生沟通汇报。

第九节　腔镜器械的清洁、消毒灭菌流程及质量标准

项目		步骤	标准分	扣分依据
个人准备		着装整齐、洗手、戴口罩、帽子、防护面罩、手套以及穿防渗透围裙	5	一项不符合扣1分
环境准备		环境整洁、便于操作,清洁工作台、治疗车及相关工作用具	5	一项不符合扣1分
物品准备		超声清洗机、酶、化学指示卡(胶带)、包装材料、笔	10	缺一样扣2分
操作流程	物品回收清洗	1. 清点手术器械,评估器械污染程度,污染种类(一般污染、确诊的感染性疾病) 2. 选择正确的清洗辅助工具:超声清洗机、高压水枪、合适的毛刷等 3. 清洗时,打开器械轴节,将器械拆分成最小单位浸泡于水面下,采用合适的毛刷、正确的刷洗方法,并在水面下操作,管腔内使用毛刷仔细刷洗,并用高压水枪冲洗管腔 4. 超声清洗:配置1∶500的多酶溶液,超声清洗5分钟 5. 酶洗后的器械用流动的清水冲洗 6. 干燥:使用高压气枪将洗后的器械吹干 7. 整理用物	60	一项不符扣2分违反关键流程一项扣5分
	物品包装	1. 包装前质量检查:检查器械的清洁度、功能完好等;无纺布等包装材料无破损,消毒盒开启灵敏;化学指示卡和胶带在有效期内 2. 组装器械:器械包装前,根据器械清点卡核对器械数量,按照顺序先后摆放,打开关节及咬合部位,尖锐的器械加用保护套,化学指示卡放置于包内中心位置,器械排放整齐		

项目		步骤	标准分	扣分依据
操作流程	物品包装	3. 核对包装:再次查对器械的清洁度、数目、规格、功能及结构完好性;包内物品摆放合理;根据物品的性能选择恰当的包装材料与灭菌方式;核对无误后包装,包外粘贴化学指示胶带及标签,注明器械包名称、灭菌日期、失效日期、包装者、核对者、灭菌者或代码 4. 整理用物	60	一项不符扣2分 违反关键流程 一项扣5分
	物品灭菌	物品灭菌参见《等离子低温灭菌器(STERRAD100S)操作流程及质量标准》		
	物品发放	1. 发放无菌物品前洗手 2. 检查无菌物品外包装、标识、化学指示胶带变色情况以及效期 3. 专科手术器械送至手术间,与专科护士做好交接		
理论回答		注意事项	10	缺1条扣2分
评价		1. 按流程进行操作,物品放置合理 2. 做好相应的职业防护 3. 掌握腔镜器械的拆装、清洗及包装	3 3 4	酌情扣分

【注意事项】

1. 动作轻稳、准确、娴熟。
2. 细小器械放于容器中清洗,防止丢失;器械管腔必须用高压水枪彻底清洗。
3. 内窥镜镜头不能放于含酶溶液中超声清洗,刷洗时要防止划伤镜面。
4. 酶洗后的器械必须用清水冲洗,多酶溶液应按规定更换。
5. 按要求做好个人防护。

第十节 无瘤技术操作流程及质量标准

项目	步骤	标准分	扣分依据
个人准备	着装整齐,戴口罩、帽子,洗手	5	一项不符1分
环境准备	宽敞、整洁,便于操作	5	一项不符1分
物品准备	生理盐水 500 ml、肝素 200 mg、95%无水乙醇 100 ml	10	缺一样扣2分
操作流程	1. 常规配合开台切皮至暴露肿瘤 2. 游离肿瘤前,器械护士更换无菌生理盐水 300～500 ml 于治疗碗内 3. 巡回护士取肝素 200 mg,器械护士用无菌注射器抽取,加入生理盐水治疗碗中 4. 巡回护士协助器械护士按无菌操作原则,在治疗杯中加入无水乙醇 100 ml 5. 器械护士将已配制好的肝素盐水和无水乙醇移置器械台右上角备用		

项目	步骤	标准分	扣分依据
操作流程	6. 游离及切除肿瘤组织阶段,器械护士及时收回手术操作后的所有器械,并在肝素盐水中以 3～4 次/秒频率震荡涮洗 6～8 次,至肉眼观察器械无明显血迹和组织残留 7. 经肝素盐水处理后的器械,再次在无水乙醇中以同样的频率涮洗 5 秒 8. 用干纱布将器械擦干 9. 处理后器械按要求放置备用	60	一项不符扣 2 分 违反关键流程 一项扣 5 分
理论回答	目的、注意事项	10	少 1 条扣 2 分
评价	1. 无瘤配合观念强 2. 游离肿瘤前做好肝素盐水及无水乙醇的配置 3. 按流程进行操作,物品放置合理	10	酌情扣分

【目的】

1. 高效、便捷的祛除并灭活手术器械上的肿瘤细胞,使每一次手术操作使用的器械都能得到及时、有效的无瘤处理。

2. 杜绝手术器械的携瘤使用,将无瘤配合严格控制于每次手术操作的过程中,即实现无瘤配合的过程控制。

【注意事项】

1. 器械收回时,如血液已凝结,应适当延长器械于肝素盐水中的涮洗时间。

2. 肝素盐水涮洗溶液如混浊或溶液中有明显的沉渣,应重新配制肝素盐水溶液并更换。

3. 无水乙醇使用时应放置于固定的容器内,远离明火,尤其当电刀使用时。

4. 经肝素盐水涮洗(祛瘤)和无水乙醇(灭瘤)处理过的手术器械方可再次使用。

第四章　手术室专科护理技术操作流程及质量标准

第一节　超声刀操作流程及质量标准

项目	步骤	标准分	扣分依据
个人准备	着装整齐,戴口罩、帽子,洗手	5	一项不符合扣 1 分
环境准备	整洁,便于操作	5	一项不符合扣 1 分
物品准备	超声刀主机、脚踏、连接线、手柄、超声刀头	10	缺一样扣 2 分

续　表

项目	步骤	标准分	扣分依据
操作流程	1. 检查仪器性能完好备用 2. 检查刀头及手柄是否开裂磨损 3. 安装主机电源线:插槽形状对准连接 4. 安装脚控连接线:红对红 5. 安装手柄连接线:白对白 6. 洗手护士将手柄垂直握在手中,刀头尾部的螺纹与手柄前段的短螺杆对准,保证两者的力矩在同一条直线上,顺时针旋紧。将刀头的钳口闭合,将扭力扳手的头部对准刀头,套在刀杆上,直至刀杆基部。握住手柄,用稳定的力量顺时针转动扭力扳手,直到听到"卡-卡"两声响,此时刀头已与手柄连接牢固。闭合钳口,取下扭力扳手 7. 术中刀头放置妥当、保持清洁无组织残留,器械传递及使用无倒持 8. 打开主机电源 9. "Standby"灯亮起后按下"Standby"灯 10. "Ready"绿灯亮起(可选择手控) 11. 测试刀头,将刀头的钳口在空气中张开,通过 TEST 系统自检 12. 选择合适档位及工作音量备用 13. 手术结束关闭电源 14. 卸下刀头清洗 15. 手柄连线擦净吹干收藏	60	一项不符扣 2 分 违反关键流程 一项扣 5 分
理论回答	注意事项 超声刀作用原理	10	缺 1 条扣 1 分
评价	1. 按流程进行操作,物品放置合理 2. 超声刀清洁、整齐,定点放置 3. 掌握超声刀安装、使用、保养方法 4. 动作轻稳,准确娴熟 5. 严格执行无菌操作原则	10	酌情扣分

【注意事项】

1. 术中长时间不用时,将主机切换至待机状态。

2. 连台手术时不关机,将主机切换至待机状态,超刀线严禁拔出,套无菌保护套,下一台继续使用,可延长超刀线的使用寿命。

3. 避免倒持器械,以防血液进入器械管腔,形成凝血块,影响刀头的正常振动。

4. 自检过程中,刀头做空激发,此时钳口必须张开,避免接触金属和硬物。

5. 手柄拔出时应持手柄部,不得直接拉连接线。

6. 台上使用应避免连接线弯曲打折。

7. 避免手柄的剧烈碰撞和从高处跌落到地面。

超声刀作用原理:

1. 超声刀的振动频率为 55 500 Hz,利用高频的超声振动实现切割止血同步完成。

2. 安全闭合最大 5 mm 脉管,无电流通过人体。

3. 其中 Max 档默认为 5 档,不可调;Min 档默认为 3 档,可调(有 1～5 档供选择)。使用过程中注意每隔一段时间清理一次刀头。

4. 超声刀出现错误代码 5 的处理:清理刀头,重新安装,更换刀头,切换 Standby 键,重新测试。

第二节　自体血液回收机管路安装操作流程及质量标准

项目	步骤	标准分	扣分依据
个人准备	着装整齐,戴口罩、帽子,洗手	5	一项不符合扣 2 分
环境准备	整洁,便于操作	5	一项不符合扣 1 分
物品准备	血液回收机、一次性储血罐及回收管路、肝素 12500^U 2 支、输血器、输液网套－500 ml 生理盐水 1 瓶、1 000 ml 生理盐水若干	10	缺一样扣 1 分
操作流程	1. 物品准备齐全后将设备置于合适位置,踩下刹车固定,接通电源 2. 配置抗凝剂:生理盐水 500 ml 加入肝素 25000^U 充分溶解后置于设备挂钩上 3. 安装储血器 (1) 打开储血器及三通包装 (2) 将储血器置于托架上,三通与储血器出口端连接,并暂时夹闭 4. 打开收集管路包装 (1) 安装负压吸引管:一端接储血器负压接口,另一端与负压吸引装置相连 (2) 将吸引管打上手术台,台上一端接吸引头,台下端接储血器进血口,输液器针头接抗凝剂并吸入 50～100 ml 抗凝剂至储血器内预冲,再调节滴速 15～20 滴／分 (3) 根据吸入到储血器中血的量、浓度及速度,随时调节抗凝剂滴速,抗凝剂与血的比例为 1∶(5～7) 5. 打开回收装置包装 (1) 安装血液回收罐:推紧进血管和废液管与血液回收罐的接口,将废液管接到废液袋上,将进血管装入气泡探头,关闭离心井盖 (2) 将泵管装入液体滚压泵,适当拉紧,盖好泵盖 (3) 将进血管、清洗管、排血管分别装入对应色标的管道夹内(打开电源开关,设备处于松夹状态) (4) 将进血管接到储血器的三通下端 (5) 将清洗管与清洗液连接。注意先关闭阻断夹后连接 (6) 安装废液袋 6. 打开电源开关,选择手动键或自动清洗键,进入准备状态	60	一项不符扣 2 分 违反关键流程 一项扣 5 分
理论回答	注意事项	10	少 1 条扣 2 分
评价	1. 按流程进行操作,物品放置合理 2. 动作轻稳,准确娴熟 3. 严格执行无菌操作原则	10	酌情扣分

第三节 自体血液回收机设备操作流程及质量标准

项目	步骤	标准分	扣分依据
个人准备	着装整齐,戴口罩,帽子,洗手	5	一项不符合扣2分
环境准备	整洁,便于操作	5	一项不符合扣1分
物品准备	血液回收机、一次性储血罐及回收管路安装到位、配置好的肝素抗凝剂、1 000 ml生理盐水若干	10	缺一样扣1分
操作流程	1. 接通电源,打开开关,按"手动键" 2. 按进血键:离心机运转,达5 600转/分时,液体液压泵以500 ml/分流速顺时针转动,将收集在储血器内的原血泵入血液回收罐。当光电式血层探头探到血层后,液体滚压泵停转 3. 按清洗键:清洗夹开,液体滚压泵以500 ml/分流速顺时针转动,清洗液进入血液回收罐内清洗(显示器显示累计清洗量),通常清洗液量应为1 000 ml/罐,如血细胞破坏严重追加到1 500～2 000 ml/罐 4. 按排空键:离心机停,液体滚压泵停。当血液回收罐停稳后,液体滚压泵逆时针转动,清洗完毕的血细胞被泵入收集袋内(500 ml/分,当排空25 ml后液压泵自动停止),如停泵后,血液回收罐内仍有血液,可重复按排空键,但每按一次,排空50 ml血就自动停止。在排空过程中,如气泡探头探到气泡后,液压泵停转 5. 浓缩键的使用:处理最后一罐血时,当储血器内血液较少,全部进入血液回收罐后,血球压积低需要较浓的血,同时收集袋内有处理好的浓缩血时才可使用 6. 回血键的使用:当事先估计不准,储血器内原血全部进入回收罐内,但血层仍达不到标准厚度,收集袋内又没有足够的血细胞进行浓缩操作,同时短时间内又不能吸进足量原血继续进行分离时用此操作方式,将血液回收罐内的血液回到储血器内,等待血液充足时再进行处理	60	一项不符扣2分违反关键流程一项扣5分
操作流程	7. 停止键的使用:离心机停,液压泵停,三个管夹原位不动,遇特殊、紧急情况时按"停止键" 8. 松夹键的使用:仅供安装、撤卸耗材时使用,操作未完成勿按"松夹键" 9. 总结键的使用:血液回收结束后,按"总结键",显示屏上出现总结界面,此时血液回收机已把各种数据自动显示 10. 撤卸配套用品 (1) 关闭各止通夹,防止串液。按"松夹键",在松夹状态下关机 (2) 依次拆除管道,清洁仪器后归还固定处 11. 登记使用情况,收费	60	一项不符扣2分违反关键流程一项扣5分
理论回答	注意事项	10	少1条扣2分

项目	步骤	标准分	扣分依据
评价	1. 按流程进行操作,物品放置合理 2. 动作轻稳,准确娴熟 3. 严格执行无菌操作原则	10	酌情扣分

【注意事项】

1. 恶性肿瘤患者禁忌使用血液回收。

2. 清洗时注意检查各管道均应处于开放状态。

3. 防止凝血:抗凝剂必须血液充分混匀,原血量较多时应加快抗凝剂的滴速。

4. 根据回收血液量、浓度及速度调节抗凝液滴速,抗凝液与吸入原液比例为1∶(5～7)。

5. 回收血液量达到600～800 ml可以清洗。

6. 心血管手术患者在全身肝素化后应及时停用抗凝剂,用鱼精蛋白中和后再恢复使用。

7. 术中遇到血液被严重污染时停止吸血,术中切破肿瘤时停止吸血。

8. 管道内有气体时报警,按气泡开关解除。

9. 回收后血液应及时回输给病人。

10. 回收血液时负压值应控制在20 kPa以内,负压过高破坏红细胞。

11. 及时倾倒废液收集袋。

12. 及时处理报警及故障。

第四节　电刀操作流程及质量标准

项目	步骤	标准分	扣分依据
个人准备	着装整齐,戴口罩、帽子,洗手	5	一项不符扣1分
环境准备	整洁,便于操作	5	一项不符扣1分
物品准备	电刀主机、负极板、电刀头	5	缺一样扣2分
操作流程	1. 检查仪器设备是否完好 2. 检查电刀附件是否齐全 3. 去除病人耳环、戒指等金属饰品(特别是门、急诊病人) 4. 妥善固定病人肢体于功能位 5. 连接电源线 6. 接通电源,打开仪器开关,仪器完成自检 7. 自检程序完成后,将负极板垂直粘贴于肌肉丰富处,长方形负极板的长边与身体纵轴垂直 8. 根据手术的需要,调节功率的大小 9. 术中电刀头管理(保持刀头清洁,无焦痂残留),放置妥当 10. 手术结束后,关闭电源 11. 等电极板降温后去除导联线 12. 按正确方法撕除负极板 13. 检查病人皮肤	60	一项不符扣2分 违反关键流程 一项扣5分

项目	步骤	标准分	扣分依据
理论回答	1. 注意事项 2. 电极板放置的要求	15	缺1条扣1分
评价	1. 按流程进行操作,物品放置合理 2. 动作轻稳,准确娴熟 3. 严格执行无菌操作原则	10	酌情扣分

【注意事项】

1. 熟悉各种模式,根据需要调节。

2. 装有临时起搏器的病人慎用电刀。

3. 防止病人身体接触手术床沿、麻醉头架、金属器械台。

4. 在仪器自检过程中不要按任何开关,以免出现误报警。

5. 电源应是三眼插座供电,防止发生电击、漏电等现象。

6. 术中使用电刀,无功率或功率超出常规运用范围时,及时检查各个连接线、电极板。

电极板放置的要求:

(1) 负极板应置于干燥、清洁、肌肉丰厚、血液充足的部位。尽可能靠近手术部位安放。

(2) 负极板不能放在骨骼突出处、关节部位或多毛、伤疤处。

(3) 应保持电极板平整,与病人接触面积不少于 $64.5\ cm^2$。使用一次性粘贴式极板时,切忌过期或多次使用。

(4) 功率调节要十分慎重,如不能预知手术实际需要功率,则功率设定宜先取较小值,手术中根据实际情况再作调整。只要能达到手术效果,应尽量选用较小的功率(一般单极电刀手术使用功率在 20～80 W,特殊手术如截肢要求功率大一些,但极少超过200 W),不得随意增大功率。

(5) 注意电刀头管理,绝对禁止将电刀头放在病人身体上,以防电刀误动作时灼伤病人。

(6) 手术野应保持干燥,无菌巾单浸湿后应及时更换。

(7) 揭除负极板时,一只手固定患者皮肤,另一只手将负极板反折轻轻揭下,观察局部皮肤。

第五节　冲洗泵操作流程及质量标准

项目	步骤	标准分	扣分依据
个人准备	着装整齐,戴口罩,帽子,洗手	5	一项不符合扣1分
环境准备	宽敞、整洁,便于操作	5	一项不符合扣1分
物品准备	主机、压力感应瓶和泵管道(已灭菌)	10	缺一样扣2分

项目	步骤	标准分	扣分依据
操作流程	1. 检查冲洗泵性能完好后推至手术间 2. 准备好灭菌后备用的压力感应瓶四件套 3. 打开主机电源开关,自检完毕 4. 连接感应瓶(三点一线),检查泵管的各关节是否连接好,有无漏水现象 5. 按进出水的标识方向连接泵管,排尽管道内气体 6. 根据手术所需及术中冲洗水流量及时调节压力及流量大小 7. 在保证术中视野清晰的情况下,尽量用最低的灌注压力及适当的灌注流量,提高手术的安全指数 8. 做好登记、收费工作 9. 手术完毕,及时关闭仪器	60	一项不符扣2分 违反关键流程 一项扣5分
理论回答	注意事项	10	缺1条扣2.5分
评价	1. 按流程进行操作,物品放置合理 2. 动作轻稳,准确娴熟 3. 严格执行无菌操作原则	10	酌情扣分

【注意事项】

1. 清洁。

2. 登记。

3. 注意所用液体的温度保持38℃。

4. 及时更换液体,防止气体进入管道。

第六节　钬激光碎石仪操作流程及质量标准

项目	步骤	标准分	扣分依据
个人准备	着装整齐,戴口罩、帽子,洗手	5	一项不符合扣1分
环境准备	宽敞、整洁,便于操作	5	一项不符合扣1分
物品准备	钬激光主机、各种型号光纤、光纤检查镜、专用切割刀及剥削器	10	缺一样扣2分
操作流程	1. 检查钬激光仪性能完好后推至手术间备用 2. 检查钬激光的保护镜是否清洁,有无污迹、裂痕 3. 使用光纤检测镜检查光纤端面(连接设备的一端)。端面必须干净明亮、没有缺损 4. 接通电源及主机上的空气开关,将钥匙开关打开,机器进入自检状态 5. 自检完成后进入参数调整状态,根据手术及所用内镜的粗细选择所需的各种型号光纤(详见参数设置表) 6. 连接光纤,消毒后上台备用,根据参数调整功率、频率大小 7. 脚踏用保护套保护,以免被水浸湿损坏 8. 观察使用效果 9. 做好登记、收费工作	60	一项不符扣2分 违反关键流程 一项扣5分

续　表

项目	步骤	标准分	扣分依据
操作流程	10. 手术完毕,及时关闭仪器(关闭顺序:钥匙开关、空气开关、电源开关),取下光纤,并再次检查机器保护镜和光纤是否完好	60	一项不符扣2分 违反关键流程 一项扣5分
理论回答	注意事项	10	缺1条扣4分
评价	1. 按流程进行操作,物品放置合理 2. 动作轻稳,准确娴熟 3. 严格执行无菌操作原则	10	酌情扣分

【注意事项】

1. 设备不得随意搬动或碰撞。

2. 经常检查设备电源线及脚踏等连接线是否连接正常及有无破损。

3. 使用光纤检测镜检查光纤端面(连接设备的一端)。端面必须干净明亮,没有缺损。如有灰尘,用棉签加无水酒精(＞95％)擦拭干净。如果发现擦不掉的痕迹、斑痕或端面有缺损,不要使用。可用专用切割刀及剥削器对光纤进行切削。

4. 每次使用钬激光仪器前后均应检查机器保护镜,必须保持镜片干净透明。如有灰尘,用棉签加无水酒精擦拭干净,如果发现擦不掉的痕迹或斑痕,不可继续使用。

5. 如果发生光纤或机器保护镜损坏,不得单独更换,必须检查确认光纤及机器保护镜都是完好才可继续发射激光,切记不可尝试单独更换。

6. 每次关机不得使用紧急开关,关机后应将设备尾部的总电源开关关闭。

7. 根据手术需要选择合适的光纤,宁粗勿细。

第七节　气压弹道碎石机操作流程及质量标准

项目	步骤	标准分	扣分依据
个人准备	着装整齐,戴口罩、帽子、洗手	5	一项不符合扣1分
环境准备	整洁,便于操作	5	一项不符合扣1分
物品准备	气压弹道碎石机,手柄及连接线,撞针,黑帽接头及固定架(已消毒好),保护套	10	缺一样扣2分
操作流程	术前操作 1. 检查气压弹道碎石机性能,连接气泵及主机插座,接通电源 2. 将气泵开关由"0"开至"1",此时气泵压力表升至红线标记处8 bar(118psi左右) 3. 将连接线的金属端与主机相连,黑帽端与手柄连接后套好保护套 4. 将无菌的撞针及黑帽接头连接于手柄的另一端上 5. 将主机操作面板上的开关打开,调节脉冲旋钮至连发状态,压力调至2 bar即可使用 6. 固定架可用可不用,用时将撞针固定于输尿管镜上,避免撞针折断或操作不稳	30	一项不符扣2分 违反关键流程一项扣5分

续　表

项目	步骤	标准分	扣分依据
操作流程	手术结束后操作 1. 将操作面板上的压力调至 0bar 后关闭电源开关 2. 将气泵开关由"1"关至"0" 3. 将撞针黑帽接头与手柄分离,清洗消毒后备用 4. 将连接线从机器上取下,与手柄分开,擦拭干净后装盒备用 5. 将气泵上的排气口开关部分打开,缓慢排气以气体排出、但不漏油为宜,直至降为"0"bar 后关闭 6. 机器放回原处,登记使用情况并收费	30	一项不符扣 2 分 违反关键流程 一项扣 5 分
理论回答	注意事项	10	缺 1 条扣 4 分
评价	1. 按流程进行操作,物品放置合理 2. 动作轻稳,准确娴熟 3. 严格执行无菌操作原则	10	酌情扣分

【注意事项】

1. 因撞针较细且长,清洗消毒及使用中注意保护。
2. 使用时提醒医生勿将撞针折断。
3. 注意勿损坏外包装造成器械污染。

第八节　双套管碎石系统操作流程及质量标准

项目	步骤	标准分	扣分依据
个人准备	着装整齐,戴口罩、帽子、洗手	5	一项不符 1 分
环境准备	整洁,便于操作	5	一项不符 1 分
物品准备	双套管碎石机,手柄及连接线,撞针,双套管,保护套,脚踏,过滤瓶,自由振子,弹簧圈,扳手	10	缺一样扣 2 分
操作流程	术前操作 1. 检查双套管碎石机性能,连接脚踏及负压控制器:将脚踏板主机插头插入主机面板的插孔;将负压同步插头插入负压控制盒上插孔 2. 连接负压控制器的负压管 (1) 拇指用力按压负压控制装置上的控制阀开关,然后将负压软管按压、卡进控制槽内 (2) 连接结石收集器与负压控制器之间的负压管 3. 安装碎石探针:将内管拧到手柄上,为了防止溢扣损伤手柄,要将内管用手拧到不能旋转为止 (1) 用专用扳手拧紧内管(不要过紧或过松,过松使用过程中会影响使用,过紧会影响使用后拆卸) (2) 按顺序安装自由振子、外导管、安全弹簧以及手柄帽(手柄帽适当拧紧) 4. 连接手柄负压吸引管		

项目	步骤	标准分	扣分依据
操作流程	（1）将消毒的一次性负压吸引管联接到手柄及结石收集器上 （2）启动手术室负压吸引器到最大 5. 连接主机，接通电源，开机准备（主机亮黄灯闪烁） 6. 手持手柄，持续踩住踏板3秒，机器开始自检（主机由闪烁黄灯变为绿灯常亮），自检结束手术即可开始	30	一项不符扣2分 违反关键流程 一项扣5分
	手术结束后操作 1. 清点台上物品器械是否齐全 2. 按顺序拆卸手柄帽、外导管、弹簧及自由振子，用专用扳手卸下内导管 3. 清洗结石收集器及冲洗管并吹干 4. 将机器放置于原处，登记使用情况并收费	30	一项不符扣2分
理论回答	注意事项	10	缺1条扣2分
评价	1. 按流程进行操作，物品放置合理 2. 动作轻稳，准确娴熟 3. 严格执行无菌操作原则	10	酌情扣分

【注意事项】

1. 保持手柄与镜体同轴，不能别、撬探管。

2. 手柄在术中尽量避免转动（外管会自动旋转）。

3. 脚踏应尽量避免短时间内反复启动，以保证主机根据结石情况自动调节频率，同时也提高机器及碎石探管使用效能及寿命。

4. 术中如果探管松动或者折断，应关闭机器，拧紧或换管后需重新启动机器。

5. 检查负压吸引器的负压必须达到 0.06 kPa 以上效率才会最佳。

6. 随时检查整个清石通道，保持通畅，防止负压控制装置处软管及其他排石软管打折堵塞。

第九节　血管结扎闭合系统操作流程及质量标准

项目	步骤	标准分	扣分依据
个人准备	着装整齐，戴口罩、帽子，洗手	5	一项不符合扣1分
环境准备	宽敞、整洁，便于操作	5	一项不符合扣1分
物品准备	Ligasure主机、手柄（清洁灭菌后备用）	10	缺一样扣2分
操作流程	1. 将主机推至手术间，检查性能完好 2. 接通电源，打开开关，进入自检程序 3. 检查手柄包装（灭菌有效期，包装是否完好，有无破损） 4. 连接完成后，调至2～3档，闭合钳嘴，听到"嗒"声后松开 5. 将脚踏放置于术者脚下，用保护套保护，以防血迹污染	60	一项不符扣2分 违反关键流程 一项扣5分

项目	步骤	标准分	扣分依据
操作流程	6. 观察仪器使用效果 7. 做好登记、收费工作 8. 手术完毕,及时关闭仪器	60	一项不符扣2分 违反关键流程 一项扣5分
理论回答	注意事项	10	缺1条扣2分
评价	1. 按流程进行操作,物品放置合理 2. 动作轻稳,准确娴熟 3. 严格执行无菌操作原则	10	酌情扣分

【注意事项】

1. 适用于直径小于或等于 7 mm 的血管(动脉、静脉);不推荐用于胆管、输尿管、输卵管结扎;禁用于直径大于 7 mm 的血管。

2. 安装脚踏板接头时要注意颜色相配,防止接至"双极"上。

3. 电源插头接至插座时确认主机电源开关处于"关"位置,连接主机后,打开主机电源测试,确认连接是否正常。

4. 主机发生连续两声短音时,提示闭合带形成。

5. 使用时,保持钳口部分的清洁;使用的穿刺套管直径应大于或等于所使用的器械;从腔镜套管取出器械,一定要先将钳口关闭后再取出。

第十节　等离子电切操作流程及质量标准

项目	步骤	标准分	扣分依据
个人准备	着装整齐,戴口罩、帽子,洗手	5	一项不符1分
环境准备	整洁,便于操作	5	一项不符扣1分
物品准备	主机,连接线,脚踏,等离子电切环、操作器械(陶瓷头、工作鞘、等离子接头、观察镜、闭孔器、手柄)、冲洗球、滤网	10	缺一样扣2分
操作流程	术前操作 1. 检查机器性能,连接电源线和脚踏开关 2. 打开开关,发生器进行自检 3. 打开待机开关 4. 发生器再次进行自检,前仪表板显示 3CONNECT　PK CABLE(连接 PK 连接线) 5. 当 PK 连接线接到 PKSP 发生器上时,前仪表板显示 3WAG CABLE ATTACHED　INSET DEVICE,将连接线与电切环尾线相连 6. 脚踏放置于术者脚侧 手术结束后操作 1. 手术完成后将器械从连接线上取下,然后取下连接线,最后关闭电源 2. 机器放置于原处,登记使用情况	30	一项不符扣2分 违反关键流程 一项扣5分

项目	步骤	标准分	扣分依据
理论回答	注意事项	10	缺 1 条扣 1.5 分
评价	1. 按流程进行操作,物品放置规范合理 2. 动作轻稳,准确娴熟 3. 严格执行无菌操作原则	10	酌情扣分

【注意事项】

1. 机器使用原装配套的耗材。

2. 严格遵守开关机的顺序,因为此机器是全智能化的,有记忆功能,否则会出现程序错乱。

3. 主机电脑智能化,勿调动控制面板上的任何参数。

4. 浸泡消毒时,连接线的接头端必须吹干。禁忌高温高压消毒。

5. SP/PK 发生器　膀胱镜只能接 SP/PK 接口,腹腔镜可以接 SP/PK 和 PK 接口,但不能同时使用,可以踩脚踏上的黑键转换。在脚踏上套保护套时不宜太紧,以防将黑键按下去。

6. 黑键的功能　黑键是转换键,也是菜单键,同时也是暂停键,又是重启键,如果死机,踩 3 秒即可。一般情况下不碰黑键。如果手术时同时踩下黑键,机器将会停止工作。

7. 电切环　必须看到黄色的弧光后再切,可保电切环不容易损坏,使用寿命延长。

8. 使用结束后,先退镜子再分离电切环,注意保护内鞘的陶瓷头。

9. 内鞘陶瓷头易碎,注意轻拿轻放,放置器械盒内,禁止受压。

第十一节　输尿管软镜操作流程及质量标准

项目	步骤	标准分	扣分依据
个人准备	着装整齐,洗手,戴口罩、帽子	5	一项不符扣 1 分
环境准备	整洁,便于操作	5	一项不符扣 1 分
物品准备	输尿管软镜及三通接头,显示系统(包括显示器,光源及其连线,摄像头),保护套,2%戊二醛,消毒液,石蜡油	10	缺一样扣 2 分
操作流程	术前操作 1. 检查机器性能及物品配件是否齐全 2. 检查软镜外表有无损坏,镜头是否模糊 3. 将软镜连同三通接头浸泡于 2%戊二醛溶液内,用注射器抽出其内的空气,使消毒液与软镜充分接触 4. 记录软镜的浸泡日期、时间、标明手术间并签名,浸泡 10 小时以上 5. 取出软镜及其接头,用无菌生理盐水冲洗干净(用注射器冲洗腔道) 6. 接通显示系统电源,打开开关、光源及摄像头,套好保护套,连接软镜,涂抹石蜡油后使用	30	一项不符扣 2 分 违反关键流程 一项扣 5 分

项目	步骤	标准分	扣分依据
操作流程	手术结束后操作 1. 检查软镜有无损坏,如有损坏及时告知本院医生并汇报护士长 2. 清洗软镜:用专用毛刷及水枪清洗管腔内,无碎屑残留 3. 用气枪将软镜及三通接头吹干,再次检查无误后连同光源装箱备用,或采用 ETO、过氧化氢等离子低温灭菌后备用 4. 登记使用情况	30	一项不符扣 2 分 违反关键流程 一项扣 5 分
理论回答	目的、注意事项	10	缺 1 条扣 2.5 分
评价	1. 按流程进行操作,物品放置合理 2. 动作轻稳,准确娴熟 3. 严格执行无菌操作原则	10	酌情扣分

【注意事项】

1. 输尿管软镜在清洗及使用过程中不能过度弯折、挤压内镜,避免内镜先端部碰撞及避免尖锐的物体划伤内镜外皮。

2. 输尿管软镜可采用环氧乙烷(ETO)和过氧化氢等离子低温灭菌,浸泡三种消毒、灭菌方法。

3. 采用 ETO、低温等离子灭菌前将 ETO 帽安装到内镜通气接口上并旋转到底,且确保干燥,否则灭菌仓中的真空会撕裂内镜弯曲部橡皮。

4. 采用浸泡消毒时,则不能将 ETO 帽连接在内镜通气接口上,否则会导致内镜损坏,只需要将软镜各腔道注入消毒液后浸泡即可。

第十二节　铣刀磨钻操作流程及质量标准

项目	步骤	标准分	扣分依据
个人准备	着装整齐,戴口罩、帽子,洗手	5	一项不符 1 分
环境准备	宽敞、整洁,便于操作	5	一项不符 1 分
物品准备	5 bar 以上的氮气一瓶、铣、磨系统一套、扳手	10	缺一样扣 2 分
操作流程	1. 检查氮气气体及压力是否满足手术需要 2. 将氮气钢瓶移至手术床一侧,脚踏开关置于手术医生脚旁 3. 检查机器性能是否完好 4. 器械护士根据手术需要组装附件和钻头或铣刀头并与马达连接 5. 巡回护士将扩散器安装在马达排气软管另一端的扩散器基座上,连接启动脚控端口 6. 打开氮气瓶开关,压力调至 5~8 bar 7. 按压气动脚踏开关,观察转速 8. 使用完毕,巡回护士关闭氮气开关,按下脚踏开关上卸压按钮使余气从软管内释放。待供气压力归零压下拆卸按钮,拆下马达气管 9. 气体压力不够或用完,及时电话通知更换	30	一项不符扣 2 分 违反关键流程 一项扣 5 分

项目	步骤	标准分	扣分依据
保养	**清洗** 为防止骨屑进入马达,在各部件不拆开的状态下,流水下冲洗铣刀、磨钻、附件及手柄 1. 在水柱下,用毛刷将马达外部的组织残渣和残液清洗干净 2. 用条形刷插入钻头附件孔中,将里面的残留物清洗出来 3. 将钻头插入马达锁紧 4. 在水柱下,旋转钻头附件,使马达内的组织残渣或残液渗出 **干燥** 用高压气枪清除马达及直附件内残留的水渍(仅限直附件,弯或角度附件不适用) **润滑** 1. 将马达锁紧,此时上下环的缝中会露出一个半圆形的小孔 2. 将润滑油滴入半圆形小孔中(小孔前后各一) 3. 滴油后,套上附件,在紧锁和解锁位置上来回扳动,重复多次(如内部太脏会有黑色的油流出)	30	一项不符扣2分 违反关键流程一项扣5分
理论回答	注意事项	10	一项不符扣2分
评价	1. 连接使用正确 2. 保养措施得当	10	酌情扣分

【注意事项】

1. 使用该设备前,外科医生和手术护士应接受过此仪器设备的专业技术培训。

2. 使用时根据手术要求选择不同转速、不同长度、大小和形状钻头。

3. 手持软轴操作时,软轴靠近手柄端不要过度弯曲,以免造成永久性变形。

4. 使用磨钻铣刀时,应清除术野周边的纱布及棉片,以防卷进钻头引起脑组织甩鞭样损伤和出血。

5. 在钻、洗、磨过程中产生热量,应不断对钻孔区冲水降温冷却,避免高温对周边组织造成损伤。

6. 使用后将脚踏开关机相连软管内余气释放完全方可拆卸设备。

7. 尽可能采用高压蒸汽消毒,避免快速消毒。

8. 氮气压力小于3 bar时应及时更换。

第十三节　三钉头架的使用操作流程及质量标准

项目	步骤	标准分	扣分依据
个人准备	着装整齐,戴口罩、帽子,洗手	5	一项不符合扣1分
环境准备	宽敞、整洁,便于操作	5	一项不符合扣1分

项目	步骤	标准分	扣分依据
物品准备	1. 头架(组成:头架基底部、万向轮 C 型框架部分和三个无菌头钉) 2. 无菌手套、0.5%碘伏消毒垫	10	一项不符扣 2 分
操作流程	1. 术前检查头架的基底部与万向轴轮的关节灵活度,并将 C 型框架摇杆臂上的锁松开,把压力的标志杆调到零点 2. 碘伏消毒头皮,术者戴无菌手套将消毒好的头钉卡在 C 型框架上 3. 巡回护士将手术床的头托取下,将头架的基底部与方向轴连接后,固定在手术床上,将各个关节松开 4. 医生选择头钉的固定点后,把 C 型框架加压卡在头上。 5. 卡紧后将摇杆臂上的锁锁紧,使固定头钉不左右移动,以免划伤头皮,然后加压。一般成人压力为 60~80 磅,儿童压力为 20~40 磅 6. 与基底的万向轴连接,调节合适的头颅位置,拧紧各个关节 7. 手术结束卸头架时必须由一人扶稳患者头部,另一人握紧固定架后,逐次拧下头钉 8. 碘伏消毒后创口敷料加压包扎 9. 术后将头架彻底清洗干净,特别注意各活动关节内的清洁以免影响关节灵活度	60	一项不符扣 2 分 违反关键流程 一项扣 5 分
理论回答	注意事项	10	1 项不符扣 1.5 分
评价	1. 按流程进行操作,物品放置合理 2. 动作轻稳,准确娴熟 3. 严格执行无菌操作原则	10	酌情扣分

【注意事项】

1. 头架是依靠头钉做头部固定的,对头皮有一定的损伤,因此固定头架时严格执行无菌技术操作,头钉的消毒方式应该选用高压灭菌。

2. 上头架的流程应是在病人麻醉后,先摆好合适的体位再放置头架,头架固定过程中至少有 3 位医务人员的配合,要求术者、助手、护士配合协调、默契。

3. 头钉应选择在颅骨较厚的部位钉入固定,最好是额、顶、枕部的发际内,颞部因颅骨较薄,故应慎用,以避免发生颅骨穿透和颅内出血。

4. 5 岁以下儿童,禁用三钉头架固定。

5. 手术前护士需了解病人的全身情况,对于老年人、小儿(5 岁以上)、骨质薄、骨质疏松的病人头钉固定时,用力要适当,以免用力过度造成固定不牢固。

6. 头钉固定后锁紧所有的连结关节,应对固定情况进行再次检查是否牢固可靠,头钉、关节松动严重会导致病人颈椎损伤、呼吸停止等危险。

7. 头位调节时,提醒麻醉医师注意气管导管的情况,以免发生头位旋转过度,使导管扭曲受压脱落。

第十四节　神经内镜操作流程及质量标准

项目	步骤	标准分	扣分依据
个人准备	着装整齐,戴口罩、帽子,洗手	5	一项不符扣1分
环境准备	宽敞、整洁,便于操作	5	一项不符扣1分
物品准备	摄像系统、光源系统、冲洗系统、各种专用内镜及配套器械和设备、36℃生理盐水、加压袋	10	一项不符扣2分
操作流程	摄像系统的使用方法 1. 检查显微镜系统性能是否完好 2. 检查电源线和视频线或S端子线的连接正常 3. 连接好摄像头、光纤及镜头 4. 打开冷光源开关POWER,检查光线是否正常 5. 打开显示器的电源开关POWER,再打开摄像主机电源开关POWER,显示器上有图像产生 6. 按摄像主机白平衡钮,调节白平衡 7. 调节摄像头焦距,开始使用 8. 自制冲洗系统:用36℃软包装生理盐水、输血器、三通开关、长延长管、加压输血袋,制作成一冲洗系统,与镜鞘进水管连接,关闭三通开关,加压备用	60	一项不符扣2分 违反关键流程 一项扣5分
理论回答	注意事项	10	缺1条扣2分
评价	1. 连接使用正确 2. 保养得当	10	酌情扣分

【注意事项】

1. 摄像导线、窥镜接头、冷光源线

(1) 等离子消毒或使用无菌保护套。

(2) 表面有污迹,可用镜头纸或纱布蘸清水或酒精擦拭外面,去除污迹。

(3) 不要拉伸或过度弯曲,防止折断内部电缆,使用后盘旋(直径大于15 cm)存放。

2. 镜体部分

(1) 腔镜镜体是贵重的精密光学仪器,在使用和清洗、消毒中应格外小心,不可弯折、落地、碰撞,造成镜片破损或光轴偏移致图像不清,影响使用。

(2) 禁止把内镜及器械等交替或重叠放置,禁止抓握镜杆。

(3) 流水下彻底清洗,用气枪吹干镜体、镜鞘,用高压水枪冲洗内镜各孔道,如进出水孔道、活检孔道等。

(4) 灭菌时,镜体不得接触消毒容器的内壁,采用单一的灭菌方式进行灭菌,以免造成损坏。

3. 镜下手术器械

(1) 镜下手术器械在术后必须拆卸清洗、干燥、上油保养。血迹等污物清除,彻底洗净、吹干。切不可用硬物除污。器械干燥后必须上油。

（2）所有器械必须尽可能的拆卸，防止清洗不彻底，特别是管腔、关节、缝隙等地方。

（3）清除器械上所有的有机物、组织碎片、血污及冲洗液的痕迹。

（4）进出水管腔要用注射器注入清水冲洗，防止组织碎片阻塞管腔。

（5）流水冲洗后用压缩空气吹干，不能有残留水分，特别是孔管内，否则会造成器械生锈。

（6）所有器械关节、活动的连接、螺纹、阀门等，清洗吹干后必须加入润滑油，防止关节活动不畅。

（7）禁止把内镜及器械等交替或重叠放置，或依靠在消毒箱的侧壁上，各个器械应单独平稳放置，所有锐利器械应加保护帽防止损伤。

第十五节 颈椎后路手术体位安置流程及质量标准

项目	步骤	标准分	扣分依据
个人准备	着装整齐，戴口罩、帽子，洗手	5	一项不符合扣1分
环境准备	整洁，安静，便于操作	5	一项不符合扣1分
物品准备	备脊柱床基架，俯卧位头架、胸部支撑垫、髋部支撑垫、腿部支撑垫，膝部、踝部软枕、宽胶布、眼药膏	10	缺一样扣1分
操作流程	1. 检查脊柱床及配件完好备用。核对患者无误，开放静脉通道 2. 协助麻醉医师全麻成功后，留置尿管 3. 根据手术时间、患者年龄、体重指数、着力点皮肤与受压情况等评估患者术中压疮的危险因素，采取相应的措施 4. 给患者涂红霉素眼药膏，输液贴膜固定眼睑，患者额头、眉弓、颧骨部、胸部、髋部贴优洁泡沫辅料 5. 脊柱床上俯卧位头架、胸部、髋部、腿部支撑垫置于合适位置，胸部、髋部支撑垫上横放一对折中单，膝踝部软枕上铺一包布 6. 与麻醉医师及手术医师共同核对患者相关信息尤其是手术部位 7. 将患者双上肢固定于身体两侧，轻轻翻转身体为俯卧，妥善安置于脊柱床上，翻身时注意保持头、颈、躯干于一直线，专人固定头部，避免颈部的旋转和伸屈活动，妥善固定静脉通路和各种线路 8. 患者双上肢用中单固定于身体两侧，手心向上 9. 双肩用宽4~5 cm长胶布固定于髂后上棘，以充分暴露椎间隙 10. 调整手术床头低脚高位 11. 约束带固定患者臀部，防止身体下滑 12. 踝部软枕固定，防止受压	60	一项不符扣2分 违反关键流程 一项扣5分

续　表

项目	步骤	标准分	扣分依据
操作流程	13. 检查身体各部位防止受压 14. 术中根据手术需要及时调整手术体位,加强巡视,检查各支撑点是否滑脱,病情允许时适当按摩肢体 15. 手术结束将患者轻轻翻转,平卧位于手术推床上,观察各受力点皮肤情况及肢体活动度,如有皮肤破损及时处理,并做好相应记录及交接班 16. 脊柱手术床复位,关闭电源开关。整理床单元,物品归位,妥善保管	60	一项不符扣2分 违反关键流程 一项扣5分
理论回答	注意事项	10	少1条扣2分
评价	1. 按流程进行操作,物品放置合理 2. 动作轻稳,准确娴熟 3. 严格执行无菌操作原则 4. 患者没有出现手术压疮	10	酌情扣分

【注意事项】

1. 维护脊柱的稳定性,需保持脊柱的正常生理轴线,动作协调一致、轻柔、稳妥、以保证患者的安全。

2. 保持有效的呼吸和循环,固定好体位垫使其不滑动变位,术中要经常检查位垫有无移动,发现体位不当及时报告医生,并进行适当调整。

3. 变换体位时,各种管线的管理,置俯卧位后,将尿管固定妥当,防止挤压尿管而影响术中尿量的观察,每次变换体位后,都应及时检查管道是否通畅,线路是否理顺,电极粘贴处是否避开受压部位,必要时翻身后更换电极片。

4. 压疮的预防,应注重术前全身状况的评估,术中高发部位的重点保护,严密观察病情,准确记录出入量,及时输液输血,避免由于微循环灌注不足而引起的急性压疮。

5. 眼部护理,患者眼部涂以红霉素眼药膏,并贴合眼睑,俯卧位时调整头部位置后,应检查眼睛的位置,避免眼部受压。

6. 床头三盏灯都亮表明床基平稳。

第十六节　颈椎前路手术体位安置流程及质量标准

项目	步骤	标准分	扣分依据
个人准备	着装整齐,戴口罩,帽子,洗手	5	一项不符合扣1分
环境准备	整洁,安静,便于操作	5	一项不符合扣1分
物品准备	头圈、沙袋2个、圆垫、圆枕、宽胶布、眼药膏	10	缺一样扣2分
操作流程	1. 检查手术床及配件完好备用。核对患者无误,开放静脉通道 2. 协助麻醉医师全麻成功后,留置尿管	60	一项不符扣2分 违反关键流程 一项扣5分

续　表

项目	步骤	标准分	扣分依据
操作流程	3. 根据患者的活动度、皮肤受压情况评估患者术中压疮的危险因素,评估患者颈部的活动度,避免操作不当导致椎体损伤 4. 给患者涂红霉素眼药膏,输液贴膜固定眼睑、用干棉球填塞两侧外耳道 5. 沙袋用小包布包裹 6. 与麻醉医师及手术医师共同核对患者相关信息尤其是手术部位 7. 一名医生托扶头部,沿纵轴向上略施加外力牵引,另两名医生协助使躯干随头颈一同移动,将患者身体肩背部轻轻抬起,背部垫一圆垫 8. 颈部垫一直径约 6 cm 的圆枕,防止颈部悬空 9. 头两侧置小沙袋或头圈加以固定 10. 双上肢用大手术巾固定于身体两侧 11. 双肩用宽 4~5 cm 长胶布固定于髂前上棘,以充分暴露椎间隙 12. 腘窝处及踝部垫软枕,膝关节上 10 cm 处约束带固定 13. 检查静脉通路及各线路,妥善固定 14. 术中根据手术需要及时调整手术体位,加强巡视,病情允许时适当按摩肢体 15. 手术结束将患者轻轻平移于手术推床上,观察各受力点皮肤情况及肢体活动度,如有皮肤破损及时处理,并做好相应记录及交接班 16. 整理床单元,物品归位,妥善保管	60	一项不符扣 2 分 违反关键流程 一项扣 5 分
理论回答	注意事项	10	缺 1 条扣 5 分
评价	1. 按流程进行操作,物品放置合理 2. 动作轻稳,准确娴熟 3. 严格执行无菌操作原则	10	酌情扣分

【注意事项】

1. 维护脊柱的稳定性,患者的椎体病变致使椎体稳定性差,如果不慎扭曲,将加重椎体损伤,导致截瘫等严重并发症。需保持脊柱的正常生理轴线,动作协调一致、轻柔、稳妥、以保证患者的安全。

2. 严密观察病情,准确记录出入量,及时输液输血,避免由于微循环灌注不足而引起的急性损伤。

第十七节　膝关节镜操作流程及质量标准

项目	步骤	标准分	扣分依据
个人准备	着装整齐,戴口罩、帽子,洗手	5	一项不符合扣 1 分
环境准备	整洁,安静,便于操作	5	一项不符合扣 1 分

项目	步骤	标准分	扣分依据
物品准备	1. 关节镜系统(高清系统或普通系统)包括:显示屏、主机、冷光源、刨削器、等离子主机(高清系统有);电源连接线 2. 器械:针对系统备连接线消毒盒(摄像头、光源线;刨削器连接线);关节镜器械包;关节镜特殊器械(蓝钳)一套 3. 物品:刨削头、负压吸引皮条4根、显微镜套、45×60粘贴巾、3 000 ml/袋生理盐水若干、绷带及弹力绷带等	10	缺一样扣1分
操作流程	1. 检查仪器性能完好备用。核对患者无误,开放静脉通道 2. 将关节镜系统置于患肢的对侧、手术者正对面,确认仪器设备性能良好 3. 输液架置于头侧,3 000 ml 生理盐水悬挂高度距手术关节1.2~1.5 m 4. 与麻醉医师及手术医师共同核对患者相关信息尤其是手术部位 5. 评估患者肢体的周径及皮肤情况,选择合适的止血带,置于大腿上1/3处,根据血压设定适当压力 6. 消毒铺单后器械护士和巡回护士将光导、摄像、刨削器等正确连接 7. 打开各电源开关,调节光源亮度和清晰度 8. 根据手术进程调节灌注液注水高度并及时更换,确保手术野清晰,必要时根据医嘱,每300 ml 生理盐水中加入肾上腺素1 mg 维持术中灌注 9. 术中根据患者的血压适时调整止血带压力 10. 手术结束,先拆除各连接线,再关闭主机开关,最后拔除电源插头 11. 手术结束将患者轻轻平移至手术推床上,观察各受力点尤其是患肢上止血带处皮肤情况,如有皮肤破损及时处理,并做好相应记录及交接班 12. 关节镜器械按常规处理,特别注意镜头、光源线、摄像头线和刨削器线的保护 13. 整理系统各线路,做到清洁整齐,并置于固定位置,同时做好登记	60	一项不符扣2分 违反关键流程 一项扣5分
理论回答	注意事项	10	缺1条扣2分
评价	1. 按流程进行操作,物品放置合理 2. 动作轻稳,准确娴熟 3. 严格执行无菌操作原则	10	酌情扣分

【注意事项】

1. 关节镜器械设备精细贵重,应专人保管,建立使用登记卡。

2. 电动刨削器使用后,一定要连接吸引器,利用清水反复吸引冲洗。

3. 光导纤维切忌打折,扭曲,盘绕直径大于15 cm。

4. 确保镜下视野清晰,保持灌注液适当的温度和压力。

5. 掌握电动止血带使用的适应证及注意事项。

第十八节　肩关节镜操作流程及质量标准

项目	步骤	标准分	扣分依据
个人准备	着装整齐,戴口罩、帽子,洗手	5	一项不符合扣1分
环境准备	整洁,安静,便于操作	5	一项不符合扣1分
物品准备	1. 关节镜系统(高清系统或普通系统)包括:显示屏、主机、冷光源、刨削器、等离子主机(高清系统有);电源连接线 2. 器械:针对系统备相应连接线消毒盒(摄像头、光源线;刨削器连接线);关节镜器械包;关节镜特殊器械(蓝钳)一套 3. 物品:刨削头、负压吸引皮条4根、显微镜套、45×60粘贴巾、3 000 ml/袋生理盐水若干、绷带及弹力绷带、牵引架、长方垫、小方垫、头圈等	10	缺一样扣1分
操作流程	1. 检查仪器性能完好备用。核对患者无误,开放静脉通道 2. 将关节镜系统置于患肢的对侧,手术者正对面,确认仪器设备性能良好 3. 盐水架置于头侧,3 000 ml 生理盐水悬挂高度距手术关节1.2～1.5 m 4. 根据患者年龄、体重指数、着力点皮肤与受压情况等评估患者术中压疮的危险因素,评估患肢的皮肤及活动度,避免操作不当导致损伤 5. 与麻醉医师及手术医师共同核对患者相关信息尤其是手术部位 6. 安置患者于侧卧牵引位,牵引架固定于床尾(牵引重量5 kg) 7. 消毒铺单后器械护士和巡回护士将光导、摄像、刨削器等正确连接 8. 打开各电源开关,调节光源亮度和清晰度 9. 根据手术进程调节灌注液注水高度并及时更换,确保手术野清晰,必要时根据医嘱每3 000 ml 生理盐水中加入肾上腺素1 mg 维持术中灌注 10. 手术结束,先拆除各连接线,再关闭主机开关,最后拔除电源插头 11. 手术结束将患者轻轻翻转,平卧于手术推床上,观察各受力点皮肤情况,如有皮肤破损及时处理,并做好相应记录及交接班 12. 关节镜器械按常规处理,特别注意镜头、光源线、摄像头线和刨削器线的保护 13. 整理系统各线路,做到清洁整齐,并置于固定位置,同时做好登记	60	一项不符扣2分 违反关键流程一项扣5分
理论回答	注意事项	10	缺1条扣2分
评价	1. 按流程进行操作,物品放置合理 2. 动作轻稳,准确娴熟 3. 严格执行无菌操作原则	10	酌情扣分

【注意事项】

1. 关节镜器械设备精细贵重,应专人保管,建立使用登记卡。

2. 电动刨削器使用后,一定要连接吸引器,利用清水反复吸引冲洗。

3. 光导纤维切忌打折,扭曲,盘绕直径大于15 cm。

4. 确保镜下视野清晰,保持灌注液适当的温度和压力。

5. "侧卧牵引位"是一种特殊的手术体位,安放体位是需要特别注意保护患者及各种管路。保持有效的牵引。

6. 因手术部位无法上止血带,病人有时需要手术中控制性降压。护士要掌握病人基础、术前、术中血压的动态变化,为手术中控制性降压提供依据。

第十九节　辐射台(BABYTHERM8004)操作流程及质量标准

项目	步骤	标准分	扣分依据
个人准备	着装整齐、洗手、戴口罩、帽子	5	一项不符合扣1分
环境准备	整洁、便于操作	5	一项不符合扣1分
物品准备	辐射台(BABYTHERM8004)、圆珠笔、印台、皮尺、碘伏、棉签	10	缺一样扣2分,超过有效期不得分
操作流程	1. 检查氧气、吸引器完好备用 2. 打开电路开关 3. 系统自动进入手动模式,选择温度级别(预设级别3),按OK键确认 4. 按要求准备无菌台 5. 使用后将吸引压力调至0,关开关,流量表调至0 6. 关闭电源,拔除氧气、吸引器的接口,妥善放置 7. 整理工作,清洁和消毒	60	一项不符扣2分违反关键流程一项扣5分
理论回答	注意事项	10	缺1条扣2分
评价	1. 按流程进行操作,物品放置合理 2. 动作轻稳,准确娴熟 3. 严格执行无菌操作原则	10	酌情扣分

【注意事项】

1. BABYTHERM8004每次使用后必须进行彻底的清洁和消毒,用浸有消毒液的抹布擦拭,待消毒作用时间到后再用干净湿布清洁并擦干,尤其要注意面罩的消毒。

2. 清洁/消毒辐射加热器之前,应让其冷却至少30分钟,以免烫伤。SoftBed泡沫床垫的污迹不易去除,注意保护,爱惜使用。

3. 碘伏瓶用完即盖上,周一更换。

4. 吸痰连接管(含接头)每次用完放入吸痰管的纸塑包装袋内。值班、晚夜班,倾倒、更换吸引瓶,并用酸性氧化电位水清洗,同时更换吸痰连接管(含接头)并记录日期、时间、签名。

5. 掌握面板上按键功能,操作时轻触按键,不可用力过猛。保持整洁,勿放杂物。

第二十节 辐射台(JAPAN)操作流程及质量标准

项目	步骤	标准分	扣分依据
个人准备	着装整齐,戴口罩,帽子,洗手	5	一项不符合扣1分
环境准备	宽敞、整洁,便于操作	5	一项不符合扣1分
物品准备	辐射台(含吸引器)、圆珠笔、印台、皮尺、碘伏、棉签	10	缺一样扣2分
操作流程	1. 检查氧气、吸引器完好备用 2. 打开电路开关 3. 打开照明灯及辐射加热器 4. 按要求准备无菌台 5. 使用后将吸引压力调至0,关开关,流量表调至0 6. 关闭电源,拔除氧气、吸引器的接口,妥善放置 7. 整理工作,清洁和消毒	60	一项不符扣2分 违反关键流程一项扣5分
理论回答	注意事项	10	缺1条扣2分
评价	1. 按流程进行操作,物品放置合理 2. 动作轻稳,准确娴熟 3. 严格执行无菌操作原则	10	酌情扣分

【注意事项】

1. 辐射台每次使用后必须进行彻底的清洁和消毒,用浸有消毒液的抹布擦拭,待消毒作用时间到后再用干净湿布清洁并擦干,尤其要注意面罩的消毒。同时做好值班和晚(夜)班的交接工作。

2. 清洁/消毒辐射加热器之前,应让其冷却至少30分钟,以免烫伤。软床垫的污迹不易去除,注意保护,爱惜使用。

3. 碘伏瓶用完即盖上,周一更换。掌握面板上按键功能,操作时轻触按键,不可用力过猛。

4. 吸痰连接管(含接头)每次用完放入吸痰管的纸塑包装袋内。值班、晚夜班,倾倒、更换吸引瓶,并用酸性氧化电位水清洗,同时更换吸痰连接管(含接头)并记录日期、时间、签名。

5. 做好辐射台的保养和维护工作,保持整洁,勿放杂物。如遇故障及时报修,并做好标记和交接。

第二十一节　低温灭菌器(STERIS)操作流程及质量标准

项目	步骤	标准分	扣分依据
个人准备	着装整齐,洗手,戴口罩、帽子,洗手	5	一项不符合扣2分
环境准备	整洁、便于操作	5	一项不符合扣2分
物品准备	STERIS20、指示卡、器械、笔	10	缺一样扣2分,超过有效期不得分
操作程序	1. 待灭菌器械洗净擦干 2. 器械打开轴节 3. 打开电路开关(墙壁电源) 4. 打开灭菌器背面主开关 5. 将需灭菌的物品放入容器盒中 6. 合理放置灭菌指示卡 7. 关紧灭菌器盖 8. 按下开始键,根据提示进行操作 9. 灭菌结束,检查打印内容并登记 10. 按无菌操作取出无菌物品 11. 关门于适当位置 12. 关闭电源	60	一项不符扣2分违反关键流程一项扣5分
理论回答	注意事项	10	缺1条扣2分
评价	1. 按流程进行操作,物品放置合理 2. 动作轻稳、准确、娴熟 3. 严格执行无菌技术操作原则	3 3 4	逐情扣分

【注意事项】

1. 准备灭菌的器械必须清洗干净,无任何残存物质。灭菌过程中各种器械必须保留一定的间隙。

2. 将器械盒放入托盘中,使得器械盒底部的液体注入口与托盘上的液体注入口相吻合。

3. 容器盒不要超载,以免影响消毒液流动,灭菌不充分和/或器械毁损。夹好指示卡(处于水平位)。

4. 盖上顶盖,如果遇阻力,应立即停止,检查托盘/器械盒、器械和抽吸装置的位置。灭菌器盖上勿放重物,操作者做好登记签名工作。

5. STERIS20安装前最好拧开(防止不能充分溶解),安装时要下压确保到位,指示卡取后立即将瓶盖盖严。

6. 掌握面板上按键功能,操作时轻触按键,不可用力过猛。TEMP温度50～56℃,CONCENTRATION缓冲液的浓度＞175,EXPOSURE TIME 12分钟,FILL TIME冲水时间＜2分钟,INLET TEMP入水温度43～48℃。

7. 程序完成要确保 STERIS20 已空,检查相关参数并签名,器械即消即用,不得存放超过 4 小时。

8. 每日晨做好清洁工作。

第二十二节 等离子低温灭菌器(STERRAD100S)操作流程及质量标准

项目	步骤	标准分	扣分依据
个人准备	着装整齐,戴口罩、帽子,洗手	5	一项不符合扣 1 分
环境准备	整洁,便于操作	5	一项不符合扣 1 分
物品准备	清洁后器械、化学指示胶带、指示卡、无纺布、纸塑包装袋、器械消毒盒等	10	少一件扣 2 分
操作流程	1. 检查电线插头是否已插上	2	
	2. 检查过氧化氢卡匣位置及有效期	5	
	3. 彻底清洁、干燥需灭菌的物品和器械,按要求进行打包、装锅,物品之间应留空隙	30	
	4. 按显示屏操作,按 Close Door 按键,自动关门	5	
	5. 选择循环时间并按下"Start"键:选择短循环"Short",再次按下"Start"键	5	
	6. 循环过程 8 个阶段:真空期→注射期→扩散期→等离子期→第二次注射期→第二次扩散期→第二次等离子期→通风期	3	
	7. 灭菌循环正常运行结束后,机器的液晶显示屏幕会显现灭菌完成字样,并有声音提示,即可开门取出灭菌物品,检查包外胶带变色合格,打印灭菌参数,打印字应当用全黑色	5	
	8. 记录并登记灭菌结果	5	
理论回答	注意事项、原理、适用范围	10	少 1 条扣 2 分
评价	1. 熟练掌握各按键功能	4	酌情扣分
	2. 按流程操作	3	
	3. 动作轻稳、准确、娴熟	3	

【注意事项】

1.使用前将所有器械按规范进行清洗、干燥并包装。

2.灭菌流程未完成被中止的情况下,被灭菌物品必须重新包装并更换化学指示卡及化学指示胶带。

3.灭菌过程中,注意解除报警,排除故障。

4.灭菌后认真检查灭菌结果,化学指示胶带和化学指示条颜色由橘红色变为黄色,按要求存放灭菌物品,器械消毒盒包装有效期为 7 天,无纺布包装有效期为 3 个月,纸塑包装有效期 6 个月。

5.每天进行生物检测一次,生物检测试剂菌种为嗜热脂肪杆菌芽胞。

【原理】

在灭菌循环过程中,H_2O_2所产生的带电粒子与细菌的酵素、核酸、蛋白质结合,破坏其新陈代谢。

【适用范围】

金属以及非金属器械,特别适合对温热敏感的器械。不可有植物纤维材质,包括纸、布、木、油、粉、水等。

第二十三节　能量平台(ForceTriad)操作流程及质量标准

项目	步骤	标准分	扣分依据
个人准备	着装整齐,戴口罩、帽子,洗手	5	一项不符合扣1分
环境准备	宽敞、整洁,便于操作	5	一项不符合扣1分
物品准备	能量平台主机、单极、双极器械、Ligasure 器械、脚踏等	10	缺一样扣2分
操作流程	1. 连接主机电源线(主机背后) 2. 开启主机总开关(此时主机灯全亮) 3. 开启总开关后,功率显示屏幕会自动侦测错误,侦测完毕后,功率显示屏幕会出现为1的状态(主机如有故障现象,会出现错误码图示,此时请将主机电源关闭,重新开机) 4. 贴上负极板,并连接至回路负极板插座(连接正确时,REM指示灯呈现绿灯亮) 5. 连接电刀笔或者其他 Ligasure 器械 6. 按下△及▽键,调整所需要输出功率,主机即开始使用 7. 关机,直接将总开关关闭(关机后再将主机电源线拔出) 8. 配件的名称、数量正确。电源线、脚控等整理放置规范。能量平台清洁、整齐,定点放置	60	一项不符扣2分违反关键流程一项扣5分
理论回答	注意事项	10	缺1条扣2分
评价	1. 动作熟练、轻巧、稳重、准确、安全 2. 掌握能量平台安装、使用、保养方法,操作符合规程	10	酌情扣分

【注意事项】

1. 输出功率的设定应根据应用组织的不同而调整,一般设2个棒。当主机发出连续两声短音时,提示闭合带完全形成。如果不是,则应叮嘱医生进行必需的常规观察并检查。

2. 在使用过程中,保持钳口部分的清洁。如果出现焦痂凝集,则应及时用湿纱布进行轻轻清除和擦拭,清除与擦拭时,不应将电极从金属钳身上取下。

3. 不可用于大于7 mm 的血管。不可强力把组织挤入钳口底端。听到"嗒"的声音时才是完全闭合器械,然后激发器械。闭合前不可切割。不可在同一部位重复闭合,若需再次闭合,需重叠于前次闭合的1/3处。

4. 手术后用流动水彻底清洗器械,除去血液、黏液等残留物质,先用软毛刷进行初步的刷洗,再将塞在刀头的血凝块清除,并擦干。

5. 将刀头浸泡在酶液中 10 分钟左右,严重污染的可以延长浸泡时间;流动水进行刷洗,必要时用高压水枪进行冲洗,以免有小的血痂塞在刀头的深部。

6. 清洗结束后将器械擦干,或用高压气枪将器械吹干,确保器械内不会有残留水分。

7. 环氧乙烷或过氧化氢低温等离子灭菌。不可使用高温高压灭菌(除全金属 LS3090 大号闭合钳)。

第二十四节 真空高压蒸汽灭菌器(MELAG)操作流程及质量标准

项目	步骤	标准分	扣分依据
个人准备	着装整齐,洗手,戴口罩、帽子	5	一项不符合扣 1 分
环境准备	整洁、便于操作	5	一项不符合扣 1 分
物品准备	3M 指示卡、指示胶带、器械或包裹、蒸馏水、笔	10	缺一样扣 2 分
操作程序	1. 准备好需要灭菌的器械或包裹 2. 打开电路开关(墙壁电源) 3. 打开灭菌器前面底部的主开关 4. 打开水箱盖检查水位,排除废水 5. 将需灭菌的物品放入托盘上,近锅门处每层托盘上放置灭菌指示卡 6. 关门 7. 按所需灭菌物品的性质,选择程序 8. 按下开始键,灭菌器开始工作 9. 灭菌结束 10. 待压力表归零后,打开门,取出无菌物品 11. 关门于适当位置 12. 关闭电源	60	一项不符扣 2 分 违反关键流程 一项扣 5 分
理论回答	注意事项	10	缺 1 条扣 2 分
评价	1. 按流程进行操作,物品放置合理 2. 动作轻稳、准确、娴熟 3. 严格执行无菌技术操作原则	3 3 4	酌情扣分

【注意事项】

1. 准备灭菌的器械必须清洗干净。灭菌过程中器械必须打开轴节,各器械之间保留一定的间隔,空瓶应倒放。

2. 灭菌物品装载遵循以下要求:① 托盘之间应有大约 2.5 cm 的距离;② 同类材质物品置于同一批次灭菌;③ 材质不同时,纺织品放在上层,金属器械类放在下层。

3. 储水罐注入的水为蒸馏水或去离子水。储水罐盖上勿放重物。

4. 掌握面板上按键功能,操作时轻触按键,不可用力过猛。

5. 取出无菌物品时应遵循无菌原则,使用无菌容器或包裹取用,运输时避免污染。

6. 灭菌后物品 4 h 内使用,不能储存。

7. 每日晨做好清洁工作,每周进行一次生物监测以确保达到灭菌的效果。

8. 灭菌器新安装、大修、移位后的监测:应连续监测三次,合格后方可使用。

第二十五节　耳科动力系统操作流程及质量标准

项目	步骤	标准分	扣分依据
个人准备	着装整齐,戴口罩、帽子,洗手	5	一项不符合扣1分
环境准备	宽敞、整洁,便于操作	5	一项不符合扣1分
物品准备	主机,脚踏,冷却管及灭菌水,手柄及钻头(清洁灭菌后备用)	10	缺一样扣2分
操作流程	1. 检查主机性能完好,置于合适位置 2. 接通电源,连接脚踏,打开开关,进入自检程序 3. 检查手柄包装(灭菌有效期,包装是否完好,有无破损) 4. 连接手柄及合适钻头、冷却管,将转速调至 46 000 rpm 5. 将脚踏放置在术者脚下,轻踏脚踏,确定冷却水循环和钻头旋转正常 6. 及时观察仪器使用效果和冷却水循环状况 7. 做好登记、收费工作 8. 手术完毕,及时关闭仪器 9. 将主机脚踏放回固定位置,手柄、冷却水管清洗后灭菌	60	一项不符扣2分违反关键流程一项扣5分
理论回答	注意事项	10	缺1条扣2分
评价	1. 按流程进行操作,物品放置合理 2. 动作轻稳,准确娴熟 3. 严格执行无菌操作原则	10	酌情扣分

【注意事项】

1. 按要求正确安装冷却管。

2. 手柄的清洗:用清洁刷或钻头刷(塑料毛)刷洗,淋洗手柄的远端,擦干,淋洗时手柄前端向下放置,不要浸泡手柄和马达。

3. 手柄的消毒:可以高压蒸汽灭菌、等离子、环氧乙烷灭菌消毒,温度不得超过 149℃,尽可能采用同一种方法灭菌。不可采用浸泡、熏蒸消毒。

4. 手柄的保养:手柄灭菌后,温度冷却后方可使用,内部电机要保持干燥,冷却水使用灭菌水,电缆避免打结、扭曲,直径大于 15 cm。每次清洗后检查钻头的磨损迹象,钻头出现损坏时更换。

第二十六节　除颤仪—胸内电除颤操作流程及质量标准

项目	步骤	标准分	扣分依据
个人准备	着装整齐,洗手,戴口罩、帽子、穿手术衣	5	一项不符扣1分
环境准备	整洁,便于操作	5	一项不符扣1分

续　表

项目	步骤	标准分	扣分依据
物品准备	除颤仪、70×100 的保护套 2 个、无菌除颤头 2 个(分成人、儿童 2 种)	10	缺一样扣 2 分
操作流程	1. 检查除颤仪性能完好备用 2. 打开开关,将除颤仪的两根连接导线分别用 70×100 的保护套套好 3. 连接除颤头 4. 选择能量,胸内除颤 20～50 J,小儿 5～20 J 5. 两块除颤头用生理盐水浸湿,直接放在心室壁左右两侧 6. 除颤仪充电 7. 双手拇指同时按压放电按钮,电击除颤 8. 从启动手控除颤头到第一次除颤完毕,全过程不超过 20 秒,观察心电图,除颤成功恢复窦性心律 9. 轻轻移开除颤头,旋钮回位。不成功可重复电除颤	60	一项不符扣 2 分 违反关键流程 一项扣 5 分
理论回答	注意事项	10	缺 1 条扣 2 分
评价	1. 熟练掌握除颤仪装置各按键功能 2. 按流程操作 3. 严格执行无菌操作原则 4. 动作轻稳、准确、娴熟	10	酌情扣分

【注意事项】

1. 确定室颤。
2. 除颤果断迅速。
3. 能量大小选择正确。
4. 除颤头的选择,胸壁接触要严密。
5. 除颤同时,用药纠正酸碱平衡和电解质紊乱,利于除颤成功。

第二十七节　腹腔镜系统操作流程及质量标准

项目	步骤	标准分	扣分依据
个人准备	着装整齐,戴口罩、帽子,洗手	5	一项不符扣 1 分
环境准备	仪器整洁,定位合适,便于操作	5	一项不符扣 1 分
物品准备	腹腔镜系统,连接线,脚踏,摄像头等	10	缺一样扣 2 分
操作流程	1. 检查系统性能及配件是否齐全 2. 接通电源 3. 连接光源线、摄像线、气腹管 4. 打开显示器、光源、摄像主机开关 　根据手术需要调节光源亮度、调节白平衡和焦距 5. 打开气腹机电源开关 　根据手术需要调整设定压力及流量大小,开 START 键	60	一项不符扣 2 分 违反关键流程 一项扣 5 分

项目	步骤	标准分	扣分依据
操作流程	6. 使用结束后关闭显示器、光源、摄像主机电源开关 　　关闭光源前应先将光源亮度调至零点 7. 撤下气腹机的"STOP"键,撤除气腹管,切断电源 8. 清洁设备系统,妥善放置	60	一项不符扣2分 违反关键流程 一项扣5分
理论回答	注意事项	10	缺1条扣4分
评价	1. 按流程进行操作,物品放置合理 2. 动作轻稳,准确娴熟 3. 严格执行无菌操作原则	10	酌情扣分

【注意事项】

1. 关闭光源前应先将光源亮度调至零点。

2. 摄像线、光缆平放于桌面清洁后妥善放置,盘曲直径大于 15 cm。

3. 摄像头应轻拿轻放,定点放置。

4. 若使用瓶装二氧化碳气体时,使用结束后,首先关闭瓶装气体阀门,排除管道及气腹机内残余气体,再关闭气腹机电源开关。

第二十八节　电动驱血止血带机操作流程及质量标准

项目	步骤	标准分	扣分依据
个人准备	着装整齐,洗手,戴口罩、帽子	5	一项不符合扣2分
环境准备	整洁,便于操作	5	一项不符合扣2分
物品准备	电动驱血止血带机、驱血带、止血带	10	缺一件扣1.5分
操作流程	1. 测量患者肢体的周长,选择合适的驱血套,检查性能	3	一项不符合扣2分
	2. 将驱血套、防滑卡(必要时)连接管消毒灭菌	5	一项不符合扣5分
	3. 将驱血套的连接管一端与手动充气囊相连,另一端(针头)插入驱血套的充气孔进行充气备用,压力为130 mmHg	6	一项不符合扣2分
	4. 选择合适的袖带,检查是否漏气	5	一项不符合扣3分
	5. 检查止血带机,接通电源,打开电源开关,将机器面板的压力调节钮逆时针调至"0"位	5	一项不符合扣2分
	6. 将袖带环形缠绕于肢体上,固定可靠	3	一项不符合扣3分
	7. 将袖带的连接管与机器连接紧密	4	一项不符合扣4分
	8. 自患者肢体末端(手指或脚趾)将驱血套向心性滚动至袖带下方,正确使用防滑卡(必要时)	6	一项不符合扣3分
	9. 止血带机充气(压力调节钮调至所需压力)	6	一项不符合扣6分

续　表

项目	步骤	标准分	扣分依据
操作流程	10. 退下驱血套,驱血套放气	3	一项不符合扣3分
	11. 术中根据手术需要可随时调整袖带的压力	5	一项不符合扣5分
	12. 手术完成后,缓慢转动压力调节钮至"0"位	5	一项不符合扣5分
	13. 止血带机排气,指针回"0"位,关闭电源	2	一项不符合扣2分
	14. 清洁、整理、登记	2	一项不符合扣2分
理论回答	注意事项	10	少1条扣2分
评价	1. 按流程进行操作,物品放置合理	3	酌情扣分
	2. 动作轻稳、准确、娴熟,注意节力原则	3	
	3. 严格执行无菌技术操作原则	4	

【注意事项】

1. 标尺贴紧肢体,准确测量肢体的周长。

2. 防止锐利器具刺破驱血套。

3. 消毒灭菌前,必须将驱血套内的气体排尽。灭菌后驱血套的温度低于40℃才能充气备用。

4. 驱血套使用后可用肥皂、清水洗净,擦干备用。

5. 正确使用止血带机,选择合适的压力和时间。

压力:上肢:患者的收缩压+100 mmHg;下肢:患者的收缩压+150 mmHg;压力最高不超过400 mmHg。

时间:上肢使用时间≤1小时;下肢使用时间≤1.5小时。

6. 肿瘤、感染、污染严重的手术禁止使用驱血。

第二十九节　氧化酸化电位水(EOW)生成装置操作流程及质量标准

项目	步骤	标准分	扣分依据
个人准备	着装整齐,戴口罩、帽子,洗手	5	一项不符合扣1分
环境准备	整洁,便于操作	5	一项不符合扣1分
物品准备	EOW生成装置	10	少一件扣2分
操作流程	1. 检查盐水桶内是否有盐水(20% NaCl)	10	一项不符合扣2分
	2. 打开电源开关	5	
	3. 按pH选择键,选择高盐	10	
	4. 按生成量选择键(常规选择50 L)	10	

项目	步骤	标准分	扣分依据
操作流程	5. 按开始/停止键("开始"亮红灯,25秒后"生成"亮红灯),装置开始工作	10	一项不符合扣2分
	6. 生成量达到设定量后,生成装置停止工作	10	
	7. 关闭电源开关	5	
理论回答	注意事项	10	少1条扣1分
评价	1. 熟练掌握生成装置各按键功能	4	酌情扣分
	2. 按流程操作	3	
	3. 动作轻稳、准确、娴熟	3	

【注意事项】

1. 了解 EOW 生成装置基本性能,正确操作,及时发现故障,确保 EOW 生成装置处于正常工作状态。

2. 每日做好清洁维护工作,检测 pH 值及有效氯含量,检测数值符合指标要求,及时添加 20% 生理盐水,定期清洗,定期在软水机中加盐。

3. EOW 受空气光线及有机物影响,不稳定,宜现配置现使用,储存应选用避光、密闭、硬质聚氯乙烯材料制成的容器,室温下贮存不超过 3 天。

4. 应先彻底清除器械、器具和物品上的有机物,再进行消毒处理。对铜、铝等非不锈钢金属器械有一定腐蚀作用,应慎用。

5. 不得将酸性氧化电位水和其他药剂混合使用。